郭军泌尿男科医案精选

GUOJUN MINIAO NANKE YIAN JINGXUAN

主　审　郭　军

主　编　王　福　高庆和　耿　强　韩　强

编　者　（以姓氏笔画为序）

于文晓　马东岳　王　永　王　浩

王　福　王安民　王清莹　邓楹君

仲崇副　任　凯　刘　洋　刘　祺

刘　煜　刘胜京　刘绍明　安晓静

孙　迪　杜冠潮　杨九天　吴　霜

吴秀全　张修举　张爱民　张继伟

陈超乾　赵　丰　赵　明　赵子维

骆第钺　耿　强　晏　斌　高　勇

高庆和　郭　军　郭　俊　郭博达

崔　晗　董长喜　韩　强　曾　银

雷旭露　颜　强

河南科学技术出版社

· 郑州 ·

内容提要

本书精选郭军教授诊治泌尿男科疾病的医案116例，共10章，按前列腺疾病，男性不育症，阳痿、早泄、遗精、性欲低下、不射精症、逆行射精等性功能障碍，生殖系统及泌尿系统感染、结石、肿瘤，精索及输精管等疾病分类编排。每例医案包括主诉、病史、检查、中西医诊断、治疗原则、处方用药、诊次和按语等。本书资料翔实，内容丰富，理法方药完整，是郭军教授学术思想和30余年临床经验的总结升华，展示了中医药诊治泌尿男科疾病的特色和优势，适合泌尿男科医师、基层全科医师和医学院校师生阅读参考，亦可供泌尿男科患者求医时参阅。

图书在版编目（CIP）数据

郭军泌尿男科医案精选/王福等主编. --郑州：河南科学技术出版社，2024. 10.

ISBN 978-7-5725-1715-0

Ⅰ. R277.5

中国国家版本馆CIP数据核字第2024D8Y874号

出版发行：河南科学技术出版社
北京名医世纪文化传媒有限公司
地址：北京市丰台区万丰路316号万开基地B座115室　　邮编：100161
电话：010-63863186　010-63863168

策划编辑：杨磊石
责任编辑：杨磊石　杨永岐
责任校对：龚利霞
封面设计：吴朝洪
版式设计：崔刚工作室
责任印制：程晋荣
印　　刷：河南省环发印务有限公司
经　　销：全国新华书店、医学书店、网店
开　　本：720 mm×1020 mm　1/16　　**印张**：13・彩页4面　　**字数**：247千字
版　　次：2024年10月第1版　　2024年10月第1次印刷
定　　价：58.00元

郭军简介

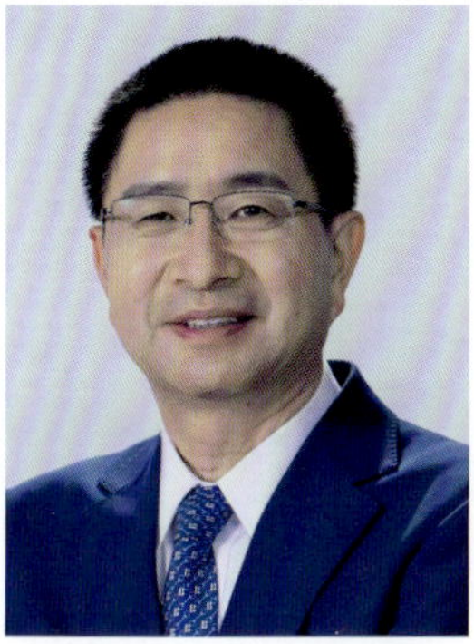

郭军，中国中医科学院西苑医院男科主任、二级教授、博士生导师、博士后合作导师。

岐黄学者，国家中医药管理局高水平中医药(男科)重点学科带头人，中国中医科学院首席研究员，享受国务院特殊津贴专家，中国中医科学院科技创新工程泌尿男科学组组长，首都中青年名中医。兼任中国中医药信息学会男科分会会长、中国中西医结合学会男科专业委员会候任主任委员、北京中西医结合学会男科专业委员会主任委员、*Integrative Medicine In Nephrology and Andrology* 执行主编、《中华男科学杂志》副主编、《中国男科学杂志》副主编等。

从医 30 余年，主要致力于中西医结合泌尿男科的临床、科研及教学工作。提出基于“脑-心-肾-精室”轴辨治男科疾病体系，达到“心脑同调、整体与局部同治”。牵头制定相关共识与指南 12 项，主持国家自然科学基金等课题 12 项，获中国中西医结合学会科技进步奖一等奖等 6 项，论文入选“领跑者 5000”中国精品科技期刊顶尖学术论文，主编教材与专著 12 部，获国家专利 2 项。

首创"轴"理论 拓展临床思维

郭军

甲辰年丁卯月于西苑

前言

郭军教授是中医泌尿男科领域首位岐黄学者，第六批北京市中医药专家学术经验继承指导老师。恩师仁心仁术，学验俱丰，潜心躬耕于泌尿男科临床三十余载，临床诊疗特色鲜明，构建了“脑-心-肾-精室”轴理论辨治泌尿男科体系，首倡“心身同调，整体与局部同治”的中医泌尿男科诊疗原则，临床用以指导泌尿男科疾病的辨治疗效显著。总结提出“治精”“养精”“强精”的调精理论，强调“精室理论”在临床诊疗中的重要性，认为精室是男子生殖系统的总称，对中医药防治男性不育症、良性前列腺增生症、前列腺炎、早泄等疾病建树颇深。获中国中西医结合学会科学技术奖一等奖、中国民族医药协会科学技术进步奖一等奖、中华中医药学会科技进步奖、北京市科技进步奖等多项奖励。

“令公桃李满天下，何用堂前更种花”，恩师郭军教授不仅躬身于临床，也非常重视人才的培养。目前已经培养博士后、博士生、硕士生 30 余名，以及全国男科进修生 90 余名。在本书编写的过程中，我们召集了跟随恩师学习的博士后、博士及硕士研究生、学术传承人等 40 余人总结恩师的学术思想及经验。本书是我们在日常门诊跟随恩师郭军教授工作学习中记录下来的真实医案汇总，是我们对恩师学术思想及临床治病经验的整理、发掘和总结。从中可以体会到恩师郭军教授在泌尿男科疾病诊疗过程中的辨证用药规律及思辨方法，启发我们后学的临床思维，有助于提高我们的临床诊疗能力。

本书根据泌尿男科疾病的类别分为前列腺疾病、男性不育症、IVF-ET/ICSI 失败后男性不育症、性功能障碍、生殖系统感染、泌尿系感染、泌尿系结石（石淋）、泌尿生殖系统肿瘤、精索及输精管疾病、其他疾病（膀胱过度活动综合征、阴囊湿疹）等 10 章，每章下细分条目，分节收录恩师临床诊疗本章节所属泌尿男科疾病的验案，每则验案按照主诉、现病史、既往史、辅助检查、专科查体、诊断、治法、方名、诊次等环节依次展开，并在每例医案的最后附有按语，从更深层的角度总结和整理恩师对于此类疾病的学术思想和临床经验。本书以医案的形式，系统且完整地体现了恩师运用“脑-心-肾-精室”轴理论辨治泌尿男科疾病的特色，所选医案理法方药完整，按语论述精辟，可为临床诊断及用药提供更多参考。

总之，本书内容丰富翔实，重点突出，密切结合临床实际，切实反映了恩师郭军教授的学术思想和诊疗特色，展示了中医药在辨治泌尿男科疾病中的优势与自信。本书得到国家中医药管理局高水平中医药重点学科建设项目（zyyzdxk-2023238）、中国中医科学院西苑医院名老中医经验传承研究（XYZX0101-08）资助。由于水平有限，本书编写过程中尚有不足之处，殷切希望同道给予批评指正。

中国中医科学院西苑医院　王　福

中国中医科学院西苑医院　高庆和

天津中医药大学第一附属医院　耿　强

首都医科大学附属北京中医医院　韩　强

2024 年 3 月

目　录

第一章　前列腺疾病

一、前列腺炎

慢性前列腺炎(chronic prostatitis,CP)是临床常见病,临床中常以下尿路症状、疼痛或不适、精神心理症状为典型表现。我国男性发病率可达6.0%～32.9%,35%～50%的男性一生中都被前列腺炎症状不同程度所困扰。目前西医治疗CP多采用抗生素及α受体阻滞药等药物,但临床疗效欠佳。近年来,中医药在本病中特色与优势不断凸显,CP已成为中医优势病种之一,并随着对CP病位不断认识,其病位也从肾、膀胱、下焦,延扩至精室。基于此,郭军教授结合30余年的临床经验,以泌尿男科病发病最直接、最密切的"肾"作为脏腑辨证的核心,认为"精室失用"为CP发病的最终环节,提出"脑-心-肾-精室"轴理论,以"心身同调、整体与局部同治"为特色,取得较好的临床疗效。

1. 精室湿热证

【初诊】 患者马某,男,29岁,于2022年8月2日初诊。

[主诉] 小腹反复疼痛3个月,加重5天。

[现病史] 患者3个月前无明显诱因出现小腹疼痛坠胀不适,久坐时加重,偶有尿频尿急等症状,时而牵连睾丸、肛门等盆腔区域。曾于社区医院就诊,口服中药2周后症状有所缓解,仍有隐痛不适,患者并未予以重视。平素喜食辛辣,久坐熬夜,不喜锻炼。5天前患者因与同事应酬,过度食辣饮酒后症状再次加剧,遂前来就诊。刻下症见:小腹坠胀伴疼痛不适,尿频、尿急、尿不尽、尿末滴白,小便偏黄,自觉小便灼热感,晨起口干口苦,阴囊潮湿瘙痒,纳差,眠一般,大便黏腻。舌质红,苔黄白厚、黏腻,脉濡数。

[既往史] 体健,否认冠心病、高血压、糖尿病等慢性病史。

[辅助检查] 前列腺液常规检查,白细胞16个/HP,卵磷脂小体(++);尿常规、尿流率未见明显异常。

[专科查体] 外生殖器发育正常,阴毛呈男性分布,包皮不长,龟头显露,颜色正常,睾丸、附睾、精索未见明显异常。肛门指检:前列腺质地可,未扪及结节,轻度压痛。

[诊断] ①中医诊断:精浊(精室湿热证)。②西医诊断:慢性前列腺炎。

［治法］ 清热利湿，化浊通窍。

［方名］ 萆薢分清饮加减(《医学心悟》)。处方：萆薢 10g，石菖蒲 15g，蒲黄(包煎)10g，黄柏 10g，茯苓 12g，白术 12g，薏苡仁 30g，莲子心 3g，车前草 10g，丹参 10g，北柴胡 10g。7 剂，水煎服，每日 1 剂。嘱患者忌食辛辣，忌行房事，减少熬夜频率，适度锻炼。

【二诊】 患者于 2022 年 8 月 9 日二诊，诉服药后疼痛较前有所好转，坠胀感仍在，排尿时灼热感、排尿症状等较前缓解，阴囊潮湿明显改善，但仍偶有瘙痒。晨起口干口苦症状仍在，纳眠仍不香，舌质仍偏红，舌苔厚腻减轻，脉濡。患者疗效明显，在原方基础上加用滑石 15g，萹蓄 10g，地肤子 12g 以利湿化浊，泄热止痒。加用山药 20g 以固护胃气。以 14 剂，水煎服，嘱患者忌食辛辣，减少熬夜，坚持运动。处方如下：萆薢 10g，石菖蒲 15g，蒲黄(包煎)10g，黄柏 10g，茯苓 12g，白术 12g，薏苡仁 30g，莲子心 3g，车前草 10g，丹参 10g，北柴胡 10g，滑石 15g，萹蓄 10g，地肤子 12g，山药 20g。

【三诊】 患者于 2022 年 8 月 23 日三诊，诉服药后，小腹、盆腔区域疼痛几乎消失，偶有坠胀不适，但症状不显。下尿路症状近乎好转，已无尿后滴白，阴囊潮湿消失，瘙痒好转，晨起偶有口干口苦，食欲较前改善，眠稍差，大便正常。舌质转为淡红，舌苔白微腻，脉细。复查前列腺液：白细胞 5 个/HP，卵磷脂小体(+)；前方基础上去柴胡、萹蓄、地肤子，余方不变。14 剂，水煎服，嘱患者少食辛辣，坚持运动。随访患者服药后诸症告愈。

【按语】 慢性前列腺炎临床症状多变，病因病机复杂，常与脑、心等多个脏腑息息相关，但往往精室作为慢性前列腺炎发病的最终环节，各种内外病因往往直接或间接作用于精室，均可导致前列腺炎的产生。由于本病治疗周期相对较长，湿热瘀滞作为一种久羁的病理状态，必然困阻精室，而导致气血不通。在本案中患者即为典型湿热之邪下注精室，由于不良生活习惯，后天脾胃运化失司，正常津液无以疏布，停而为湿，加之喜食辛辣，热邪留滞，湿热易相互搏结，患者久坐而不喜运动，湿热裹挟下行，日久精室不通。又因饮食不节等诱发因素，不通则痛，故出现上述盆腔周围疼痛症状，湿性浑浊，尿道受损，可见尿频、尿急、尿末滴白等下尿路症状，加之热邪燔灼，患者出现小便偏黄、灼热、口干口苦之候。

本案治疗则应以平为期，即应用攻邪或扶正之法，重在顾护气血的“清虚灵动”，选用凉而不寒、通而不峻之品。故郭军教授基于经典名方萆薢分清饮，进行加减化裁，以入精室而清利湿热。方中萆薢为君善于利湿，分清化浊，郭军教授认为其为泄浊之要药；黄柏入精室，清利精室湿热，兼泻肾中伏火；石菖蒲取其芳香之性，助君药化浊泌清，分利小便。余车前草、滑石以助清热利湿之力，配茯苓、白术、薏苡仁渗脾湿而促脾运，使浊阴去而津液还。妙用莲子心泻心坚肾，交通上下阴阳。患者湿热之邪久羁，下焦气血必定不畅，故加入丹参、柴胡等品，行气活血而防患于未然，既病防变。

患者平素生活习惯较差，积重难返，而湿性黏腻，难以速去，二诊时虽诸症皆有好转，但仍可见湿热之邪停留，故加入滑石、萹蓄、地肤子等利水渗湿之品加速湿邪以外出，同时地肤子亦可缓周身之瘙痒。白术燥湿而助脾运，健脾以化湿。三诊患者湿邪改善明显，湿浊去而热邪便易清，患者脉细，可见前方利湿之品过用而阴伤，患者疾病后期，当以养为主。故去峻猛之品加用玄参、玉竹等养阴之品，以徐徐图之。

2. 精室血瘀证

【初诊】 王某，男，43岁，于2022年4月17日初诊。

［主诉］ 盆腔区域坠胀刺痛4个月，加重1周。

［现病史］ 患者4个月前出现盆腔区域坠胀刺痛，自诉平素性格急躁易怒，常与他人发生争执，1周前与孩子争吵后，饮酒过量而上述症状加重，遂于我院就诊。刻下症见：尿频、尿急、尿刺痛并伴有尿后余沥、滴白；平素少腹、会阴、睾丸等区域坠胀不适，并伴有刺痛，疼痛部位固定不移，久坐后即放射至盆腔区域，多于性生活后加重；易怒，阴囊潮湿，大便不成形，纳差，眠差。舌暗红，苔白腻，脉弦数。

［既往史］ 体健，否认冠心病、高血压、糖尿病等慢性病史。

［辅助检查］ 尿常规、尿流率均无明显异常；NIH-CPSI评分27分（其中疼痛评分14分）；前列腺液中白细胞计数20个/HP，卵磷脂小体（＋＋）。细菌培养（－）。

［专科查体］ 阴毛呈男性分布，外生殖器发育正常，睾丸、附睾、精索未触及明显异常。肛门指检前列腺压痛。

［诊断］ ①中医诊断：精浊（精室血瘀证）。②西医诊断：慢性前列腺炎。

［治法］ 活血化瘀，通精利窍。

［方名］ 青莪通瘀方（自拟方）加减。处方：青皮10g，莪术10g，香附15g，川牛膝10g，红藤15g，延胡索10g，红花6g，桃仁10g，川楝子10g，车前草10g，薏苡仁10g，陈皮10g。7剂，水煎服，每日1剂。嘱患者调畅情志，少动怒，忌饮酒，暂停房事，每天跑步30分钟。

【二诊】 患者于2022年4月24日二诊，诉服药后，疼痛较之前基本好转，少腹、会阴部、睾丸等盆腔区域疼痛减退，排尿疼痛改善，下尿路症状好转，患者坚定治疗信念，心情好转，并未动怒，阴囊潮湿改善；但仍存在尿后余沥及少腹、睾丸、会阴等部坠胀感，大便仍不成形，其间并未进行性生活，纳差，在原方基础上加用贯叶金丝桃9g，荔枝核6g，当归10g以行气血之功。14剂，水煎服，嘱患者控制情绪，忌饮酒，暂停房事，适度锻炼。

【三诊】 患者于2022年5月8日三诊，诉服药后，少腹、会阴部、睾丸等盆腔区域虽有坠胀感，但已不甚显著，已能坐位超过2个小时，疼痛感基本消失，阴囊潮湿消失，期间进行3次性生活，后并无不适症状出现，大便偏软，舌淡红，苔白微腻。复查NIH-CPSI评分7分(其中疼痛评分2分)，前列腺液中白细胞6个/HP，卵磷脂小体(++)。上药去荔枝核、川楝子，加酸枣仁、柏子仁各10g后继续服用14剂，嘱忌饮酒，少生气，适度锻炼。

【按语】 郭军教授认为，男科疾病力求整体局部同治，虽然以肾为核心，但脑、心功能失调而导致情志不遂，气机不畅，亦能导致疾病发生，影响疾病的转归。脑、心、肾与精室协同主司男性健康。现代研究表明，精神心理症状是慢性前列腺炎重要发病因素之一，脑、心共主神明，“脑-心-肾-精室”轴功能失调在慢性前列腺炎疾病过程中扮演重要角色。

在本案中，患者平素性格乖戾，急躁易怒，在与他人争执后出现上述症状。大怒则形气绝，郭军教授基于“脑-心-肾-精室”轴理论认为患者必定气机不畅，而致下焦精室瘀滞不通，发展为慢性前列腺炎，治当活血化瘀为要。故选用我科经验方青莪通瘀方加减，方中青皮、香附合用行气疏肝，且青皮“疏肝胆，泻肺气”，使一身之气得畅，气行则血行；莪术破血消癥，三药合用，打通气血运行之道，共为君药。牛膝、桃仁、红花既化裁于桃仁红花煎，又取义于血府逐瘀汤，搭配延胡索，四药均有活血化瘀之功；牛膝兼能引药下行，以散精室瘀滞，延胡索兼能止痛，四药合用，共为臣药。红藤除化瘀外，又能清热解毒，未病先防，为佐药。基于患者本身病情，郭军教授于临床又加陈皮、川楝子以助青皮、香附行气，患者小便不利，故加薏苡仁、车前草。

患者二诊时症状已基本改善，但患者因体质原因，仍存在小腹坠胀，排尿滴沥不尽等气滞症状，故加用贯叶金丝桃、荔枝核通畅气机，又防行气太过而耗血故加当归以益阴养血。服用半个月后，患者症状改善明显，故缓则图本，在原方基础上减去部分较猛的行气药，加酸枣仁、柏子仁以补心血、安心神、养心阴。

《灵枢》云：“血脉和利，精神乃居。”人之周身，脑、心、肾诸脏腑，皆赖以气血维护，气道通利，血运充沛，方能发挥整体调节之作用。临证中，郭军教授针对慢性前列腺炎患者情志问题偏重者，常选用“薄荷-合欢花-沉香”组合以解郁宁神，三者相配，上可达脑窍而解忧郁，中安五脏而和心志，下可达肾腑而降逆气，三者合用，往往对本病患者情志及疼痛症状缓解起到良好作用。

3. 精室湿热瘀滞证

【初诊】 患者李某，男，28岁，于2022年3月6日初诊。

[主诉] 会阴部疼痛不适半年余，加重1周。

[现病史] 患者半年前出现会阴部疼痛不适，平素喜食辛辣、油腻之品，常有

应酬而饮酒无度，1 周前上述症状加重。曾经在当地中医诊所以针刺为治疗方式治疗 1 个月，疼痛症状稍有缓解，但暂停治疗后症状如初，后曾自服抗生素 1 周，仍效果不显著，遂于我院就诊。刻下症见：排尿时尿道灼热疼痛，平素腹股沟、肛门区域坠胀疼痛，性生活或饮食辛辣之品后疼痛加重，常兼刺痛感，小便短赤，阴囊潮湿有异味，大便黏腻不爽。舌暗红苔黄，厚腻，脉弦数。

［既往史］　体健，否认冠心病、高血压、糖尿病等慢性病史。

［辅助检查］　尿常规、尿流率均未见明显异常；前列腺液常规：白细胞计数 10～13 个/HP，卵磷脂小体（＋＋）。细菌培养（－）；NIH-CPSI 总分 30 分（其中疼痛评分 13 分）。

［专科查体］　外生殖器发育正常，阴毛呈男性分布，包皮不长，龟头显露，颜色正常，睾丸、附睾、精索未见明显异常。肛门指检：前列腺质地可，未扪及结节，轻度压痛。

［诊断］　①中医诊断：精浊（精室湿热瘀滞证）。②西医诊断：慢性前列腺炎。

［治法］　清热除湿，化瘀通滞。

［方名］　归黄方（自拟方）加减。处方：关黄柏 10g，当归 12g，金银花 10g，姜黄 12g，醋乳香 5g，醋没药 5g，白芷 6g，广陈皮 10g，车前草 20g，白花蛇舌草 12g，灯心草 10g。7 剂，水煎服，每日 1 剂。嘱患者忌食辛辣，忌饮酒，暂停房事，适度锻炼。

【二诊】　患者于 2022 年 3 月 13 日二诊，诉服药后，疼痛较之前有所好转，排尿时灼热疼痛感减退，阴囊潮湿明显改善，异味基本消失，舌转为鲜红，舌苔厚腻减轻；腹股沟、肛门区域坠胀刺痛感仍在，大便仍黏腻，但前日由于工作原因不得不饮酒，虽加以控制，但病情仍出现反复，遂效不更方，在原方基础上加用鬼箭羽 12g，土鳖虫 6g，白术 12g，香附 10g，以增强行气活血之功。14 剂，水煎服，嘱患者忌食辛辣，忌饮酒，暂停房事，适度锻炼。

【三诊】　患者于 2022 年 3 月 27 日三诊，诉服药后，虽排尿时仍有灼热感，但已无疼痛，腹股沟、肛门区域痛感已明显减轻，阴囊潮湿消失，已无异味，期间进行 2 次性生活，后症状并未加重，大便成形，舌红，苔微黄腻。复查 NIH-CPSI 评分 6 分（其中疼痛评分 2 分），前列腺液中白细胞 8 个/HP，卵磷脂小体（＋＋）。上药减去鬼箭羽及土鳖虫后，加川芎 12g 后继续服用 14 剂，嘱忌饮酒，忌食辛辣，适度锻炼。

【按语】　患者以下尿路烧灼疼痛感，伴会阴部疼痛前来就诊，兼见其他下尿路症状及盆腔区域疼痛，结合前列腺液常规等检查可诊断为慢性前列腺炎。患者平素嗜食肥甘，易生痰湿之邪，湿性黏腻，阻碍脾胃气机运化，周身气血不通。湿邪本易趋下，加之辛辣、酒毒等助湿生热，湿热之邪壅遏下焦精室，前列腺中医属精室范畴，故见排尿灼痛、阴囊潮湿、盆腔区域疼痛等症状。临床中郭军教授选择以“疮疡之圣药”的仙方活命饮化裁（《医学心悟》）而成的归黄方治疗慢性前列腺炎精室湿热瘀滞证，方中黄柏苦寒，入下焦肾经、膀胱经，善泻肾中伏火，清利下焦湿热，《本草求真》云："黄柏大泻肾火，及清膀胱湿邪。"当归为血中气药，善清血分之热，祛瘀而生新，共为君药。金银花、姜黄、乳香、没药，清瘀热、散瘀血、行滞气，使瘀血消散，下焦清利而湿热瘀邪得除，共为臣药。白芷味辛走窜，能通窍而燥湿消肿排脓；陈皮为《本草》上品，健运中焦脾胃而除生痰之源，车前草给湿邪以通路，清膀胱热结，白花蛇舌草清热利湿解毒，共为佐药。全方以利湿活血祛瘀之旨，共奏疗效。

患者喜食辛辣，平素脾胃运化功能不佳，二诊时虽症状有好转，但加之饮酒，湿性缠绵，仍留滞于体内，湿邪黏腻，裹挟邪热、瘀血，故加白术以健脾胃之功，行气燥湿；加鬼箭羽、土鳖虫以破血逐瘀，增强祛瘀之效；香附为血中气药，使气行血行，继服半个月后，患者症状改善明显，故效不更方，将药性更峻之鬼箭羽、土鳖虫易为川芎，继行活血之功。说明在治疗过程中要抓住疾病的根本病机，谨守临床治疗原则，急则治标，缓则治本，辨证论治，方能见效。

随证加减。若患者湿邪偏重，出现小便浑浊、尿后滴白、阴囊潮湿、口黏腻苦涩等症，可加"石菖蒲-郁金-泽泻"之组合芳香化湿，导湿热之邪从小便排出，以使湿去热孤。若湿热搏结，气血运行不畅，单纯活血之品恐难行其效，郭军教授临证多以"蜈蚣-红花-酒大黄"组合逐瘀通痹，畅达精室，且蜈蚣走窜力强，慢性前列腺炎患者多见阳痿等性功能问题，加以蜈蚣，未病先防。

4. 精室寒凝证

【初诊】 患者朱某，男，35岁，于2022年2月20日初诊。

[主诉] 少腹、会阴部、睾丸疼痛3个月，加重半月余。

[现病史] 患者3个月前出现少腹、会阴部、睾丸疼痛，于半个月前饮酒回家后，因衣着单薄而受寒后上述症状加重，曾自服家中宁泌泰胶囊后无缓解，遂于我院就诊。刻下症见：尿频、尿不尽、尿后滴白等下尿路症状，少腹、会阴部坠胀疼痛，受寒后冷痛加重并见睾丸坠胀冷痛，得温缓解，性生活后小腹冷痛加重，每日夜尿3～4次。胁肋疼痛不适，手脚及下肢冰凉，畏寒，大便不成形，纳差，眠可。舌淡暗，有瘀点，苔薄白，脉沉弦。

[既往史] 体健，否认冠心病、高血压、糖尿病等慢性病史。

[辅助检查] 尿常规、尿流率均无明显异常；NIH-CPSI评分29分(其中疼痛评分15分)；前列腺液中白细胞计数18个/HP，卵磷脂小体(++)。细菌培养(-)。

[专科查体] 直肠检查：前列腺触及饱满，无压痛。

[诊断] ①中医诊断：精浊(精室寒凝证)。②西医诊断：慢性前列腺炎。

[治法] 暖精散寒，活血化瘀。

[方名] 乌茴止痛方(自拟方)加减。处方：乌药12g，小茴香10g，肉桂6g，青皮6g，延胡索10g，当归15g，红花10g，白芍15g，炙甘草10g，干姜6g，炙附子(先

煎)6g。7剂，水煎服，每日1剂。嘱患者注意保暖，暂停房事，每次洗澡时热水坐浴30分钟，适度锻炼。

【二诊】 患者于2022年2月27日二诊，诉服药后，少腹、会阴、睾丸冷痛较之前有所好转；下肢怕冷较之前明显改善；每次坐浴后睾丸及腹股沟处明显感觉温暖，尿频、尿后滴白等下尿路症状有所缓解。患者有所注意添加衣物，并未出现恶化，但仍稍有畏寒，手足仍觉偏凉，胁肋疼痛稍有缓解。期间并未进行性生活。大便仍不成形，食欲有所改善，眠可。在原方基础上减附子，加用桂枝12g，川牛膝10g，细辛3g，以增温通四末之效。14剂，水煎服，嘱患者注意保暖，暂停房事，仍每天热水坐浴30分钟，适度锻炼。

【三诊】 患者于2022年3月13日三诊，诉服药后，少腹、会阴、睾丸冷痛已基本消失，手脚、下肢怕冷已基本消除，睾丸及腹股沟冷痛减退，但仍有少许坠胀感存在；下尿路症状基本好转，仍稍有尿后滴白存在；手足温度已基本恢复，胁肋仍觉疼痛；期间进行2次性生活，后小腹稍觉偏凉，但并未出现疼痛；大便偏软，纳可，眠可，舌淡苔薄白，脉弦。复查NIH-CPSI评分9分(其中疼痛评分2分)，前列腺液中白细胞8个/HP，卵磷脂小体(++)。上药减去肉桂、青皮，加香附10g，陈皮10g，继续服用14剂，嘱患者注意保暖，节制性生活，仍每天热水坐浴30分钟，适度锻炼，直至彻底康复。

【按语】 肝足厥阴之脉“循股阴，入毛中，环阴器，抵小腹”。郭军教授认为肝肾之间以经络相互联系，以“精血”互为纽带，肝的生理功能受损，同时会对肾产生影响。寒邪直中肝经，寒性收引、凝滞，气血不通，经脉不畅，停于精室，则可见下尿路及盆腔周围症状。

本案患者寒性体质，素来手脚冰凉，气血不能荣于四末，卫气孱弱，难以拱卫肌表。此次发病又起于饮酒后，腠理开泄而寒邪直中，使得气血运行失调，凝滞下焦精室为瘀，一派实邪之证。临床当暖精散寒，活血化瘀，选用乌茴止痛方，本方由天台乌药散化裁而来，乌药能入厥阴肝经，《本草新编》谓其“诸冷能除”。《证类本草》云：“主膀胱肾间冷气”，茴香散寒且温肾，二药合用常治疗寒凝肝脉，散寒而温暖下焦，共为君药；延胡索味辛性温主通散，性情和缓，主一身上下诸痛，红花善浮善行，通利血脉，二者相配使经脉通而止疼痛，共为臣药；当归、白芍取法四物汤，助延胡索、红花活血同时，兼能制约乌药、小茴香之温燥；青皮引药入肝，兼能破气以助行血，故用量较小；肉桂补火助阳，补命门之火以温煦肾水，助君药散肝经寒邪，以上共为佐药。患者体质本寒，郭军教授担忧药性偏弱，加用附子、干姜共奏温里之功。嘱患者每天热水坐浴，内外同治，使药效更著。

二诊患者症状改善，但寒象仍在，减去附子防其温燥之性，加用桂枝、细辛走窜四肢经络，使阳气布散，川牛膝引药下行，温暖下元。三诊时患者症状已明显好转，去温燥肉桂、青皮，加用香附助乌药暖肝理气，陈皮培土而固护后天之本，使周身阳气循循不绝。

气为火之余，若临床补阳收效不甚者，郭军教授往往在补阳药中辅以补气之品，培补一身阳气，如“黄芪-肉桂-乌药”之组合，调节脑、心、肾等多脏腑，其中黄芪脾肾同补，补后天而资先天，肉桂守而不走，配乌药、黄芪二者，上达心阳，下补肾阳，畅达命门之火。而对于寒热症状不显者，肉桂可少量或去之。

5. 脾虚湿盛证

【初诊】 患者李某，男，30岁，于2022年3月3日初诊。

［主诉］ 尿末滴白伴小腹隐痛2个月，加重3天。

［现病史］ 患者为某公司程序员，体形偏胖，平时工作熬夜、久坐较多，婚后性生活较为频繁。2个月前患者无明显诱因出现尿末滴白，并伴有小腹部隐痛，当时未予重视，后于公司附近诊所就诊，服用抗生素后效果不明显。3天前患者因不慎受凉后尿末滴白、小腹隐痛等症状加重，遂来就诊。刻下症见：尿末滴白，少腹隐隐坠胀，偶有小便淋沥不尽感，伴见神疲乏力，少气懒言，纳食不香，劳累后加重，大便溏泄，日行3次；舌淡胖苔白腻，舌边有齿痕，脉濡缓。

［既往史］ 高脂血症病史3年余，未规律服药；否认冠心病、高血压、糖尿病等其他慢性病史。

［辅助检查］ 前列腺液常规检查白细胞15～20个/HP，卵磷脂小体（＋＋）；尿常规正常。

［专科查体］ 外生殖器短小，阴毛呈男性分布，包皮不长，龟头显露，颜色正常，睾丸、附睾、精索未见明显异常。肛门指检：前列腺质地可，未扪及结节，轻度压痛。

［诊断］ ①中医诊断：精浊（脾虚湿盛证）。②西医诊断：慢性前列腺炎。

［治法］ 健脾祛湿，分清化浊。

［方名］ 萆术方（自拟方）加减。处方：绵萆薢10g，白术15g，云茯苓15g，党参10g，炙黄芪10g，怀山药30g，薏苡仁30g，石菖蒲（后下）10g，砂仁（后下）6g，车前子（包煎）10g，生甘草10g，藿香10g。7剂，水煎服，日一剂，早晚各1次口服，节制性生活，避免熬夜久坐，加强体育锻炼。

【二诊】 患者于2022年3月10日二诊，诉连服7剂后，尿末滴白较前明显减少，腹部隐痛减轻一半以上，已无小便淋沥不尽感，目前仍觉神疲乏力，少气懒言，纳食不香，睡眠可，大便偏稀，日2次；舌淡红，边有齿痕，苔白稍腻。患者疗效显著，继守上方加芡实10g，神曲10g，14剂。嘱患者饭后30分钟服用。

【三诊】 患者于2022年3月24日三诊，诉继服14剂后，已无尿末滴白、腹部隐痛等症，稍有疲劳乏力，纳眠可，大便不成形，日1次。继续以此方14剂巩固疗效，随访患者服药后诸症告愈。

【按语】 郭军教授认为，脾居中焦，职司运化，脾虚湿盛的慢性前列腺炎患者由于素体脾胃虚弱或病久伤及脾胃，使脾胃之气虚弱，气虚下陷，不能运化水湿而致。该患者体形偏胖，加之久坐、熬夜、不锻炼，致脾虚不能化湿，久则为患。根据程氏萆薢分清饮(《医学心悟》)化裁而成萆术方，用以治疗慢性前列腺炎证属脾虚湿盛者。其中萆薢味苦性平，善利湿而分清去浊，《本草纲目》"治白浊，茎中痛"；白术健脾要药，脾旺则能运化水湿，共为君药。党参、怀山药、云茯苓健脾益气祛湿，防止湿浊泛溢下焦，为臣药。石菖蒲开九窍而通心，化湿通窍、定心志；车前子甘寒而利，善通利小便，清膀胱热结，以阻心热下移于小肠，俱为佐药。甘草梢达茎中而止痛，调和诸药，为使药。全方共奏健脾利湿，分清泌浊之功。

由于患者脾胃得健，二诊时湿象已明显改善，但仍存在大便溏泻、胃纳欠佳等症状，故加芡实，取其收涩之性，以健脾止泻；加神曲以健脾和胃，改善食欲。连服一月余后患者诸症告愈，且精神状态得到了明显改善。说明在治疗过程中谨守病机，辨证施治，才能取得满意的疗效。此外，针对慢性前列腺炎脾虚湿盛的患者，根据其兼变证的不同，还可对药物进行加减，如小便赤热、淋沥涩痛，可加石韦、白茅根清热利尿；若尿频溲清小腹冷痛，证属下元虚寒者，可加制附子、肉桂、乌药、益智仁等温阳固肾。

脾胃为后天之本，脾胃运化失调，则湿浊凝里而不去，《素问・太阴阳明论篇》云："伤于湿者，下先受之。"相较之下，精室居于下焦，更易受湿邪阻滞，往往临床出现小便浑浊，尿后滴白，阴囊潮湿等症状。郭军教授选用"石菖蒲-茯苓-藿香"组合以健脾利湿去浊，其中茯苓甘淡，药食同源，可用大量，郭军教授临床常以 15g 为基础，加用至 30g，症状改善明显。

脾虚则运化乏力，湿浊停留，裹挟邪热、瘀血等病理因素，常常使病程反复，临床中着眼祛湿同时，可酌加芦根、葛根生津之品，使浊阴去而真阴生。脾虚患者用药应以平和之品为主，苦寒燥湿者如应用南星、半夏，往往中病即止，并应加佐制之品，以防邪去正伤。

6. 脑心失调证

【初诊】 患者张某，男，35 岁，于 2022 年 3 月 1 日初诊。

［主诉］ 尿频伴失眠 1 年余。

［现病史］ 患者为某机关公务员，平时工作压力较大。1 年前患者无明显诱因出现尿频，白天小便 20 余次，夜尿 5～6 次，严重影响工作及睡眠，有时彻夜难眠。曾自行服用清热利湿药物，如热淋清颗粒、宁泌泰胶囊等无效。刻下症见：尿频，尿急，尿后滴沥，头晕，精神萎靡，眠浅易醒，伴勃起不坚，射精时间短，有时插入阴道即射，大便不成形。舌淡，苔薄白，脉弦细。

［既往史］ 体健，否认冠心病、高血压、糖尿病等慢性病史。

[辅助检查] 前列腺液常规检查,白细胞15~20个/HP,卵磷脂小体(++);尿常规正常。彩色超声检查示,前列腺大小30mm×24mm×21mm,残余尿15ml,膀胱检查正常。尿流率检查,最大尿流率12ml/s,尿量260ml。

[专科查体] 外生殖器发育正常,阴毛呈男性分布,包皮过长,颜色正常,睾丸、附睾、精索未见明显异常。肛门指检前列腺质地可,未扪及结节,轻度压痛。

[诊断] ①中医诊断:精浊(脑心失调证)。②西医诊断:慢性前列腺炎。

[治法] 固肾缩泉,脑心同调。

[方名] 益麦固肾方(自拟方)加减。处方:益智仁10g,浮小麦30g,熟地黄10g,炒酸枣仁15g,山茱萸10g,石菖蒲10g,甘草10g,薄荷(后下)10g,合欢花10g,沉香6g,覆盆子10g,乌药10g。14剂,水煎服,日一剂,早晚各1次口服,避免熬夜久坐。

【二诊】 患者于2022年3月15日二诊,诉连服14剂后,白天小便10次,夜尿2~3次,睡眠明显改善,诸症均减,患者治疗效果满意,目前仍觉尿急、尿不尽、尿线细,会阴部坠胀痛,头目眩晕,精神较差,大便可。服药后患者出现胃胀纳差,上方加木香10g,焦三仙30g,鸡内金10g,14剂。嘱患者饭后30分钟服用。

【三诊】 患者于2022年3月29日三诊,诉继服14剂后,已无尿频,偶有早醒,精神状态已较前明显改善,大便正常。舌淡红,苔薄白,脉细。继续给予二诊方14剂巩固疗效,随访患者服药后诸症告愈。

【按语】 慢性前列腺炎临床表现复杂多变,精神心理症状高发,其病位不仅在精室,还与脑、心、肾密切相关。脑、心、肾与精室生理相关,表现为与精室通过经脉相连;布散经血,为精室所用;统摄神明,调节精室藏泄。脑、心、肾与精室病理相联,"脑-心-肾-精室"轴功能失调在慢性前列腺炎的发生发展中扮演重要角色。在此理论基础上,郭军教授归纳出血脉同调、精神同治、整体与局部同治等治疗慢性前列腺炎的用药思路,在该轴理论框架指导下,针对慢性前列腺炎脑心失调证患者的治疗,其临床疗效显著。

在本案中,郭军教授基于"脑-心-肾-精室"轴理论认为,脑心失调为本,精室失用为标,治宜固本为要,补肾益脑,养心安神。本型常见于脑力劳动者,多因熬夜较多、作息不规律或纵欲过度而引起。方中益智仁补肾益精,缩尿祛浊;浮小麦养心阴,益心气,安心神,二者共为君药,脑心同治。熟地黄滋阴补肾,益精填髓;酸枣仁敛心气安神,荣筋养髓,和胃运脾,共为臣药。山茱萸补养肝肾,并能涩精;石菖蒲开窍健脾,均为佐药。甘草调和诸药,为使药。

患者二诊时脑心失调的症状已明显改善,但服药后出现胃胀纳差,故加木香、焦三仙、鸡内金以消食和胃、理气通滞,改善患者食欲。连服1个月余后患者诸症告愈,且精神状态得到了明显改善。此外,患者脑心失调致机体紊乱还可产生许多兼变症,故临证上可根据不同症状进行加减用药,灵活施治。如小腹疼痛明显者,加延胡索、乌药行气止痛；阴囊或睾丸坠胀甚者加荔枝核、橘核理气散结止痛；兼气虚者，加生黄芪、党参、白术等健脾益气；兼肾虚者，加菟丝子、淫羊藿、女贞子、旱莲草、熟地黄等调补肾之阴阳。

现代社会中，男性压力逐渐增大，因社会心理因素影响而造成的慢性前列腺炎患者情志问题也逐渐增多，而慢性前列腺炎出现的反复下尿路症状及疼痛又会加重精神负担，造成恶性循环，针对此类患者，郭军教授临床常用花类药解郁宁神，脑心同调，薄荷、合欢花轻盈疏达，常用10～15g；沉香纳气归根，以6g为宜；睡眠障碍者多用平和之柏子仁、琥珀；命门火衰，伴性功能障碍者常加紫梢花、丁香花辛香醒脾，芳香化浊，而无壅滞。

7. 肾气虚兼精室湿热证

【初诊】 患者谢某，男，38岁，于2021年7月13日初诊。

［主诉］ 腰膝酸软3年，加重伴尿频、尿急1周。

［现病史］ 3年前患者饮酒后出现尿频、尿急，白天明显，半小时1次，伴尿道灼热感，阴囊潮湿，偶感小腹轻微疼痛坠胀不适，久坐时加重，无排尿困难，无畏寒、发热。曾于当地医院就诊，行尿常规、前列腺液常规、前列腺彩色超声，诊断为"慢性前列腺炎"，给予以中药＋盐酸坦索罗辛缓释胶囊口服2周后症状有所缓解。但症状易反复，自行口服药物缓解，患者未重视。1周前患者饮酒后症状再次加剧，遂前来我科就诊。刻下症见：尿频、尿急，白天约30分钟1次，晚上起夜3～4次，且尿不尽、尿末滴白，小便偏黄，小便时尿道灼热感明显，小腹坠胀伴疼痛不适加重。晨起口干口苦，腰膝酸软，阴囊潮湿，纳差，睡眠差，情绪低落，大便黏腻。舌质淡红，苔黄厚、黏腻，脉沉数。

［既往史］ 体健，否认高血压、糖尿病、冠心病等慢性病史，否认不洁性生活史。

［辅助检查］ 2021年7月13日在本院前列腺液常规检查，白细胞15～20个/HP，卵磷脂小体(＋＋)；尿常规、尿流率未见明显异常；泌尿系彩色超声检查，前列腺稍增大(24ml)，见前列腺钙化灶，余未见明显异常。

［专科查体］ 外生殖器发育正常，阴毛呈男性分布，包皮不长，尿道口正常，双侧睾丸大小质地正常，双侧附睾未见异常，双侧精索静脉未触及异常。肛门指检，前列腺稍大，质地较柔软，中央沟稍浅，未扪及结节，轻度压痛。

［诊断］ ①中医诊断：精浊(肾气虚兼精室湿热证)。②西医诊断：慢性前列腺炎。

［治法］ 补肾祛浊，清热利湿。

［方名］ 萆益方(自拟方)加减。处方：绵萆薢15g，益智仁10g，熟地黄10g，灵芝10g，关黄柏6g，白芷10g，三颗针15g，王不留行10g，石菖蒲6g，车前草10g。7

剂，水煎服，每日 1 剂，早晚饭后 30 分钟温服。嘱患者清淡饮食，忌行房事，适度锻炼。

【二诊】 患者于 2021 年 7 月 20 日二诊，诉服药后尿频、尿急改善，白天约 1 小时 1 次，夜间 2 次，排尿时尿道轻微灼热不适感，阴囊潮湿稍减轻，小腹部疼痛、坠胀感缓解。晨起口干口苦症状仍在，腰膝酸软不适明显减轻，纳眠可。舌质淡红，舌苔厚腻减轻，脉较前有力。患者症状改观较明显。在原方基础上加用莪术 15g，滑石 10g 以利湿化浊活血，加陈皮 10g 以固护胃气。以 7 剂，水煎服，嘱患者饮食清淡，作息规律，坚持运动。

【三诊】 患者于 2021 年 7 月 27 日三诊，诉服药后尿频尿急明显改善，白天约 10 次，晚上起夜 1～2 次，小便尿道灼热感无，小便淡黄，小腹、盆腔区域疼痛几乎消失，偶有坠胀不适，阴囊潮湿轻微。晨起口干口苦轻微，腰膝酸软轻微，食欲较前改善，睡眠可，大便质偏软，一日 1～2 次。舌质淡红，舌苔薄微腻，脉弦。前方基础上将三颗针减量为 10g，去车前草，加炙淫羊藿 10g 温阳补肾；患者大便偏软，加生白术 15g，芡实 10g 健脾补肾、涩肠止泻。处方如下：蒲公英 15g，益智仁 10g，熟地黄 10g，灵芝 10g，关黄柏 6g，白芷 10g，三颗针 10g，王不留行 10g，石菖蒲 6g，川萆薢 10g，莪术 15g，滑石(包煎)10g，陈皮 10g，炙淫羊藿 10g，生白术 15g，芡实 10g。7 剂，水煎服，嘱患者少食辛辣，坚持运动，保持心情舒畅。

【四诊】 患者于 2021 年 8 月 3 日四诊，诉排尿症状、盆腔区域疼痛几乎消失，阴囊潮湿轻微，晨起口干口苦无，腰膝酸软无，睡眠可，大便成形。舌质淡红，舌苔薄白，脉弦。前方基础去莪术，余不改，继续口服 7 剂巩固效果，嘱患者生活规律，坚持适度运动，保持心情舒畅。

【按语】 郭军教授认为，现代社会人们由于经常熬夜，以及频繁的房劳或天生体质不足，容易导致精室受损、肾气亏虚。此外，饮食喜辛辣油腻的食物，故而致脾胃的运化功能出现问题，水液难运，导致水湿停滞，或经常淋雨等外在湿邪侵袭肌表，渐趋于里而致湿邪内生。湿邪久积体内致热邪产生，进而下行于精室，致精室瘀阻。本案患者的典型症状是肾气亏虚，随后受到湿热邪气的影响而进入精室。患者由于偏爱辛辣的食物和经常熬夜等不健康的生活方式，导致肾气不足和后天脾胃的运化功能失调，正常津液无以疏布，停而为湿，而湿性黏滞，久居体内而生热，湿热易相互搏结，日久精室不通，不通则痛，故而出现尿频、尿急、盆腔周围疼痛和坠胀等症状。加之热邪为阳性，具蒸腾向上，炎热燔灼之特性，故出现小便黄、灼热和口干口苦的症状。同时患者久病不愈，气血耗伤致肾精气虚加重，因此出现了腰膝酸软的症状。

郭军教授认为，本案治疗原则是补肾、祛浊、清热和利湿，但治疗应以平和为主，且同时进行清和补的治疗。萆益方为西苑医院男科经验方，对肾气虚精室湿热证临床疗效显著。方中益智仁、灵芝、熟地黄三者阴阳并补，起益气扶正、温阳补肾、宁心安神之功效。同时三者药性平温，可防黄柏、三颗针等寒凉之品伤及脾胃。白芷、黄柏相配润而不燥，黄柏可入精室，能泻肾中伏火，清利精室湿热，白芷可上达下行，二者相配既泻上焦烦热，又可除下焦湿热。蒲公英、三颗针组合既有清热泻火之效，又兼利湿导邪之功。萆薢、车前草、滑石等苦燥之品，清利精室湿热，使湿邪以小便外出，给邪以出路。加入王不留行活血祛浊加速气血流通。

患者生活方式不佳，缺少足够的运动，积重难返，二诊时虽诸症皆有好转，但仍可见湿热之邪停留，补药不能很好入络，故加入莪术等利水活血之品加速湿热之邪排出体外，同时陈皮可顾护脾胃。三诊患者湿热之邪改善明显，以防前方利湿之品过用而阴伤，且患者大便稀，次数增多，故去峻猛之品加用白术、淫羊藿、芡实健脾补肾。四诊患者症状基本无，气血通畅、阴阳平和，继续口服 7 剂巩固疗效。

二、良性前列腺增生

良性前列腺增生属于中医“癃闭”“精癃”“淋证”范畴，以尿频、夜尿增多、尿等待、排尿不畅、尿线变细等为主要症状的一种疾病。由于良性前列腺增生影响中老年男性排尿功能，严重影响患者的生活质量。中医药治疗良性前列腺增生具有优势，其优势主要体现在延缓疾病进展，改善排尿症状。郭军教授构建了“脑-心-肾-精室”轴理论在良性前列腺增生应用，认为精室失用是癃闭发生的最终环节，是基于中老年男性的整体状况进行辨证治疗，既从养脑神、安心神的方面去改善患者的心理状态，又同时从肾与精室入手，改善患者的排尿症状。良性前列腺增生临床以实证或虚实夹杂多见。

1. 精室湿热证

【初诊】 患者王某，男，76 岁，于 2014 年 7 月 27 日初诊。

［主诉］ 排尿困难 4 年余，尿频、尿急 7 天。

［现病史］ 患者自觉排尿困难 4 年，伴有尿线变细、排尿等待、小腹坠胀，2 年前就诊于外院泌尿外科，给予坦索罗辛缓释胶囊，排尿困难症状略有改善，但仍觉排尿不畅、小腹坠胀。患者平素喜食肥甘辛辣，7 日前于家中进食火锅后发现小便灼热黄赤，滴沥难忍，小腹胀痛，夜尿 3～4 次，以凌晨 3－5 点尤甚，伴大便不爽黏腻，故就诊于我科门诊。刻下症见：小便频且淋漓不尽，尿线变细、尿道灼热、口苦且黏、大便黏腻。舌红，苔黄腻，脉滑数。

［既往史］ 既往高血压病史 13 年余，未规律服用相关药物，否认糖尿病、冠心病等慢性病病史；患者近 20 年，每日饮酒 250ml。

［辅助检查］ 超声检查：残余尿量 31ml；前列腺 4.7cm×4.3cm×3.2cm，提示前列腺增生。尿流率：最大尿流率 13.6ml/s，尿量 205.4ml。tPSA：2.465ng/

ml,fPSA:1.117ng/ml。

［专科查体］ 肛门指检,前列腺触之较正常大,表面光滑,边缘清晰,中央沟浅。外生殖器发育正常,睾丸、附睾、输精管、精索均未见异常,阴毛分布符合男性的正常生理特征。

［诊断］ ①中医诊断:癃闭(精室湿热证)。②西医诊断:良性前列腺增生。

［治法］ 清热利湿。

［方名］ 利湿通闭汤(自拟方)加减。处方:瞿麦10g,川萆薢10g,滑石(包煎)10g,关黄柏6g,石菖蒲(后下)10g,栀子10g,陈皮10g,车前草10g,云茯苓15g,甘草3g。7剂,水煎服。

【二诊】 患者于2014年8月3日二诊,诉排尿灼热感自觉明显减轻,夜间排尿次数降至1～2次,睡眠质量明显提升。大便粘马桶现象减少,但小腹仍有坠胀之感。舌红苔黄腻,脉滑。以上症状表明湿热之症较前有所减轻,但湿热邪气尚未完全缓解。由于患者小腹坠胀,因此,在原治疗方案的基础上,增加了理气药的用量,给予乌药15g,青皮15g,以促进气机畅通,缓解腹部胀满感。续进14剂,水煎服。

【三诊】 患者于2014年8月17日三诊,诉小腹坠胀之感缓解,自觉精神明显改善,虽然夜间仍有起夜之症,但是患者治疗信心增加。舌红苔黄,脉滑。因前方有效,继续服以前方14剂。

【四诊】 患者于2014年8月31日四诊,诉排尿困难症状明显缓解,起夜1次。舌红苔黄,脉滑。考虑湿热之邪已祛大半,故去滑石、车前草,以减清热利湿破气之用;根据舌苔及大便的表现,故当减少攻邪药物的药味与药量,以防伤正。给予14剂,水煎服。

【五诊】 患者于2014年9月14日五诊,诉疗效明显,诸症俱祛,希望给予中成药巩固疗效,故予患者“济生肾气丸”内服。

【按语】 精室居于人体下焦,其生理功能以通为要,以降为顺,若精室功能异常,则排尿功能受到影响。而湿热邪气若困阻精室,会导致精室通降失调。该患者排尿困难、尿线变细等症状的出现是由于湿热之邪气趋下而扰动精室,膀胱气化受阻,不得运化水湿,故排尿困难且尿线变细。湿热邪气有外感,亦有内伤,甚至内外湿热邪气相互感召而加重症状。膀胱气化功能失约,不得蒸腾水液,尿液运化无力,出现排泄异常,故小便点滴不通、量少、短赤灼热,甚至出现小腹胀满,而生癃闭。患者喜肥甘辛辣之食,日久损伤脾胃之气,以至脾胃通降失用,脾失健运,湿热久居于中焦,郁而化热,循经下注,蕴结于下焦。患者于家中进食火锅,进一步加重湿热之证,导致湿热蕴结于精室不散,水道瘀滞不利,故有癃闭之证。

初诊时,患者出现排尿困难、尿线变细、排尿等待、小腹坠胀等症状。郭军教授采用了瞿麦清利膀胱湿热,萆薢利湿分清化浊,瞿麦偏于清利膀胱湿热为主,萆薢清心与小肠、膀胱湿热为主，二药相须为用，相得益彰，可增强导热下行，利水通淋止痛之功，兼有化瘀通经之效，二者合为君药；滑石甘、淡，微寒，具利水之用，取六一散之义，有清热利湿之效；石菖蒲化湿亦能开窍理气、黄柏清下焦湿热与三焦相火；车前草利尿，栀子清热，茯苓利水，三者合用取清下焦湿热之用；陈皮理中焦之气，可健脾行气，有理气化湿之用。二诊时，患者仍有小腹坠胀之感，故进一步加重理气药的药味与药量，加入乌药、青皮理气除满。三诊时，患者诸症减轻，当进一步巩固疗效，故予原方，未予调整。四诊之时，患者症状进一步改善，考虑湿热邪气大去，以防清热利湿之品破气伤阴，故去滑石、车前草。五诊时，由于患者年事已高，长期服用汤药有恐不便，故予“济生肾气丸”培补肾气，并通过健康宣教叮嘱患者调整饮食睡眠等。

2. 精室瘀阻证

【初诊】 患者常某，男，71岁，于2012年6月7日初诊。

［主诉］ 排尿不畅8年余。

［现病史］ 患者诉排尿不畅、尿线变细、排尿等待、会阴疼痛已8年，外院服用西药治疗(具体药物不详)，疗效不佳。考虑患者年事已高且合并基础疾病，外院不建议进行手术治疗。患者白天排尿10余次，常在排尿后几分钟又觉尿意，严重影响患者生活与出行，为求系统诊治，遂于我科门诊就诊。刻下症见：排尿不畅、尿线变细、排尿等待、会阴疼痛且位置固定，尿分叉甚至中断；入睡困难且易醒，畏寒肢冷。舌紫暗有瘀点，脉细涩无力。

［既往史］ 高血压病史12年，血压最高达172/104mmHg，当前血压控制平稳(具体药物不详)；1974年行阑尾炎手术。

［辅助检查］ 超声检查：残余尿29ml；前列腺4.6cm×5.2cm×5.9cm，形态不规则，包膜表面光滑，内部可见强回声。提示前列腺增生合并钙化灶。尿流率：最大尿流率12.2ml/s，尿量为188ml。tPSA：3.336ng/ml，而fPSA水平为1.212ng/ml。

［专科查体］ 肛门指检：前列腺表面光滑，边缘清晰，中央沟变浅，压痛感明显。外生殖器发育正常，睾丸、附睾、输精管、精索均未显示明显异常，阴毛分布符合正常男性生理分布。

［诊断］ ①中医诊断：癃闭(精室瘀阻证)。②西医诊断：良性前列腺增生。

［治法］ 行气活血，通利精室。

［方名］ 枳芎逐瘀汤(自拟方)加减。处方：枳实5g，川芎10g，小茴香3g，干姜5g，延胡索10g，生地黄15g，当归15g，赤芍15g，蒲黄(包煎)15g，肉桂(后下)6g，五灵脂(包煎)10g。7剂。

【二诊】 患者于2012年6月14日二诊，诉服药后畏寒肢冷改善明显，排尿略感通畅;会阴疼痛明显改善,且入睡容易,患者信心大增。患者于一诊后排尿症状改善不明显,因其病程日久,久瘀入络,非数日之功。然而患者疼痛改善,说明精室瘀血得通,气行得畅,瘀血欲散。本方用药辨证准确,不改变药味,适当增加行气活血药味剂量。续方14剂。

【三诊】 患者于2012年6月28日三诊,诉服用14剂后畏寒肢冷改善,排尿通畅,排尿次数减少,会阴疼痛明显改善,自觉舒畅,睡眠改善。患者在此次服用14剂后,瘀血症状迅速改善,故排尿通畅,疼痛缓解,睡眠自安。故守方不变,续方14剂。同时予患者针刺治疗。

【四诊】 患者于2012年7月12日四诊,复查超声:残余尿22ml;前列腺4.5cm×5.1cm×5.9cm,形态欠规则,包膜光滑,回声欠均匀。尿流率检查:最大尿流率每秒15.1ml,尿量211ml。患者仍有残余尿,但经尿流率检查可知患者尿量与尿流率均改善。可知患者膀胱功能有所改善,排尿梗阻症状与刺激症状明显减少,考虑患者年事已高,当前疗效已符合患者预期,故嘱患者不适时随诊。

【按语】 老年患者气血亏虚,膀胱气化无力,导致气滞血瘀,影响膀胱气化功能,故于前列腺处易出现增生与梗阻,进一步导致排尿障碍,甚至由于不通则痛而出现盆腔区域的疼痛。这位患者为老年男性,主诉排尿不畅、尿流变细、排尿等待及会阴疼痛。经检查,PSA未见异常,结合病史及其他相关辅助检查,西医诊断为良性前列腺增生。由于患者表现出会阴和少腹区域的胀满感和疼痛,且疼痛位置较为固定。舌质紫暗有瘀点,脉涩。

郭军教授指出,以上症状表明前列腺区域的血液循环受阻,气血运行不畅,导致精室失用而排尿异常。精室血瘀证的形成与情志抑郁、饮食不当、寒湿侵袭等多种因素有关。这些因素可能引发气血循环受阻,进而形成血瘀。前列腺组织增生可能导致尿道受压,血液滞留,进一步加剧血瘀症状。因此,对于此类患者,无论年龄、病程,均应以"行气活血"为主要治法。

在患者的首次就诊中,自诉畏寒肢冷、排尿无力、尿频、排尿艰涩,伴有会阴区疼痛,疼痛位置较为固定。舌质呈紫暗,脉细涩无力等症状,以上均为典型的精室血瘀表现。对于这一病症,郭军教授采用了行气活血、通利精室的治疗方法。处方中,枳实和川芎为君药,枳实有破气之能,可破瘀血痰湿内阻所致的郁滞之气;川芎为血中气药,既能活血,亦能行气开郁,两者相伍,共奏行下焦之气和运下焦瘀血之用,以达行气活血之要。同时,方中还包含小茴香、干姜、肉桂等温经散寒之品,以及当归、延胡索、没药等活血之药。其中,当归被誉为"血中圣药",既能补血又能调血;延胡索则能活血散瘀、行气止痛;没药为活血定痛之佳品。蒲黄与五灵脂乃失笑散之义,可活血通瘀、散结止痛。本治疗方案通过行气活血的药物组合,达到气血兼顾、温通兼行的效果。

3. 肺气郁闭证

【初诊】 患者孙某，男，71岁，2013年10月8日初诊。

［主诉］ 小便不畅6年余，加重1周。

［现病史］ 患者自6年前无明显诱因自觉排尿不畅、尿线变细、排尿等待，曾间断服用盐酸坦索罗辛缓释胶囊，然而下尿路症状始终未有缓解。患者于1周前，因出行游玩劳累且受风热侵袭，症状加重，伴小腹胀满之症，甚至出现小便点滴不通。患者自觉口干咽燥，胸腹满闷不畅。故于外院导尿，2日前拔除导尿管后仍然排尿不畅。刻下症见：排尿不畅、胸腹胀满、咳黄痰、咽干、口燥等。舌红苔黄，脉浮数。

［既往史］ 高血压病史3年，血压最高达168/83mmHg；自诉沙星类抗生素静脉滴注过敏。

［辅助检查］ 超声检查：残余尿74ml；前列腺5.1cm×4.6cm×4.2cm，形态规则，回声均匀。提示，前列腺增生。尿流率检查，最大尿流率每秒8.2ml，尿流量211.2ml。tPSA：2.532ng/ml，fPSA：1.316ng/ml。

［专科查体］ 肛门指检：前列腺质地中等，边缘清晰，中央沟消失。外生殖器发育正常，阴毛符合男性正常生理分布。

［诊断］ ①中医诊断：癃闭（肺气郁闭证）。②西医诊断：良性前列腺增生。

［治法］ 提壶揭盖。

［方名］ 麻石通闭汤（自拟方）加减。处方：炙麻黄3g，生石膏（先煎）15g，杏仁10g，通草10g，车前子（包煎）10g，生枇杷叶10g，桑白皮10g，桔梗10g，淡竹叶10g，泽泻10g，猪苓10g，云茯苓10g，甘草10g。7剂。

【二诊】 患者于2013年10月15日二诊，诉服药后，排尿较之前显著通畅，少腹满闷胀痛不适感改善明显，仍然存在排尿等待和尿后余沥的表现。舌红苔黄，脉数，说明患者表热未尽。患者服药后排尿量明显增加，说明肺气宣发功能趋于正常。鉴于患者年事已高且体虚，因此增加党参15g、黄芪20g，以益肺气。14剂。

【三诊】 患者于2013年10月29日三诊，诉排尿较前愈发通畅，情绪舒畅。舌淡苔白，脉沉。考虑患者风热之邪已去，舌苔由黄转白，脉搏由浮转沉，故去石膏，加制附子以温补患者阳气。考虑天气转凉，叮嘱患者保暖防寒。14剂。

【四诊】 患者于2013年11月12日四诊，诉排尿症状进一步改善，无咳嗽。舌淡苔薄白，脉缓。复查前列腺超声，残余尿30ml。考虑患者此前因外感风热导致上焦肺气郁闭，后风热邪气已去，经前方14天治疗，可见患者肺气郁闭之证已解，故去麻黄、杏仁。14剂。患者自诉勃起功能减退，考虑患者未服硝酸酯类药物，故予患者他达拉非5mg每日睡前服用。

【五诊】 患者于2013年11月26日五诊，诉排尿症状进一步改善，未见咳嗽。

舌红苔薄，脉缓。考虑原方有效，效不更方，故予患者前方续服14剂。

【六诊】 患者于2013年12月10日六诊，诉排尿症状通畅，觉服用汤药不便，询问是否可以暂停汤药。考虑患者诸症大衰，故予以患者“济生肾气丸”，每日2次，每次8粒，西药续服同前(他达拉非5mg睡前服)。

【按语】 肺主气行水，人体气机由肺所主，气可助水行；肺之位在上焦，其似华盖，一方面脏器娇嫩易受邪侵；另一方面如同茶壶之盖，肺气通畅则气机宣降之用得以发挥，若肺气郁闭则宛如茶壶之盖难以打开，气机不畅，亦会影响下焦，导致下焦气机不畅，故出现排尿障碍之症。

在患者首次就诊时，自觉小便不通，因外感风热导致上焦郁闭不通，加之患者伴有胸中烦闷、咳嗽气短等表现，提示肺气郁闭证。肺位于上焦，主治节，调控水道，调节全身气机运行以及水液代谢。“肺者，气之本”，肺气足则脏腑气机升降有序，津液畅行无阻。肺有宣发肃降之能，肺气肃降故水液下行形成小便，排泄于体外。肺宣肃功能的发挥对于水气疏布至关重要。

该患者病程日久，已达6年，而1周前因游玩劳累导致肺气亏虚，外受风热侵袭导致华盖受扰，故出现气机郁闭之证。因此，该患者治疗的首要任务是宣发郁闭的肺气，使上焦肺气宣肃有能；同时助下焦气化，改善膀胱气化功能。在初诊和复诊的处方中，麻黄为君，可发汗解表，宣肺行水；石膏清解肺之壅热，两者相伍，以宣畅气机，清解肺热为宜；杏仁和桔梗均为臣药，助麻黄以开宣郁闭之肺气；淡竹叶淡渗利湿、木通清热通淋、车前子清热利尿，三者合用，有针对性地改善下焦排尿功能；甘草调和药性；桑白皮和枇杷叶止咳平喘，泽泻、猪苓、云茯苓通利小便。四诊后，肺气郁闭的症状明显缓解，患者仍存在排尿等待、尿后余沥之症，舌淡苔白，脉沉，提示肾阳虚衰。故予患者制附子以温补肾阳，助下焦水气运化。六诊后，患者的症状明显改善，鉴于汤药内服不便，予“济生肾气丸”进行内服。

郭军教授强调，该患者由于排尿不畅之症较重，当中西医结合进行诊断与治疗。后续由于患者伴有勃起功能减退，故予他达拉非5mg每日睡前服用以改善排尿症状与勃起功能。

4. 肝郁气滞证

【初诊】 患者李某，男，63岁，2018年4月16日初诊。

［主诉］ 尿频，夜尿增多4年，加重1周。

［现病史］ 患者4年前出现尿频、夜尿增多，每晚3～5次，但是每次尿量较少，点滴难出，期间未接受治疗。1周前与邻居发生口角后，尿频症状加重，夜尿次数显著增加，每晚5～8次，严重影响患者睡眠，伴心情烦躁、胸闷不舒及胸胁胀痛，刻下症见：小便频数、排尿无力，尿线变细，抑郁烦躁，胸胁及少腹部胀满不适，太息不止。舌红苔薄白，脉弦。

［既往史］　患者有20余年的高血压病史，最高血压曾达到160/90mmHg，未服用药物；高脂血症病史8年，亦未服药物。

［专科查体］　肛门指检：前列腺压痛明显，表面光滑，质地中等，边缘清晰，中央沟消失。外生殖器发育正常。

［辅助检查］　超声检查：残余尿50ml；前列腺5.1cm×4.2cm×4.3cm，形态显不规则，包膜光滑，回声分布不均匀。提示前列腺增生。最大尿流率每秒12.4ml，尿量204.4ml。tPSA：2.341ng/ml，fPSA：1.205ng/ml。

［诊断］　①中医诊断：癃闭（肝郁气滞证）。②西医诊断：良性前列腺增生。

［治法］　疏肝解郁。

［方名］　开郁通闭汤（自拟方）加减。处方：沉香粉（冲服）3g，北柴胡10g，白芍15g，枳壳10g，香附15g，云茯苓15g，猪苓15g，郁金15g，青皮10g，陈皮10g，车前子（包煎）10g，白蒺藜10g，滑石（包煎）10g，川牛膝10g。7剂。

【二诊】　患者于2018年4月23日二诊，诉胸胁与少腹部胀满之感减轻，太息之症平缓，情绪放松，会阴部偶有隐痛，夜尿频率降至2～3次。舌质红，舌苔薄白，脉弦。去沉香粉，续方14剂。

【三诊】　患者于2018年5月7日三诊，诉胸胁少腹胀闷之症明显缓解，因起夜次数减少至2～3次，故睡眠质量得以明显改善。由于患者年事已高，考虑久用利水之品伤阴，故于前方基础上，去猪苓、滑石利水之品，续服14剂。

【四诊】　患者于2018年5月21日四诊，诉胸胁胀满症状已经缓解，少腹部偶有胀痛，感觉胸胁气机顺畅，夜尿次数降为1～2次。故去青皮，以防气机破散，续服14剂。

【五诊】　患者于2018年6月4日五诊，诉白天尿频症状未见，夜尿1～2次。嘱患者调畅情志，勿生气着急。避风寒、节饮食，不适随诊。

【按语】　肝主疏泄涵盖了疏通、畅达、宣泄等意义，描述了肝能疏通畅达全身气机之用。全身脏腑、官窍、经络气机的升降出入均有赖于肝主疏泄的功能。肝主疏泄之异常，可能导致包括胸部满闷、呕逆、泄泻、癃闭等多种症状。肝主疏泄与三焦气化功能密切相关，《素问·灵兰秘典论》有"三焦者，决渎之官，水道出焉"，说明水液运行依赖三焦的气化之能，三焦气化正常，水液则可正常运行。因此，肝的疏泄功能可推动三焦气化，使水道通利。若肝疏泄失职，则气机不畅，三焦气化失用，排尿梗阻。

在本案中，患者由于与邻居吵架，导致肝气不舒，郁气内滞故心情烦躁、胸闷不舒甚至胸胁胀痛；肝主疏泄，肝气不舒则疏泄失职，以至三焦气机不畅，故水液代谢障碍，影响下焦膀胱气化功能，膀胱气化失司则小便频数、排尿无力之症出现。由于患者存在夜尿增多、胸胁及小腹部胀满不舒，舌红、脉弦，以上均属肝郁气滞之证。因此，治疗的基本方法为"或破其气，或通其滞"。郭军教授在本案治疗中的主要策略是疏肝气、利胆经，旨在疏利气机，通利小便。

具体药物搭配包括以沉香味辛、苦，故能散能泄，可理下焦之气，其性微温，归脾、胃、肾经，可温中温肾，使得下焦气血畅通；柴胡之味亦为辛苦，与沉香相伍，可疏肝行气，解三焦气血之郁滞，其性微寒，与沉香搭配，可寒热调平，是为良性前列腺增生下焦郁滞常用搭配；白芍养血柔肝，亦能收敛也能养肝，使肝血内藏，濡养肝脏，则肝气得疏；枳壳理气宽中，可行中焦郁滞之气；郁金、青皮、香附、白蒺藜疏肝理气，解郁散结，其中白蒺藜、云茯苓、猪苓、车前子共用渗利小便，作为臣药；滑石则作为佐药，性质滑利，同时具有利尿之功；川牛膝则引导药物下行，充当佐使之药。这一方案旨在疏通肝气，通利小便，改善症状。

5. 肾阳亏虚，精室血瘀证

【初诊】 患者严某，男，83 岁，于 2014 年 5 月 7 日初诊。

［主诉］ 排尿不畅 10 年余。

［现病史］ 患者 10 年前无明显原因出现排尿困难，尿线变细，会阴部不适，白天尿频，每日起夜 4～5 次。曾于当地医院就诊，具体治疗不详，疗效欠佳。刻下症见：畏寒肢冷，排尿困难无力、尿频，排尿艰涩疼痛、尿流变细、分叉、中断，少腹胀满疼痛，会阴不适，失眠。舌质紫暗、苔红，伴有瘀点，脉细涩无力。

［既往史］ 患者既往高血压病史 30 余年，最高达 180/100mmHg，未规律服用药物，血压控制不详。

［辅助检查］ 超声检查：残余尿 27ml；前列腺 5.3cm×4.9cm×4.6cm，形态欠规则，回声欠均匀，内可见强回声。提示前列腺增生伴钙化灶；最大尿流率每秒 12.4ml，尿量 207.8ml。tPSA：3.256ng/ml，fPSA：1.235ng/ml。

［专科查体］ 肛门指检：前列腺表面光滑，边缘清晰，中央沟变浅，有明显的压痛。

［诊断］ ①中医诊断：癃闭（肾阳亏虚、精室血瘀证）。②西医诊断：良性前列腺增生。

［治法］ 温肾助阳，填精活血。

［方名］ 桂益通癃方（自拟方）加减。处方：肉桂（后下）5g，益母草 10g，云茯苓 10g，姜黄 10g，熟地黄 10g，黄芪 10g，锁阳 10g，陈皮 6g。7 剂。

【二诊】 患者于 2014 年 5 月 14 日二诊，诉排尿逐渐通畅，但会阴和少腹仍感到胀满疼痛；仍然有排尿无力、偶有中断和夜间睡眠质量不佳的情况。肛门前列腺指检时压痛减轻，舌质呈暗红，苔白，脉细涩无力。考虑患者下焦郁滞已久，导致不通则痛的病机，因此方案中加入青皮和乌药各 10g。续服 14 剂。

【三诊】 患者于 2014 年 5 月 28 日三诊，诉排尿压力感明显改善，会阴和少腹偶有轻微胀痛感。白天排尿正常，次数减少，夜间睡眠质量改善。考虑患者年事已高，故于原方的基础上，加枸杞子10g、酒山茱萸10g，以滋补肝肾之阴。续服14剂。

【四诊】 患者于2014年6月11日四诊，诉排尿不畅艰涩之感消失，夜寐转佳。舌红，苔白，脉弦细。由于前方有效，故守方不变，续服14剂。

【五诊】 患者于2014年6月25日五诊，诉排尿通畅，因夜尿频次减至1～2次，夜寐得安。考虑到青皮、乌药之品久服用破气，于原方基础之上去之，以减破气之用，防止伤正。续服14剂巩固疗效。

【按语】 本病例为癃闭，其发病因瘀阻精室及年老所致的肾精虚衰。患者溺窍不通而排尿不畅，精室络脉损伤，而出现气机阻滞及血液瘀阻。同时，肾阳不足，则下焦寒湿邪气不化，故治疗上难以速效，当温补肾阳，渐化下焦寒湿邪气，使得下焦寒湿得化，瘀血得通。

《素问·阴阳应象大论》曰："阳化气，阴成形。"张景岳注："阳动而散，故化气；阴静而凝，故成形。"郭军教授认为，男性随着年龄增长，肾阳日损，导致阳化气不足，无力推动与固摄尿液，导致患者在早期出现夜尿频多，尿频、尿急、尿余沥等症状；同时患者有畏寒怕冷、倦怠乏力等症状；日久则阳不制阴，以致阴成形太过，阴寒凝敛积聚成形致前列腺体积增大而压迫尿道，甚至出现排尿不畅、尿潴留等梗阻症状。阳虚则寒凝，以致气滞、痰阻、血瘀，但是患者病久则入络，导致腺体排泄不畅，而以血瘀的表现较多，如疼痛、舌暗、舌下络脉瘀点等。

患者初诊之时，排尿困难、尿线变细是为典型的排尿梗阻之症，而会阴不适属于精室不通，瘀血不化，不通则痛的范畴，畏寒肢冷属于患者年老体弱，肾阳亏虚之范畴。治疗方面采用了活血化瘀、温肾通闭的治疗策略。基础方为郭军教授治疗"肾阳亏虚，精室血瘀"良性前列腺增生症的经验方——桂益通癃方，全方的主要药物包括肉桂温补肾阳，温中散寒，且兼行气血；益母草活血利水为男科常用之佳品，该药破血行气，使下焦久积之瘀血得通，郁滞之气得散(现代药理学发现，益母草对于前列腺腺体增殖有着明显的抑制作用)；锁阳配伍肉桂，共奏温中补肾，散寒止痛之效；黄芪与熟地黄相伍，共奏气阴双补之效，使得下焦气化通畅，肾精得充；茯苓利水湿，共为臣药，共奏补肾、益气、滋阴、利尿之效；陈皮则起到理气调和的作用。

6. 中气不足证

【初诊】 患者孙某，男，73岁，2016年4月23日初诊。

[主诉] 尿频8年余，加重3个月。

[现病史] 患者8年前初次因慢性阻塞性肺病(COPD)住院治疗后出现尿频、排尿无力、夜尿增多之症，未予以重视。3个月前因受凉导致腹泻，尿频症状加重，伴有排尿困难、尿线变细；夜尿次数增至5～6次，故睡眠质量下降。刻下症见：小便频数，排尿不尽且无力，尿流短促，尿线变细，面色萎黄，自觉少气懒言，形体倦

怠，口中有黏腻不爽之感，食欲减退，大便溏泄。舌淡苔薄白，脉弱而无力。

［既往史］ 患者曾患 COPD 长达 11 年，同时伴有高血压病史 12 年，高尿酸血症病史 2 年，具体服用药物不详。

［辅助检查］ 超声检查：残余尿 62ml；前列腺大小 5.1cm×4.5cm×4.3cm。提示前列腺增生。尿流率检查最大尿流率每秒 14.2ml，尿量 205.6ml，tPSA：2.689ng/ml，fPSA：1.201ng/ml。

［专科查体］ 肛门指检：前列腺表面光滑，边缘清楚，中央沟变浅。外生殖器发育正常，阴毛呈正常男性生理分布。

［诊断］ ①中医诊断：癃闭（中气不足证）。②西医诊断：良性前列腺增生。

［治法］ 补中益气。

［方名］ 黄芪通闭汤（自拟方）加减。处方：黄芪 15g，当归 10g，砂仁（后下）6g，泽泻 10g，广陈皮 10g，党参 10g，白术 10g，升麻 6g，茯神 10g，车前子（包煎）10g。14 剂。

【二诊】 患者于 2016 年 5 月 7 日二诊，诉尿频、排尿无力、夜尿增多等症状明显改善，起夜次数减少至 3～4 次，倦怠乏力之感减轻。鉴于患者夜尿次数仍较多，因此添加桑螵蛸 10g，金樱子 15g，以增强固涩和收敛的功效，续予 14 剂。

【三诊】 患者于 2016 年 5 月 21 日三诊，诉尿频症状有所减轻，夜尿次数进一步减少至 1～2 次，大便成形。复查前列腺超声显示残余尿量为 33ml，前列腺大小为 5.2cm×4.3cm×4.2cm，形态略显不规则，包膜略欠光滑，回声略显不均匀。提示良性前列腺增生。考虑患者夜尿次数明显减少，故守方不变，继服 14 剂。

【四诊】 患者于 2016 年 6 月 4 日四诊，诉夜尿 1～2 次，纳眠可，但仍时感疲惫乏力。故在原方基础上加仙鹤草 30g 以增气力，去砂仁，续服 14 剂。

【五诊】 患者于 2016 年 6 月 18 日五诊，诉疲惫乏力之症明显改善。守方不变，续服 14 剂。

【六诊】 患者于 2016 年 7 月 2 日六诊，考虑患者症状明显改善，继续服用汤药不便，故改为“济生肾气丸”巩固疗效。嘱患者避风寒，节饮食，适当锻炼，不适随诊。

【按语】 脾属土，居中央，主运化，调节全身水液输布及代谢。脾作为水液上升及下降输布全身的枢纽，其运化功能对水液的代谢起着承上启下的作用。脾运化疏布功能的发挥使得水液布散至全身各个脏腑，最终通过肾与膀胱将尿液排出体外。若素体饮食不节，过食肥甘厚腻，劳倦过度，脾胃素虚，这些因素都会导致脾运化功能失职，致使中气不足，气机困阻，不得输布至全身，故出现乏力倦怠等症状。以本案患者为例，初诊时表现为小便频数、淋漓不尽、排尿无力、舌质淡、脉弱无力等症状，表明脾气虚弱，运化无力。

郭军教授将其归因为中气不足导致的水液运化障碍。“中气不足，溲便为之变”，这是《灵枢·素问》中的论述，恰到好处地解释了患者排尿障碍的原因。郭军教授以黄芪为君药，其味甘微温，入脾肺经，可补中益气，升阳固表。黄芪与白术相伍可达补气健脾之用；党参补气为补气之佳品；茯神宁心安神、利尿助眠为臣药，既可改善患者排尿障碍，又可改善患者睡眠质量；升麻使气机升提，中气上行；砂仁行气，共为佐药。加泽泻、车前子通利小便。

经过二诊，患者的气虚症状有所改善，但尿频、夜尿次数多的症状仍然存在。因此，郭军教授在原方基础上加用了益智仁、金樱子以达收涩之用。其中，益智仁暖肾缩尿，《本草》云：“主遗精虚漏，小便遗沥，益气安神，补不足，安三焦，调诸气。夜多小便者，取二十四枚，碎之，入盐同煎服，有神效。”金樱子在《开宝本草》中谓之：“味酸涩，平温，无毒”，有收涩之用，故益智仁与金樱子相伍，增强全方收敛固涩之用。仙鹤草为郭军教授补中益气的常用之品，其用量为30g，常与黄芪、白术、升麻相伍，使气机生化有源。此外，在临床中，应建议患者适当运动，如太极拳、八段锦等，使气机升发。

7. 脑肾失调证

【初诊】 患者耿某，男，58岁，于2018年9月4日初诊。

［主诉］ 排尿不畅3年，加重1周。

［现病史］ 患者3年前因工作原因久坐憋尿，后出现尿频尿急之症，此后自行调整生活方式，症状略有好转，伴有尿线变细，夜尿每晚1～2次。患者近1周因工作繁忙，连续开会加班熬夜，自觉尿线变细加重，排尿点滴而出。刻下症见：排尿困难，尿线变细，小便频数，淋漓不尽；精神倦怠，记忆力减退，头晕头痛，腰背酸痛，脱发；性功能减退，大便偏稀，食欲缺乏，睡眠质量差；舌质淡，苔薄白，脉弱。

［既往史］ 既往高血压病史11年，血压最高达170/100mmHg，自服药物厄贝沙坦氢氯噻嗪片，血压控制在120/90mmHg。

［专科查体］ 肛门指检：前列腺表面光滑，质地中等，边缘清晰可辨，中央沟消失。外生殖器发育正常，阴毛符合男性生理分布。

［辅助检查］ 超声检查：残余尿58ml；前列腺5.2cm×4.1cm×5.3cm。提示前列腺增生。尿流率检查：最大尿流率每秒15.2ml，尿量198.6ml，tPSA：2.636ng/ml，fPSA：1.236ng/ml。

［诊断］ ①中医诊断：癃闭（脑肾失调证）。②西医诊断：良性前列腺增生。

［治法］ 健脑益肾。

［方名］ 益枣通闭方（自拟方）加减。处方：益智仁10g，酸枣仁15g，熟地黄15g，山茱萸10g，怀山药15g，泽泻10g，云茯苓30g，车前子（包煎）10g，远志10g，牡丹皮10g，黄精15g。14剂，水煎服。同时针灸百会、内关、关元、气海、中极、太溪穴，2日1次。

【二诊】 患者于2018年9月11日二诊，诉服药1周后，自觉排尿困难之症略有缓解，在避免久坐与控制饮水量后，排尿次数减少，但是排尿仍觉困难，尿线变细，淋漓不尽。患者行针灸治疗后8小时内症状明显改善，但此后症状反复。患者精神明显改善，晨勃明显，头晕头痛略有缓解，仍腰背酸痛、脱发，大便质稀，纳可眠差。舌质淡苔薄白，脉弱。考虑患者腰部酸痛，故加狗脊10g。续服14剂。

【三诊】 患者于2018年9月25日三诊，诉近期白天排尿次数6～9次，每晚起夜1次，排尿困难，尿线变细，淋漓不尽之症得到显著缓解。患者自诉近期工作强度明显下降，在症状改善的基础上，情绪舒畅，未见头晕头痛。故原方续服14剂。

【四诊】 患者于2018年10月9日四诊，诉近两周症状平稳，腰背酸痛得以明显缓解，便质较稀，患者自诉近期服用中药汤剂不便。郭军教授给予患者口服“济生肾气丸”。嘱患者坚持每日冥想，避免久坐，忌食辛辣油腻。

【五诊】 患者于2018年10月23日五诊，诉近两周出差期间，由于应酬开会无法避免，症状略有反复，总体感觉良好，白天排尿6～8次，每晚起夜1～2次，略有增多，时有尿线变细，否认腰背酸痛，便质较稀。患者此次就诊欲巩固前期疗效。郭军教授予前方7剂，针灸同前，嘱患者自主调节情绪压力，切勿久坐憋尿，7剂后症状若有缓解，则自服济生肾气丸，不必复诊。嘱患者避免久坐，控制饮水量，冥想。

【按语】 本案例所涉及的病证为脑肾失调型BPH，与脑神失养及肾精亏虚紧密相关。在中医理论中，郭军教授指出，脑主神明，对精室的藏泄功能具有调节作用；肾主水，直接调控精室的开阖。肾主骨生髓，肾精得充则脑髓得养，故脑神得清，肾开阖有度，否则导致溺窍失常，出现尿频尿急之症。

郭军教授认为，中老年人因衰老所致脾失健运，且常因思虑过度，精神压力过大，故导致脑神失养。加之年龄增长，肾虚加重，故出现脑肾失调之证。因此，郭军教授将这种病症的主要病机归结为脑肾失调，由于脑神失养、肾虚不固，以至上因神明不清而头晕头痛，下因溺窍失约而排尿困难。治疗这种病症的方法应以补肾益脑为主。在用药方面，首先应考虑使用具有安神补脑作用的药物，如益智仁、酸枣仁、远志等，以调畅脑神。在补肾方面，由于患者年龄较大，应同时注意患者往往存在阴阳两虚的表现，在补肾滋阴的同时兼顾温阳。在用药方面，六味地黄丸为治疗常用的基础方剂，以达补肾填精之用。益智仁与酸枣仁为君药，益智仁归脾肾二经，既能温脾止泻摄涎，亦可暖肾缩尿固精，是补肾健脾益智之佳品；酸枣仁性甘味平，有酸收之性，可宁心安神、养肝助眠及固肾缩尿之效。两者合而为君，既能改善患者排尿症状，亦可安患者脑神。若效果不显，可加入温阳之品如制附子、肉桂、姜黄等，以实现阴得阳助之效。处方中远志有安神益智之用；牡丹皮可以活血通络，清热化瘀；黄精为佐使之品，增强全方补肾填精之用。在本次治疗中，针灸治疗是其中一亮点所在。百会调脑神，内关安心神，关元、气海、中极通调督脉以养精室，恢复精室开阖之能，另外用补法刺太溪，以达补肾填精之用。

同时，郭军教授强调，对于脑肾失调型 BPH 的诊治，健康宣教与处方用药干预同样重要。由于 BPH 患者往往年龄较大，肾虚是病理基础，脑神易失养，压力过大会导致老年男性发病。患者应积极调节自身情绪，适应外部环境压力。

三、前列腺癌

前列腺癌作为发生在前列腺组织中的一种恶性肿瘤，近年来发病率呈快速上升趋势，约占男性肿瘤患病人数的 27%。我国前列腺特异性抗原(prostate specific antigen，PSA)筛查普及率低，50%～80%患者在确诊时已经处于晚期，5 年生存率仅为 66.4%，严重威胁中老年男性健康。中医将其归为“癃闭”“淋证”“癥瘕”等范畴，认为其病位首先在精室、膀胱，继而影响肾、心、脾、肝等脏。

郭军教授构建了“脑-心-肾-精室”轴理论应用于前列腺癌，认为肾精亏虚、精室浊毒是前列腺癌核心病机，正气不足，湿毒、瘀毒、热毒、癌毒侵扰精室为发病关键，故扶正解毒是本病的基本治则。早期前列腺癌主要以手术、内分泌治疗为主，中医治疗为辅。但针对如去势抵抗型前列腺癌、晚期前列腺癌，中西医协同治疗，尤其是中药、针灸、穴位注射、艾灸等在提高临床疗效、延长局部病灶进展、改善并发症等方面有独特优势。

1. 精室浊毒证

【初诊】　患者张某某，男性，69 岁，于 2019 年 3 月 2 日初诊。

[主诉]　排尿困难伴小腹疼痛 2 周。

[现病史]　患者 2 周前无明显诱因出现排尿困难，夜尿次数增多，每晚 4～5 次，点滴而止，排尿时伴小腹疼痛。自行口服抗感染药物治疗，效不佳。今日为求系统诊治来我院，检查发现 PSA 异常增高，tPSA 14.42ng/ml，fPSA 1.21ng/ml，fPSA/tPSA 0.08。泌尿系超声检查示，前列腺增大，腺体密度不均匀，考虑癌可能性大。刻下症见：痛苦面容，自诉小腹胀满疼痛不适，小便滴沥难排，尿细如线，甚或癃闭不通，偶有血尿，伴腰背、会阴疼痛。舌紫暗，舌根处有瘀斑瘀点，苔腻，脉涩。

[既往史]　平素喜食肥甘厚腻及辛辣刺激之品，否认冠心病、高血压、糖尿病病史，近期体重无明显变化。

[辅助检查]　尿常规检查，红细胞(3+)；白细胞(1+)。

[专科查体]　肛门直肠指检：前列腺形态增大、质地较硬、可触及数个散在硬

结，活动度差。

［诊断］ ①中医诊断：精岩（精室浊毒证）。②西医诊断：前列腺腺癌。

［治法］ 解毒化浊，化瘀止痛。

［方名］ 柴桂散结方（自拟方）加减。处方：柴胡 10g，桂枝 6g，当归身 12g，白芍 15g，赤芍 10g，枳实 10g，茯苓 10g，白花蛇舌草 15g，桃仁 10g，红花 10g，醋五灵脂（包）10g，半枝莲 15g，牡丹皮 10g，生地黄 10g，炙甘草 6g。7 剂，水煎早晚温服。建议患者完善前列腺穿刺活检、骨扫描等检查。

【二诊】 患者于 2019 年 3 月 9 日二诊，诉服药后小腹胀痛减轻，肉眼血尿 1 次，多饮水后症状缓解，排尿困难较前明显好转。舌紫暗瘀斑较前明显减轻，脉滑数。复查尿常规，结果回报无异常。前列腺穿刺活检提示，符合前列腺腺癌（Gleason 分级评分：3＋4＝7 分）。全身骨显像检查示，未见明显异常。建议患者进行手术，患者同意 1 周后手术。治疗则在原方基础加香附 10g，乌药 10g，三棱 10g，进一步加强破瘀止痛，解毒散结之功。继服 7 剂，水煎早晚温服。

【三诊】 患者于 2019 年 3 月 21 日三诊，诉小腹胀痛症状明显减轻，排尿费力情况较前明显缓解，夜尿频繁症状基本消失，且口干欲饮。5 天前于外院行“腹腔镜下前列腺癌根治术”，现患者要求继续口服中药治疗。原方去白芍、赤芍、枳实，加天花粉 10g 以生津止渴。7 剂，水煎 300ml/剂，日 1 剂，分早、晚温服。

【四诊】 患者于 2019 年 3 月 28 日四诊，诉小腹胀痛症状较前明显改善，排尿通畅，无尿频、尿急、尿痛。复查 tPSA 3.58ng/ml，fPSA 1.069ng/ml。继续服中药汤剂治疗。处方：柴胡 10g，生地黄 10g，炙甘草 10g，桂枝 6g，茯苓 10g，牡丹皮 10g，桃仁 10g，红花 10g，醋五灵脂（包）10g，半枝莲 10g，当归身 10g，白花蛇舌草 10g，天花粉 10g。7 剂，水煎早晚温服。

【五诊】 患者于 2019 年 4 月 5 日五诊，诉服药后诸症均减轻，无不适，继续口服中药汤剂。原方 7 剂，水煎早、晚温服。嘱患者多饮水，勤排尿，忌食辛辣刺激及肥甘厚味之品。1 个月后回访患者，诸症皆消，术后恢复良好。嘱患者定期复查 PSA，不适随诊。

【按语】 《圣济总录》指出，若气血运行平和，不失其常，则素体平和，为健康之体；若气血郁结壅塞，则邪气乘虚投隙，则生瘤。清·王清任《医林改错》则指出，人体无论何处，皆为气血所灌注，气无形，不能结块，若机体产生结块，必为有形之血。湿浊结于精室，湿性黏滞，阻滞精、气、血运行，日久则诱发癌肿。患者年老，本气血不足，膀胱气化不利，故小便滴沥，尿细如线，甚则点滴不畅。瘀阻膀胱则小腹胀满疼痛，且痛处固定不移；外伤、气虚、情志不畅、败精蕴结等诸因皆可导致气血瘀滞下焦，日久而成癥积；积块压迫、阻塞尿路而致小腹胀满疼痛，甚则小便淋漓或排尿困难，故以桃仁、红花活血化瘀；柴胡、桂枝入肝经与膀胱经以疏肝理气，通脉止痛；佐以白芍、赤芍敛阴柔肝，一疏一敛，使柴胡升散而无耗伤阴血之弊；枳实与白芍、赤芍合用，一气一血，刚柔相济，既能理气，又能活血，使气血调和；当归、生地黄滋阴补肝、养血调经。五灵脂活血化瘀止痛。患者小便滴沥难排，尿如细线，甚或癃闭不通，故予以茯苓，利水渗湿；患者偶有血尿，用牡丹皮凉血止血。半枝莲、白花蛇舌草利尿通淋化瘀，清热解毒消肿。全方配伍得当，使气血调，瘀血祛、小便利。

综上，郭军教授认为，前列腺癌精室浊毒证的主要病机是湿浊结于精室，湿性黏滞，阻滞精、气、血运行，日久而成癌肿。治以解毒化浊，化瘀止痛，以祛邪抗癌为要。同时，《景岳全书》指出："治积之要，在知攻补之宜……若积聚渐久，元气日虚，攻之……愈攻愈虚，则不死于积而死于攻矣。"本案中患者年老，本气血亏虚，加之癥积之患，耗损气血津液，因此，在治疗时应标本兼治，攻补并施，在运用理气散瘀利尿之品的同时，勿忘益气养血滋阴以期四诊合参，辨证施治，以平为期，既无补益太盛以"闭门留寇"之虑，亦无攻伐太过而损耗正气之患。

2. 肾精亏虚，精室瘀阻证

【初诊】　患者季某某，男性，64 岁，于 2019 年 11 月 22 日初诊。

［主诉］　前列腺癌根治术后 1 月余，尿失禁 1 周。

［现病史］　患者诉 2019 年 10 月 20 日在外院行前列腺癌根治性切除术，术后病理回报示：前列腺腺癌，Gleason 评分 4＋3＝7 分。术后拔除尿管后出现尿失禁、遗尿，小腹胀满刺痛，放射至左腰部，伴耳鸣、乏力、轻微头晕。舌质暗红，苔薄黄，脉沉细。

［既往史］　体健，否认高血压病、糖尿病、冠心病等内科病史。近期体重下降约 10kg。

［辅助检查］　尿常规检查示，白细胞(2＋)，隐血(1＋)，尿蛋白(1＋)。血常规检查示，无明显异常。tPSA 3.02ng/ml，fPSA 1.08ng/ml。残余尿量超声检查示，无残余尿。胸部 CT 检查，未见明显异常。

［专科查体］　无。

［诊断］　①中医诊断：精岩（肾精亏虚、精室瘀阻证）。②西医诊断：前列腺癌术后。

［治法］　补肾填精，祛瘀通络。

［方名］　二至丸合茯苓丸加减（《是斋百一选方》）。处方：女贞子 12g，墨旱莲 12g，枸杞子 12g，黄芪 9g，云茯苓 10g，海藻 10g，昆布 10g，枳壳 10g，川芎 6g，生白芍 15g，醋延胡索 12g，牡丹皮 10g，白花蛇舌草 10g，南柴胡 10g，桂枝 6g，甘草 6g。7 剂，水煎早、晚温服。同时给予针刺疗法，主穴：秩边、关元、中极、归来、水道、膀胱俞、太溪、三阴交。除秩边直刺 5cm 外，余穴均直刺 3cm。每天 1 次。嘱患者多饮水，勤排尿，忌食辛辣刺激之品。

【二诊】 患者于2019年11月29日二诊，诉服药后排尿困难、小便滴沥症状较前好转，偶有耳鸣、乏力。复查尿常规未见异常。舌红苔厚，脉沉滑。根据患者小腹胀痛症状改善不明显，遂在原方基础上加乌药10g，三棱10g，香附10g增加行气散积止痛之功效。7剂，水煎早、晚温服。继续针刺疗法，以通闭利尿。除上述穴位加太冲(直刺1.5cm)、气海(直刺3cm)，每天1次。

【三诊】 患者于2019年12月6日三诊，诉小腹胀痛症状明显减轻，排尿费力情况缓解，乏力、耳鸣症状基本消失，无喘息。舌黄苔薄，脉弦。效不更方，继服7剂，服法同上。针刺疗法同前。

【四诊】 患者于2019年12月13日四诊，诉小腹胀痛明显缓解，排尿通畅，无尿频、尿急、尿痛。继服7剂，服法同上。针刺疗法同前。

【五诊】 患者于2019年12月20日五诊，诉服药后诸症均减，复查尿常规结果显示无异常。嘱定期复查PSA，适当多饮水、勤排尿，忌食辛辣肥甘之品。如有不适及时就诊。

【按语】《医学入门》中提到，"下虚内损，则膀胱不约，便溺自遗，或尿后余沥，皆火盛水不得宁"。方中女贞子、墨旱莲合为二至，共用为君，以填补所亏之肾精；海藻、昆布散其结痛；黄芪、枳壳行气通瘀、理气宽中，调畅周身气机，且通中有补，防过失之虞；加白花蛇舌草、丹参、川芎等，一取其化瘀解毒之效，二可调畅血运，改善伴有症状，共为佐使。气血运行失常，阻于精室日久则生癥积。膀胱气化不利，癥积闭阻气机，则小便滴沥。患者小腹胀满刺痛，故以柴胡入肝经，桂枝入膀胱经，取桂枝茯苓丸之义，疏肝理气，通脉止痛。佐以白芍敛阴柔肝，一疏一敛，使柴胡升散而无耗伤阴血之弊；枳壳与白芍相合，一气一血，刚柔相济，既能理气，又能活血，使气血调和。全方配伍得当，使气机通畅，瘀凝消散，疼痛自止，小便通利。

综上，郭军教授认为，前列腺癌肾精亏虚、精室瘀阻证的主要病机为肾虚精亏，血行不畅，结于下焦，阻于精室。治疗应遵循《素问·至真要大论篇》"坚者削之……衰者补之"的原则。《上古天真论篇》中言："男子七八，天癸竭，精少，肾脏衰；八八，则齿发去。"患者年近七旬，已过天癸耗竭之年，再经手术治疗后，体内肾精耗损极盛，脏气虚损，继而损伤气血津液，使得精室瘀阻、脉道凝涩，溺窍开阖失司。本病虚瘀结合，故治疗当首以补肾填精、祛瘀通络为法，并以抗癌行气止痛为要。前列腺癌术后患者，虽此阶段各项理化指标趋于正常，但从中医角度看，患者仍处于正虚邪盛阶段，如若不匡扶正气，恐邪气来复，而致疾病复发甚则加重无法挽回。因此，在治疗本阶段患者时，要精准辨证而论治，使正气得复，而邪自安。

3. 热毒炽盛，气阴两伤证

【初诊】 患者王某某，男，76岁，于2021年4月6日初诊。

［主诉］ 患者确诊前列腺癌4个月，行放化疗治疗1月余。

［现病史］　患者自诉4个月前无明显诱因出现排尿困难、尿细如线，就诊于当地医院，查tPSA 80.96ng/ml，fPSA 4.192ng/ml，fPSA/tPSA 0.05。盆腔磁共振示，前列腺增大伴密度不均，癌可能性大。全身骨显像，第4腰椎骨病变。前列腺穿刺病理活检，前列腺鳞状细胞癌，Gleason评分4＋5＝9分。1个月后复查tPSA 108.7ng/ml，fPSA 3.26ng/ml，fPSA/tPSA 0.03。复查盆腔磁共振（2021年6月5日），提示前列腺内可见散在小结节，考虑前列腺恶性肿瘤精囊腺转移，盆腔增大淋巴结考虑转移。全身骨显像提示腰椎4－5转移。现治疗为放疗（照射剂量75～80Gy，靶区为前列腺＋精囊腺＋盆腔淋巴引流区＋阳性淋巴结）＋全身化疗（CFP方案）＋内分泌治疗（口服比卡鲁胺50mg，每日1次）。现为进一步治疗，就诊于我科。刻下症见：形体羸瘦，精神差，少气乏力，气短懒言，排尿困难，尿道灼热，小腹坠痛，纳差，大便稀溏、臭秽，夜寐差。舌淡，少苔，脉沉弱。

［既往史］　高血压、冠心病病史多年，否认糖尿病等其他内科病史。

［辅助检查］　tPSA 100.3ng/ml，fPSA 5.015ng/ml，fPSA/tPSA 0.05。血红蛋白、肌酐、肝功未见明显异常。

［专科查体］　直肠指检：前列腺形态不规则、无弹性硬结、包块，质地坚硬，活动度差，表面欠光滑。

［诊断］　①中医诊断：精岩（热毒炽盛、气阴两伤证）。②西医诊断：前列腺鳞状细胞癌，高血压，冠心病。

［治法］　益气养阴，清热解毒。

［方名］　益气养阴解毒汤（自拟方）加减。处方：炙黄芪15g，太子参12g，麦门冬10g，天门冬10g，黄精10g，麸炒白术10g，白花蛇舌草15g，半枝莲15g，生地黄10g，川牛膝10g，蒲公英30g，小蓟15g，茯苓15g，酸枣仁15g，炙甘草6g。7剂，水煎早晚温服。

【二诊】　患者于2021年4月13日二诊，诉精神尚可，排尿困难较前好转，夜寐、纳食尚可，近期偶有下腹、会阴部疼痛。复查tPSA 80.6ng/ml，fPSA 11.695ng/ml，fPSA/tPSA 0.15。遂于前方中加延胡索15g，川芎10g以理气止痛。7剂，水煎早晚温服。同时配合针灸治疗，选穴气海、关元、膻中、中极、三阴交、阴陵泉等穴。每穴留针10～15分钟，每天1次。

【三诊】　患者于2021年4月20日三诊，诉精神可，排尿明显好转，夜寐、纳食可，下腹、会阴部疼痛减轻，大便成形。病情好转，效不更方，继服7剂，水煎早晚温服。继续配合针灸治疗，穴位同前。

【四诊】　患者于2021年4月27日四诊，诉精神可，食纳佳，夜寐安，大便正常，小腹、会阴部疼痛不显，排尿较为通畅。复用前方，继续配合针灸治疗，穴位同前。

【五诊】　患者于2021年5月4日五诊，诉症状明显减轻，本次就诊无不适，复查 tPSA 68.7ng/ml,fPSA 14.368ng/ml,fPSA/tPSA 0.20。嘱患者多饮水,不憋尿。如有不适及时来院就诊。1 年后随访,诸症皆消。继服下方 7 剂:炙黄芪 20g,太子参 15g,麦门冬 15g,天门冬 15g,麸炒白术 15g,白花蛇舌草 30g,半枝莲 30g,生地黄 15g,川牛膝 15g,蒲公英 30g,小蓟 15g,茯苓 15g,酸枣仁 15g,炙甘草 6g。

【按语】 根据患者症状体征,诊断为热毒炽盛、气阴两伤证。因病在发展阶段,患者体内热毒炽盛,毒邪蕴结精室,致溺窍开阖失司,从而致病。邪之所凑,其气必虚,且采用西医放化疗法,更易损耗人体正气、气血津液,久之气阴两亏,气化失司,推动无力则小便不通,排便无力或滴沥不爽,且频数尿清。因虚致病,因病致虚,形成恶性循环,故精神萎靡,少气乏力,气短懒言。患者年老,本气血不足,加之长期饮食失调,劳倦内伤,日久则脾胃虚弱,运化失司,水津不布,精微不化,故大便稀溏。舌淡,少苔,脉沉弱皆为气阴两伤,不能濡养之象。综上,四诊合参,以益气养阴、清热解毒为法。益气养阴解毒汤为西苑医院男科经验方,医案用方在此方基础上进行加减,其中黄芪补益正气,利水通便;太子参、天门冬、麦门冬补气养阴,扶人体正气以对抗热毒之邪;少许白术、茯苓健脾利水,川牛膝、半枝莲、白花蛇舌草、蒲公英、小蓟利尿通淋,解毒抗瘤,祛精室蕴结之热毒、癌毒,《玉楸药解》载:“山慈菇入肝、胆经,消肿败毒、软坚化结、平疮疡肿硬。”《广西中草药》谓:“白花蛇舌草清热解毒、活血利尿;酸枣仁调摄心肝,养心安神,改善患者睡眠症状。诸药合用,共奏益气养阴,清热解毒之功。”

综上所述,郭军教授认为,前列腺癌放化疗阶段,机体易阴阳失调,邪气因而侵入,致虚实夹杂之证。前列腺癌患者以高龄老人为主,正气亏虚,无以推动血、津液等精微物质,则血滞为瘀,水聚为湿,郁积日久而成“癥瘕”,致“实邪”停聚于精室,从而致精窍、溺窍开阖失司,引起排尿异常等症。因此临床治疗当以扶益正气,益气养阴,化瘀解毒,调和阴阳为法。同时还要舒畅患者情志,若肝气郁结,亦可加重瘀阻、癥积,故诊治时可加些许疏肝解郁之品,以理顺调达周身气机,加快癥积散化。

4. 气血亏虚,浊瘀阻滞证

【初诊】 患者刘某,男性,82 岁,于 2022 年 7 月 10 日初诊。

[主诉] 尿频、尿不尽 4 月余。

[现病史] 患者诉 2021 年 3 月因“尿频,排尿不尽”于当地医院就诊,盆腔磁共振平扫+增强提示,前列腺外周叶-左侧精囊腺-直肠富血供肿块伴出血、坏死,肿块 63mm×75mm×82mm,考虑前列腺癌,侵及左侧精囊及直肠,左侧盆腔淋巴结转移。前列腺特异抗原 tPSA 82.15ng/ml,fPSA 2.85ng/ml,fPSA/tPSA 0.03。于我院检查怀疑骨转移,患者拒绝手术,求中医药治疗。刻下症见:神志清,精神

差，饮食欠佳、夜寐差，畏寒，肢乏体倦，口中黏腻，尿频、排尿不尽，大便黏滞，有排便不尽感。舌红苔腻，脉濡缓。

［既往史］　糖尿病病史 8 年，冠心病病史 6 年。

［辅助检查］　前列腺特异抗原 tPSA 183.74ng/ml，fPSA 5.789ng/ml，fPSA/tPSA 0.03。超声检查：前列腺 4.9cm×4.5cm，实质内可扫及 2.5cm×1.8cm 低回声反射，彩色多普勒血流显像可见瘤体内部及周围血流减少，内外界限模糊不清，膀胱壁 4 点处可见强回声光团，约 0.5cm×0.9cm，不伴声影。骨扫描提示右侧第 4 前肋点状骨质代谢增高。

［专科查体］　外生殖器发育正常，睾丸、附睾、精索见明显异常。患者拒绝前列腺指检。

［诊断］　①中医诊断：精岩（气血亏虚、浊瘀阻滞证）。②西医诊断：前列腺癌，冠心病，糖尿病。

［治法］　补气养血，祛瘀散结。

［方名］　归脾汤（《济生方》方）加减。处方：白术 12g，人参（单煎）10g，炙黄芪 30g，龙眼肉 10g，酸枣仁 18g，白花蛇舌草 15g，半枝莲 15g，广陈皮 9g，木香 9g，远志 9g，茯神 15g，川牛膝 10g，当归 6g，生姜 5 片，大枣 3 枚。7 剂，水煎早晚温服。

【二诊】　患者于 2022 年 7 月 17 日二诊，诉自觉症状好转，精神状态仍欠佳，尿频、排尿不尽症状较前改善，大便偶可成型，黏腻症状较前明显好转。舌红苔腻，脉濡缓。患者自觉前方效佳，症状改善，因其湿邪较重，遂在原方基础上，增强燥湿健脾之效，加苍术 9g。7 剂，水煎早晚温服。

【三诊】　患者于 2022 年 7 月 24 日三诊，诉神智清，精神尚可，自觉乏力、尿频、排尿不尽、夜寐症状明显改善，大便基本正常。舌红苔薄白，脉濡。复查 tPSA 100.4ng/ml，fPSA 12.426ng/ml，fPSA/tPSA 0.12。继服前方 7 剂。

【四诊】　患者于 2022 年 7 月 31 日四诊，诉神情，精神可，稍有乏力，二便调。舌淡红苔薄白，脉弦滑。效不更方，继服上方 7 剂。嘱自查前列腺特异性抗原。

【五诊】　患者于 2022 年 9 月 7 日五诊，未诉特殊不适，小便通畅，大便正常。舌淡红苔薄白，脉弦滑。复查 tPSA 53.2ng/ml，fPSA 7.985ng/ml，fPSA/tPSA 0.15。嘱患者继续口服上方 7 剂，多饮水，多排尿。如有不适及时来院就诊。

【按语】　明·申斗垣《外科启玄》有记载“癌发四十岁以上……厚味过多所生”。外感六淫、内伤七情或饮食不节等，致使肺脾肾三脏气化失司，水湿不运，津液停滞；年老体弱，脾肾亏虚，脏腑气血虚衰，气血津液运化输布无力，亦使湿停痰聚，痰湿日久化浊蓄于精室，癌瘤邪毒留恋且耗散正气。脾为生痰之源，平素嗜食肥甘厚味致使脾胃受损，脾失健运，津液不布，久酿成痰，郁久化热。湿为阴邪，日久易聚于下，痰湿内生日久，结于下焦，阻滞气血，郁积而发癥积。予以归脾汤之黄芪、龙眼肉补脾益气养血，共用为君；人参、白术皆为补脾益气之要药，与黄芪相伍，补脾益气之功益著;当归补血养心,酸枣仁宁心安神,二药与龙眼肉相伍,补心血、安神志之力更强,均为臣药。佐理气醒脾之木香,与诸补气养血药相伍,可使其补而不滞,更佐广陈皮以燥湿化痰,理气和中;半枝莲、白花蛇舌草清热解毒,化瘀利尿消肿;川牛膝助当归祛精室之瘀;并加生姜、大枣些许调和方中诸药,更有健脾益胃,以资化源之功。

综上,郭军教授认为,各脏腑病变均可作用于"脑-心-肾-精室"轴而最终影响精室的开阖。气血亏虚、浊瘀阻滞型癥积(前列腺癌),患者放化疗后,全身气血亏虚,脾胃健运失职,气血生化乏源,致浊瘀痰湿内生,久蕴阻滞精室气血,脉络不通,精溺二窍开阖失司而为病。此外,前列腺属精室范畴,是水湿外出必经之路,更易浊瘀水停,致小便异常,因此治疗当以补气养血、祛瘀散结为法,标本兼治。其次癌症为全身性虚耗疾病,因此治疗时强调清补兼施,不可攻伐太过而进一步损耗正气,这也是所有癌性疾病总的治疗原则。同时要饮食要避免肥甘厚味之品,以防食复,以达瘥后防复之意,并舒畅情志、适当锻炼扶助正气,保证充足睡眠。

第二章　男性不育症

一、少、弱、畸精子症

男性不育症指夫妻有规律性生活，未采用任何避孕措施1年以上，由于男方因素导致女方不能自然受孕的一种病症。据世界卫生组织统计，不孕不育占育龄夫妇的10％～15％，其中男方因素约占50％。其病因复杂，不是一种独立的疾病，而是一种或多种疾病及因素造成的结果，具体包括免疫因素、感染因素、内分泌因素、遗传因素，以及特发性精液参数异常、精索静脉曲张、性功能障碍等。

中医对本病认识源流久远，古籍中将其称为“无子”“难嗣”“艰嗣”“无嗣”“精少”“精寒”“精薄”等，认为本病发生多则之于肾，并涉及心、肝、脾三脏。肾为先天之本，肾藏精，主生殖，肾中精气盛衰与人的生殖功能和生长发育密切相关。郭军教授构建了“脑-心-肾-精室”轴理论在男性不育症中的应用，认为“肾精亏虚，精室失用”是本病核心病机。虚者，多因肾精亏虚，肾气不足，肾阴、肾阳虚损；实者，多因湿热、瘀血、痰浊、毒邪下扰精室，引起脏腑、经络、气血功能失调。治疗时以补肾调精为主，夹湿者祛湿，夹瘀者祛瘀，夹痰者祛痰，夹毒者祛毒，随着三胎政策的放宽，男性不育症患者就诊年龄有越来越大的趋势，且伴有心脑血管疾病、代谢综合征、焦虑状态、抑郁状态等共病也越来越多，病因病机较前复杂，在辨证与辨病的同时，应注重全身调理，达到心身同调，整体与局部同治。

1. 肾精亏虚证

【初诊】 患者韩某，男，44岁，2020年11月16日初诊。

［主诉］ 再婚后未避孕未育5年。

［现病史］ 患者再婚5年，夫妻同居，性生活规律，1次/周，未避孕至今未育，与前妻育有1子，归前妻。刻下症见：腰酸腿软，脱发，健忘，性欲减退，偶有耳鸣，精神状态一般，易疲乏，饮食可，睡眠较浅，易醒，小便正常，偶有大便不成形。舌淡，苔薄白，脉沉细。配偶35岁，月经规律，5～7/28～30天。超声卵泡监测3个月，每月均有优势卵泡生长及排卵。孕0产0流0。

［既往史］ 否认腮腺炎、附睾炎等慢性病史，否认糖尿病、高血压等基础疾病史，否认外伤、手术史。

［辅助检查］ 2020年10月精液分析，精液量3ml，液化时间30分钟，pH值

7.5;精子浓度,57.58×10^6/ml,PR,10.15%,NP,13.81%,PR+NP,23.96%,正常精子百分率2.5%。

［专科检查］ 阴毛呈男性分布;外生殖器发育正常,无包茎、尿道分泌物;阴囊无脱屑、皲裂;双侧睾丸大小、质地尚可;双侧附睾无结节及肿痛。

［诊断］ ①中医诊断:艰嗣(肾精亏虚证)。②西医诊断:男性不育症;弱精子症。

［治法］ 补肾益精,填精益髓。

［方名］ 填精育嗣方加减(根据《摄生众妙方》五子衍宗丸加减化裁)。处方:枸杞子10g,菟丝子10g,五味子6g,覆盆子10g,车前子(包煎)10g,补骨脂10g,盐杜仲10g,川牛膝10g,龟甲胶(烊化)6g,鹿角胶(烊化)6g,煅龙骨(先煎)20g,煅牡蛎(先煎)20g。7剂,水煎服,早晚各1次。

【二诊】 患者于2020年11月23日二诊,诉服药后精力较前好转,腰酸腿软症状略减轻,睡眠改善,但近期由于工作原因情绪较烦闷,余症状同前。考虑患者情绪问题,佐以疏肝药,前方加入郁金10g,合欢花10g,荷叶10g,同时将补肾填精药物覆盆子增加至15g,补骨脂增加至15g,其余不变。14剂,水煎服。

【三诊】 患者于2020年12月7日三诊,诉服药后精神好转,疲乏减轻,腰酸腿软好转50%,情绪改善,脱发减少,性欲增强,睡眠基本正常,无其他不适。续服前方14剂。嘱其下次复诊时禁欲2~7天复查精液。

【四诊】 患者于2020年12月21日四诊,诉服药后无不适,症状好转,查精液量3.4ml,液化时间30分钟,pH值7.5,精子浓度103×10^6/ml,PR 23.55%,NP 14.65%,正常形态精子百分率3%,精液指标较前好转,但仍需继续治疗以巩固疗效,前方减煅龙骨、煅牡蛎,再服1个月以巩固疗效。

处方如下:枸杞子10g,菟丝子15g,五味子6g,覆盆子15g,车前子(包煎)10g,补骨脂15g,盐杜仲10g,川牛膝10g,龟甲胶(烊化)6g,鹿角胶(烊化)6g,郁金10g,合欢花10g,荷叶10g。30剂,水煎服。

【按语】 肾藏精,主生殖,不育症与肾精亏虚关系密切,肾精亏虚,则性功能低下,性欲减退,精少不育。肾为先天之本,精不足则无以化生气血,无以充髓实脑。肾开窍于耳,脑为髓海,精亏则髓少,耳窍、脑窍失养故见耳鸣,健忘恍惚。肾其华在发,发为血之余,肾精不足,则精不生髓,髓少血弱,故发不长,出现脱发;精亏则命门不旺,火不暖土,导致脾失建运,故偶见大便不成形,舌淡,苔薄白,脉沉细亦为肾精亏虚之象。

《灵枢·决气》中有"两神相搏,合而成形,常先身生,是谓精"。此精是指生殖之精,男子生殖之精的产生与肾最为密切,肾所藏之精是化生生殖之精的物质基础。肾中精气充盛到一定程度则能化生天癸,天癸促进肾精向生殖之精转化,从而具备了生育能力,如此方能与女子孕育产子。因此,只有肾精充足,生殖之精化源充足，才能正常孕育。若肾精亏虚则肾中精气匮乏，进而生殖之精化源不足，可发为精少、精薄导致不育，可见肾精亏虚是导致男性不育的直接原因。据此，郭军教授对于肾精亏虚型不育患者，在治疗时特别强调要注重肾精的培补与固护，一是结合多年临床经验根据龟鹿二仙膏和五子衍宗丸化裁出填精育嗣方，用于肾精亏虚型不育患者疗效较佳；二是注重对患者的科普教育，强调日常生活中要减少熬夜、手淫、久坐、久视等伤精、伤肝肾的陋习，同时日常要适度锻炼，可以适当慢跑，练习八段锦等增强体质。

该患者为典型的肾精亏虚之证，在处方用药上选用填精育嗣方加减，其中鹿角胶能温补肝肾，益精养血；龟甲胶可滋阴潜阳、益肾健骨，二者皆是血肉有情之品，起到阴阳双补之效，皆为君药。枸杞子、菟丝子平补肾中阴阳；覆盆子固精强肾；五味子补肾、宁心、益肺；补骨脂温肾脾、助阳气、纳气平喘；盐杜仲、川牛膝强筋骨、利腰膝共为臣药。车前子利水湿、分清浊，泄中寓补，为佐使之药。诸药相配，有补肾益精，填精益髓之功。同时根据患者睡眠问题及后续复诊出现的情绪问题在原方基础上酌情添加重镇安神之品龙骨、牡蛎以助眠，加郁金、合欢花、荷叶以疏肝解郁、升清阳，用以改善情绪。

2. 肾阳虚证

【初诊】　患者王某，男，37 岁，于 2019 年 8 月 8 日初诊。

［主诉］　婚后未避孕未育 3 年余。

［现病史］　患者结婚 3 年余，性生活 1～2 次/周，较为规律，未避孕至今未育。曾于当地医院就诊，诊断为男性不育症，调理 2 年余(具体用药不详)，效果不明显。刻下症见：患者腰膝酸软，畏寒肢冷，腰以下尤甚，精神状态差，性欲减退，阴茎疲软，勃起硬度Ⅱ～Ⅲ级；大便溏，小便清长，夜尿 2～3 次，睡眠由于起夜导致不佳。舌质淡胖，苔薄白，脉沉细。配偶 33 岁，月经规律，4～6/28～30 天。孕 0 产 0 流 0。

［既往史］　否认腮腺炎、附睾炎等慢性病史，否认糖尿病、高血压等基础疾病史，否认外伤、手术史。

［辅助检查］　2019 年 7 月 20 日精液分析：精液量 2.5ml，液化时间 30 分钟，pH 值 7.5，精子浓度 19.63×10^{6}/ml，PR 8.15%，NP 13.62%，PR+NP 21.75%，正常形态精子百分率 3%。精索静脉超声示，双侧精索静脉无曲张。

［专科检查］　阴毛呈男性分布；外生殖器发育正常，无包茎、尿道分泌物；阴囊无脱屑、皲裂；双侧睾丸大小、质地尚可；双侧附睾无结节及肿痛。

［诊断］　①中医诊断：艰嗣(肾阳虚证)。②西医诊断：男性不育症；弱精子症。

［治法］　温补肾阳，滋肾填精。

［方名］　仙附摄子方加减。处方：淫羊藿 10g，制附子(先煎)6g，山茱萸 15g，

枸杞子10g,鹿角胶(烊化)10g,菟丝子15g,熟地黄20g,怀山药20g,盐杜仲10g,当归10g,金樱子10g,桑螵蛸10g。7剂,水煎服,早晚各服1次。

【二诊】 患者于2019年8月15日二诊,诉服药后精神稍好转,腰酸减轻,畏寒稍减轻,大便偶成形,夜尿减至1次,余症状同前。在前方基础稍微调整药物剂量,加肉苁蓉15g,增强温补肾阳功效。14剂,水煎服,早晚各服1次。

【三诊】 患者于2019年8月29日三诊,诉服药后改善明显,腰膝变得有力,畏寒肢冷感好转70%,性欲增强,勃起硬度较前增强,与配偶同房两次,时间约8分钟,中途未见疲软,近10日无夜尿,睡眠好转。续守前方,嘱咐下次复诊前禁欲2~7日,复查精液。

【四诊】 患者于2019年9月13日四诊,诉药效十分明显,现腰膝变得有力,畏寒肢冷感及夜尿基本消失,性欲恢复,二便正常,睡眠可。查精液分析精液量3.6ml,液化时间30分钟,pH值7.5,精子浓度101×10^6/ml,PR 17.35%,NP 21.43%,PR+NP 38.78%,正常形态精子百分率3.5%。精液分析指标虽较前好转,但仍未达标,考虑患者阳虚证已消,故予前方去附子,再服1个月以巩固疗效。

【按语】 腰为肾府,肾主骨,肾阳虚衰,腰府及骨骼不得温煦滋养,则出现腰膝酸软之症;肾阳不足,肌肤不得温煦,则出现畏寒肢冷。阳气不足,阴寒之邪趋于下,故下肢更为怕冷。"阳气者,精则养神,柔则养筋",阳虚不能温煦体形,振奋濡养精神,则出现精神萎靡之象;舌淡胖,苔薄白,脉沉细,亦为肾阳虚衰之象。肾主生殖,肾阳不足,命门火衰,则生殖功能减退,故见性欲减退,阴茎疲软;命门火衰,火不生土,脾失健运故见大便溏稀,小便清长。

《难经·六十六难》言:"脐下肾间动气者,人之生命也,十二经之根本也。"此肾间动气则说的是两肾之阳气,可见肾阳在人生命活动中至关重要,男性孕育新生命亦离不开肾之阳气,《内经》亦言"肾气盛,天癸至,精气溢泻,阴阳和,故能有子",表明肾之阳气在精血生化及生育方面的重要性。《素问·六节藏象论篇》言:"肾者主蛰,封藏之本,精之处也。"肾之阳气充足,方能封藏有节,固护肾精,使精血充盈,精液盈满,精虫活泼。《素问·阴阳应象大论》亦言:"阴在内,阳之守也;阳在外,阴之使也。"肾藏精,主生殖,肾阳不足,不能固护肾精,肾精失藏,则会出现遗精滑泄、精液清稀、少精、弱精等现象,最终导致不育。且《素问·阴阳应象大论》亦言:"阳生阴长,阳杀阴藏,阳化气。"指明了阴阳的互根互藏,阴阳之间相互滋长,阴随阳长,阴随阳消。男性生殖之精亦是靠肾阴、肾阳二者相互作用化生,故肾阳的亏虚,必致生殖之精的化生减少。据此,郭军教授认为对于肾阳虚证不育患者的治疗,当以温补肾阳为主,同时在温补肾阳时适当配以滋肾填精药物,促进阴阳互生互长互化,一者切合经旨,二者从临床运用来看,疗效可靠。

该方中淫羊藿、制附子温补肾阳,皆为君药。鹿角胶温补肝肾,益精养血,助君药温补之功;熟地黄、山药填精补髓,健脾益气;枸杞子、山茱萸益精、养血,共补肝肾,为臣药。菟丝子补阳益阴,温而不燥,补而不滞;盐杜仲补肝肾,强筋骨;当归血中气药,补血活血,助鹿角胶养血补血之效。诸药相配,起到温补肾阳、滋肾助精之效。

3. 肾阴虚证

【初诊】 患者郑某,男,39 岁,于 2022 年 10 月 9 日初诊。

[主诉] 婚后未避孕未育 3 年。

[现病史] 患者婚后 3 年,夫妻同居,性生活规律正常,2 次/周,未避孕至今未育。刻下症见:腰膝酸软,耳鸣,手脚心发热,心烦,盗汗,饮食可,睡眠一般,多梦,小便正常,偶有大便干。舌红少苔,脉弦细。配偶 37 岁,月经规律,4～7/28～30 天。各项检查均无异常。孕 0 产 0 流 0。

[既往史] 否认腮腺炎、附睾炎等慢性病史,否认糖尿病、高血压等基础疾病史,否认外伤、手术史。

[辅助检查] 2022 年 9 月精液分析,精液量 2.7ml,液化时间 30 分钟,pH 值 7.5,精子浓度 55.67×10^6/ml,PR 8.45%,NP 10.21%,PR+NP 18.66%,正常形态精子百分率 3%。精索静脉超声示,双侧精索静脉无曲张。

[专科检查] 阴毛呈男性分布;外生殖器发育正常,无包茎、尿道分泌物;阴囊无脱屑、皲裂;双侧睾丸大小、质地尚可;双侧附睾无结节及肿痛。

[诊断] ①中医诊断:艰嗣(肾阴虚证)。②西医诊断:男性不育症;弱精子症。

[治法] 滋阴补肾,填精益髓。

[方名] 六五生精方加减(西苑医院男科协定方)。处方:熟地黄 30g,云茯苓 15g,菟丝子 15g,怀山药 15g,五味子 10g,枸杞子 10g,山茱萸 15g,关黄柏 6g,知母 10g,牡丹皮 10g,煅龙骨(先煎)20g,煅牡蛎(先煎)20g,泽泻 10g。7 剂,水煎服,一日 1 剂,早晚分服。

【二诊】 患者于 2022 年 10 月 16 日二诊,诉服药后精力较前好转,腰膝酸软症状较前减轻,盗汗及睡眠稍改善,余症状同前。在原方基础上加重煅龙骨、煅牡蛎用量至 30g,配浮小麦 30g 以安神并收敛止汗。

【三诊】 患者于 2022 年 10 月 30 日三诊,诉服药后盗汗好转,睡眠质量改善,做梦减少,手脚心发热减轻,但仍稍感腰酸、耳鸣。在二诊方基础上加杜仲 10g,增加怀山药用量至 30g。嘱其下次复诊前禁欲 2～7 日,复查精液。

【四诊】 患者于 2022 年 11 月 13 日四诊,诉服药后盗汗症状消除,睡眠基本恢复正常,近 10 天无手脚心热,已无腰酸,耳鸣次数减少。查精液分析,精液量 3ml,液化时间 30 分钟,pH 值 7.5,精子浓度 110.45×10^6/ml,PR 15.75%,NP 17.81%,PR+NP 33.56%,正常形态精子百分率 3.5%。精液分析结果较前好转,为巩固治疗,遂在前方基础上去浮小麦,再服 1 个月以巩固疗效。

【按语】 肾阴不足，会导致髓海亏虚，骨骼失养，出现腰膝酸痛，耳鸣。肾水亏虚，肾水不足以上济心火，出现水火失济，致心神不宁，则出现失眠多梦。阴虚则阳亢，虚热内生，故会出现潮热盗汗，手脚心热，心烦，大便干等症。舌红少苔，脉弦细以是典型的阴虚之象。

肾是先天之本，人体生命之根，人体生长、壮老、繁衍生殖皆赖肾之功能正常。肾功能的正常靠肾阴、肾阳维持，肾阴、肾阳是人体阴阳之根本，二者相互为根，既相互制约，又相互依存，维持人体阴阳平衡。人体精子的生成与肾阴、肾阳关系密切，根据“阳化气，阴成形”理论，肾阳为精子生成提供动力，肾阴则提供物质基础，在肾阳的温煦、气化作用下，促进肾阴生成有形之精子，在肾阴、肾阳相互协调下精子方能源源不断产生。今患者肾之阴虚，导致肾阳相对偏盛，破坏了二者之间的阴阳平衡，一者身体出现相应病症；二者肾阴虚，导致肾阴不足，难以充分提供生成精子的物质基础，故会出现精子量少，无精、少精或伴有精液稠黏、液化不良等状况。

据此，郭军教授认为对于肾阴虚不育患者，首当滋阴补肾、益肾填精，在用药上强调不要一味地滋阴补肾，适当酌加温肾之药，即是补阴以生阳，补阳以化阴，使阴生阳长之意，促使肾阴、肾阳互生互长。郭军教授在临床上依据六味地黄丸和五子衍宗丸加减化裁总结得出“六五生精方”，有滋阴补肾、填精益髓之效，用于肾阴虚型、弱精子症，疗效颇佳。

该患者为典型的肾阴虚之证，伴有失眠盗汗，故在六五生精方的基础上加用了煅龙骨、煅牡蛎、浮小麦。方中重用熟地黄以滋肾阴，补气血，填精髓，以补肾阴之本，为君药。山茱萸、怀山药益肾涩精，二药不热不燥，补而不滞，能补能涩，共为臣药。枸杞子、菟丝子补肾益精，五味子固肾涩精，助君药滋补肾水；泽泻利湿泄浊，以防熟地黄滋腻恋邪；牡丹皮、关黄柏清虚热，泻虚火，可制山茱萸之温涩；茯苓淡渗利湿，助怀山药之健运脾胃，共为佐药。另加煅龙骨、煅牡蛎、浮小麦以潜镇浮阳、收敛阴液，以安其神、助其眠、止其汗。诸药相配起到滋阴补肾，填精益髓之效。

4. 肾虚肝郁证

【初诊】 患者钱某，男，36岁，于2020年6月9日初诊。

［主诉］ 婚后未避孕未育2年。

［现病史］ 患者婚后2年，夫妻同居，性生活规律，2～3次/周，未避孕至今未育。刻下症见：腰膝酸软无力，精神萎靡，头晕耳鸣，情绪压抑，多叹气，焦虑，饮食可，大小便正常，睡眠欠佳，多梦易醒。舌暗红，脉沉弦。配偶35岁，月经规律，4～7/28～30天。述各项检查均无异常。孕0产0流0。

［既往史］ 否认腮腺炎、附睾炎等慢性病史，否认糖尿病、高血压等基础疾病史，否认外伤、手术史。

［辅助检查］ 2020年6月9日精液分析，精液量2.3ml，液化时间60分钟，

pH 值 7.5，精子浓度 9.76×10^{6}/ml，PR 10.45%，NP 9.11%，PR+NP 19.56%，正常形态精子百分率 3%。精索静脉超声示，双侧精索静脉未见明显曲张。

［专科检查］ 阴毛呈男性分布；外生殖器发育正常，无包茎、尿道分泌物；阴囊无脱屑、皲裂；双侧睾丸大小、质地尚可；双侧附睾无结节及肿痛。

［诊断］ ①中医诊断：艰嗣（肾虚肝郁证）。②西医诊断：男性不育症；弱精子症。

［治法］ 疏肝解郁，补肾填精。

［方名］ 柴黄赞育方加减。处方：柴胡 12g，贯叶金丝桃 10g，熟地黄 30g，怀山药 30g，炒白术 15g，枸杞子 10g，炒麦芽 30g，积雪草 15g。7 剂，水煎服，早晚各 1 次。

【二诊】 患者于 2020 年 6 月 16 日二诊，诉服药后腰膝酸软症状较前稍减轻，情绪改善，做梦减少，余症同前。前方基础上加杜仲 10g，桑寄生 10g，以补肝肾，强筋骨，续服 14 剂。

【三诊】 患者于 2020 年 6 月 30 日三诊，诉服药腰酸腿软症状好转 70%，精神好转，睡眠改善，但仍偶尔做梦，在原方基础上加煅龙骨（先煎）20g，煅牡蛎（先煎）20g。嘱其下次复诊前禁欲 2～7 日，复查精液。

【四诊】 患者于 2020 年 7 月 14 日四诊，诉服药后整体改善明显，腰酸腿软症状基本消失，睡眠正常，余无不适。查精液分析，精液量 3ml，液化时间 30 分钟，pH 值 7.5，精子浓度 102.57×10^{6}/ml，PR 16.25%，NP 24.31%，PR+NP 40.56%，正常形态精子百分率 3%。精液分析指标较前好转，为巩固疗效予前方，再服 1 个月。同时嘱患者在配偶排卵期增加同房次数，以增加受孕概率。

【按语】 该患者腰膝酸软为典型的肾虚之象。肾虚，精不养神则出现精神萎靡，髓不充脑则出现头晕耳鸣；肝主疏泄调畅气机与情志，肝之疏泄失常，气机与情志失调则出现情绪压抑、叹气多、焦虑等典型肝郁之象；气机情志失调亦会影响心神，故出现睡眠欠佳、多梦易醒；舌暗红，脉沉弦亦是肾虚肝郁之象。

肝肾同源，肝藏血，肾藏精，肾虚与肝郁多相互影响，《张氏医通》曾言："气不耗，归精于肾而为精；精不泄，归精于肝而化清血。"是说肾精和肝血可互化，可见肾精与肝血，荣衰与共。该患者情绪压抑、焦虑，由情志影响肝之疏泄，疏泄失常则影响肝血藏化，肝血不足继而影响及肾，导致肾之精血化源不足。朱丹溪《格致余论》言："精成其子，血成其胞，胎孕乃成。"可见精血不足，则难以受胎成孕。同时《灵枢·经脉篇》言："肝足厥阴之脉……循阴股入毛中，环阴器。"《灵枢·经筋篇》言："足厥阴之筋……上循阴股，结于阴器。"《素问·举痛论篇》言："厥阴之脉者，络阴器，系于肝。"说明肝与生殖器关系密切，其经脉、经筋环绕阴器，肝之疏泄正常，气机调达，气血津液方可正常输布，通过精道营养精子，促进排精正常。若肝气郁结，疏泄失常，气机郁滞不畅，则气血津液瘀而不行，瘀阻精道，导致精子不得濡养，活力下降，甚至出现射精困难，从而导致男性不育。

据此，郭军教授强调治疗此类病症时注重疏肝和补肾并举。肝之体为阴，用为阳，疏肝使肝之郁得解，木气调达，疏泄有度，气机调畅，以使少阳之气生发，助阳生阴，同时补肾使得精血互生有源，从而实现育胎成孕而有子。郭军教授依据多年临床经验总结出"柴黄赞育方"，该方疏肝、补肾并重。

本方中熟地黄温补肾精、补精益髓；柴胡引少阳之气上升，能疏泄气机，调畅情志，二者共为君药。怀山药益肾、健脾、润肺，平补三脏；贯叶金丝桃疏肝清热，解郁安神，二者共为臣药。炒白术可益气健脾，古语言"见肝之病，知肝传脾，当先实脾"，在此用炒白术培土实脾，亦有防肝伐之意。枸杞子性甘平，可益精血，补肝肾；《本草求原》言"凡麦、谷、大豆浸之发芽，皆得生升之气，达肝以制化脾土，故能消导"，此用炒麦芽借其生升之气，有健脾助运、疏肝安神之效，积雪草清热利湿，活血祛瘀，共为佐助之品。诸药合用共同起到疏肝解郁、补肾填精之效。

5. 脑肾失济证

【初诊】 患者钟某，男，32 岁，于 2020 年 8 月 16 日初诊。

［主诉］ 婚后未避孕未育 2 年。

［现病史］ 患者结婚 2 年余，夫妻同居，婚后性生活较为规律，1～2 次/周，未采取避孕措施，射精正常，至今未育，既往当地医院精液检测未见异常，曾服用中药调理(具体不详)，未有明显改善。刻下症见：性欲减退，腰腿酸软，耳鸣耳聋，精神疲乏，失眠健忘，情志不畅，心悸气短，畏寒，小便频，大便尚可，平素 IT 工作，熬夜较多。舌质淡红，苔薄白，脉沉细。配偶 30 岁，月经规律，5～6/28～30 天。超声卵泡监测，每月均有优势卵泡排出；自诉其他检查均正常。孕 0 产 0 流 0。

［既往史］ 否认腮腺炎、附睾炎等慢性病史，否认高血压、糖尿病等慢性病史。

［辅助检查］ 睾丸容积，左睾 3.3cm × 2.6cm × 1.6cm，右睾 3.4cm × 2.7cm×1.8cm，2020 年 8 月 16 日精液分析示，精液量 2.3ml；60 分钟液化，pH 值 7.3；精子浓度 12.82×10^6/ml；PR 12.36%，NP 8.10%，PR+NP 20.46%，正常形态精子百分率 3%；内分泌检查无异常；前列腺液常规无异常。精索静脉超声示，精索静脉内径左侧 1.6mm，右侧 1.6mm。

［专科检查］ 阴毛呈男性分布；外生殖器发育正常，无包茎、尿道分泌物；阴囊无脱屑、皲裂；双侧睾丸大小、质地尚可；双侧附睾无结节及肿痛。

［诊断］ ①中医诊断：艰嗣(脑肾失调证)。②西医诊断：少弱精子症。

［治法］ 补肾益脑，宁神守精。

［方名］ 补肾益脑方加减。处方：龟板胶(烊化)10g，鹿角胶(烊化)10g，熟地黄 30g，枸杞子 10g，菟丝子 15g，补骨脂 10g，五味子 10g，酸枣仁 15g，云茯苓 15g，

远志 10g，怀山药 10g，贯叶金丝桃 6g，积雪草 10g，车前子(包煎)10g。14 剂，水煎服，早晚各 1 次。

【二诊】　患者于 2020 年 8 月 30 日二诊，诉服药后精神、睡眠均有好转，畏寒减轻。二便正常，余证同前，原方基础上酸枣仁增至 30g，以养心安神，加盐杜仲 10g，以温补肾阳。嘱其下次复诊前禁欲 2～7 日，复查精液。

【三诊】　患者于 2020 年 9 月 15 日三诊，诉出差停药 2 天，已无腰膝酸软、耳鸣、怕冷等症状，近日时有大便干燥，口舌生疮。舌红，苔薄白，脉沉。今日查精液分析示，精液量 3.3ml，液化时间 30 分钟，pH 值 7.5，精子浓度 86.35×10^{6}/ml，PR 15.15％，PR＋NP 30.50％，正常形态精子百分率 3％。上方酸枣仁用量减至 20g，去杜仲，加川牛膝、黄芩各 10g，以清热。14 剂，水煎服。

【四诊】　患者于 2020 年 9 月 29 日四诊，诉同房欲望增强，未有其他不适。嘱在配偶排卵期增加同房次数。效不更方，原方继续服用 1 个月。嘱其下次复诊前禁欲 2～7 日，复查精液。

【五诊】　患者于 2020 年 10 月 29 日五诊，诉无其他不适，今日复查精液分析示，精液量 3.6ml，液化时间 30 分钟，pH 值 7.5，精子浓度 107×10^{6}/ml，PR 20.30％，NP 23.23％，PR＋NP 43.53％，正常形态精子百分率 3.5％。嘱停药观察，在配偶排卵期增加同房次数。1 个月后，电话告知配偶怀孕。

【按语】　本案患者，职业为 IT 工程师，工作压力较大，长期过度用脑，脑神耗伤，神机失用，心神失调，故出现精神疲乏、失眠健忘、性欲减退、心悸气短等症；脑为髓海，脑肾相通，用脑过度，髓减脑消，亦消耗肾精，腰为肾之府，肾开窍于耳及二阴，肾精亏虚故出现腰腿酸软，耳鸣耳聋，怕冷，小便频之症；加之长期不育的心理压力，故患者出现情志不畅。

脑为清窍，为髓海，内藏元神，脑神用之过度，必致清窍失养，髓海失充，《云笈七签・元气论》言："脑实则神全，神全则气全，气全则形全。"脑髓充盛，则人之形神完备，生命活动正常；肾藏精，主骨生髓，故脑髓之充依赖于肾精之盛，《灵枢・经脉》云："人始生，先成精，精成而脑髓生。"可见脑髓和肾精关系密切，二者亦会相互影响，脑神用之过度，髓减脑消亦为耗伤肾精，导致肾精减少，肾精亏少又会进一步导致髓海失充，形成恶性循环。其次精生髓，髓生血，而心藏神，主血脉，髓亏，精少亦会影响心血生成，导致心神失养，出现相关病症，同时中医亦有心脑共主神明之论，可见脑神、心神二者亦是会互相影响。再者郭军教授亦提出"脑-心-肾-精室轴"，认为脑、心、肾、精室是一整体，环环相扣，互相影响。故对于脑肾失济之不育症，郭军教授强调要注重心、脑、肾整体调节，提出补肾益脑，宁神守精的治则，并据此总结出经验方"补肾益脑方"，用于临床，效果较佳。

本方中龟板胶、鹿角胶一阴一阳，滋阴潜阳，温补肝肾，阴阳双补，共为君药。熟地黄滋肾阴，补气血，填精髓；怀山药益气养阴，补脾肺肾，固精；五味子固肾涩精;枸杞子、菟丝子补肾益精;补骨脂温肾脾、助阳气、纳气平喘;远志通肾气上达于心,强志益智;酸枣仁宁心安神,共为臣药,助君药以补肾益脑之功。茯苓淡渗利湿,助怀山药之健运脾胃;贯叶金丝桃疏肝清热,解郁安神;积雪草清热利湿,活血祛瘀;车前子利小便,共为佐药,以使全方补中寓泄、补而不腻。诸药合用,调控"脑-心-肾-精室"轴的关系,使人身上下调和,阴阳平衡,起到补肾益脑,宁神守精之功。

6. 脾虚湿盛证

【初诊】 患者宁某,男,32岁,于2021年4月6日初诊。

[主诉] 婚后未避孕未育3年。

[现病史] 患者结婚3年余,夫妻性生活较为规律,1～2次/周,射精正常,未避孕至今未育。患者平素嗜食甘肥油腻,体形肥胖,曾就诊于当地医院,给予中药调理2年多(具体不详),未见明显效果。刻下症见:精神困倦,肢体沉重乏力,胸闷欲呕,食欲不佳,口淡、口黏乏味,勃起硬度Ⅲ～Ⅳ级,性生活时射精精液黏稠,阴囊潮湿,大便黏腻,小便正常,睡眠欠佳不欲醒。舌淡,舌体胖大,边有齿痕,苔白腻,脉沉滑。配偶情况:32岁,月经周期28～30天,经期4～6天。超声卵泡监测每月均有优势卵泡生长及排卵;子宫输卵管碘油造影及阴道彩超检查未见异常。孕0产0流0。

[既往史] 否认腮腺炎、附睾炎、前列腺炎等慢性病史,否认高血压、糖尿病病史。

[辅助检查] 血、尿常规未见异常,总胆固醇8.1mmol/L,三酰甘油2.6mmol/L。睾丸容积,左侧睾丸3.3cm×2.8cm×1.68cm,右侧睾丸3.2cm×2.5cm×1.7cm;精液分析,精液量2.3ml,60分钟不液化,pH值7.5,精子浓度30.45×10^6/ml,PR 12.73%,NP 10.30%,PR+NP 23.03%,正常形态精子百分率3.5%。前列腺液常规未见异常;精索静脉超声示,精索静脉内径左侧1.7mm,右侧1.6mm。

[专科检查] 阴毛呈男性分布;外生殖器发育正常,无包茎、尿道分泌物;阴囊无脱屑、皲裂;双侧睾丸大小、质地尚可;双侧附睾无结节及肿痛。

[诊断] ①中医诊断:艰嗣(脾虚湿盛证)。②西医诊断:弱精子症;肥胖症。

[治法] 理气健脾,化痰祛湿。

[方名] 参术益精方加减。处方:党参15g,炒白术15g,制半夏10g,陈皮10g,云茯苓15g,车前子(包煎)10g,炒山楂15g,炒神曲15g,炒麦芽15g,鸡内金10g,芡实15g,熟地黄15g,菟丝子15g。7剂,水煎服,早晚各1次。并嘱患者饮食清淡,加强体育锻炼,减肥,少熬夜,心情保持愉快。

【二诊】 患者于2021年4月20日二诊,诉精神状态好转,肢体沉重减轻,睡眠稍改善，仍胸闷欲呕、大便黏腻。考虑湿重，加苍术 10g，薏苡仁 15g 以增强祛湿之效，14 剂，煎服法同前。

【三诊】　患者于 2021 年 5 月 7 日三诊，诉精神清爽，肢体已无沉重感，胸闷欲呕症状基本消退，大便畅快，睡眠尚可。考虑患者目前痰湿渐除，主要以养精为主，故方药调整为增强益气健脾、补肾强精为主，前方去半夏、苍术、薏苡仁，加太子参 15g，枸杞子 15g，怀山药 30g。14 剂，煎服法同前。嘱患者下次复诊前禁欲 2～7 天复查精液。

【四诊】　患者于 2021 年 5 月 21 日四诊，诉无不适，查精液分析，精液量 3.5ml，液化时间 60 分钟，pH 值 7.5，精子浓度 89×10^{6}/ml，PR 30.75％，NP 18.40％，PR＋NP 49.15％，正常形态精子百分率 4.0％。患者精液质量提高，身体暂无不适，续服 30 剂后停药，并嘱患者在配偶排卵期增加同房次数。

【按语】　该患者不育与肥胖、痰湿之邪较重有关。陈士铎在《辨证录》言："男子身体肥大，必多痰湿，往往不能生子，此因精中带痰湿，流入子宫而出。夫精必贵纯，湿气杂于精中，则胎多不育。"指出了痰湿之邪导致不育的机理。同时朱丹溪言"肥白人多痰湿"，亦指出肥胖之人体内痰湿较多，而水湿及痰的产生，与脾胃运化相关。《素问·痹论》载"饮食自倍，肠胃乃伤"，明确指出饮食不节可损伤脾胃。《竹林女科证治》记载有"精不足者补之以味，然肥浓之味不能生精"，则是膏粱厚味影响男性生育的重要佐证。

《内经》言："饮入于胃，游溢精气，上输于脾，脾气散精，上归于肺，通调水道，下输膀胱，水精四布，五经并行。"指出了饮食物进入中焦脾胃后转化吸收的经过。若脾胃虚弱，水谷进入人体其转化吸收必然受限，大量多余水谷代谢后的物质沉积下来，必聚为痰湿浊邪堆积体内，反之痰湿浊邪阻滞脾胃运化，又会进一步加重脾胃虚弱的程度，最终影响到后天脾胃与肾之先天之间的相互化源。肾中所藏先天之精，有赖于脾胃运化后天摄入的水谷之精加以补充，方能泉源不竭。当脾胃虚弱运化不及时，肾中所藏先天之精得不到后天滋养，则生殖之精化源不足，生育功能出现减退。因此当脾胃虚影响到肾，致肾中精气缺乏时，也可以考虑用补后天脾胃的方法来达到滋补先天的作用。朱丹溪言："补肾不如补脾，脾得温则化而食味进，下虽暂虚，亦可少回。"则是表明了补脾优于补肾，通过补脾，促进脾胃运化功能，促进饮食物的吸收从而起到补下焦肾元促其恢复的作用。

因此，郭军教授强调治疗此类病症时应补肾与健脾同施，祛湿与化痰并举，升清与降浊同用，使脾肾通补，痰湿去而精自生，并依据治则总结出临床经验效方"参术益精方"。该方中党参、白术、茯苓补气、健脾、祛湿；半夏、陈皮理气、和胃、祛痰；山楂、神曲、麦芽、鸡内金健胃消食、降浊化脂；芡实、盐菟丝子、熟地黄补肾填精，总体配伍体现健脾升清、降浊祛湿、育肾填精的功效，通过补益脾肾、除湿祛浊，达到提升肥胖不育男性生育力的效果。

7. 肾精亏虚，精室血瘀证

【初诊】 患者黄某，男，31岁，2021年7月15日初诊。

［主诉］ 婚后未避孕未育2年。

［现病史］ 结婚3年，夫妻同居，性生活规律，2～3次/周，射精正常，未避孕2年，配偶至今未怀孕。刻下症见：左侧小腹及睾丸坠胀疼痛，受凉后加重，腰膝酸软，头晕耳鸣，神疲乏力，肢倦，性欲稍减退，大小便正常，饮食及睡眠尚可。舌暗红，苔薄，有瘀斑，脉细涩。配偶29岁，月经周期规律：5～7/28～31天。超声卵泡监测4个月，每月均有优势卵泡生长及排出。孕0产0流0。

［既往史］ 左侧精索静脉曲张Ⅲ度3年，曾连续2个月口服迈之灵0.3g，每天2次。否认腮腺炎、附睾炎等慢性病史，否认高血压、糖尿病等慢性病史，否认重大外伤史，否认手术史。

［辅助检查］ 2021年7月15日精液分析，精液量2.7ml，液化时间30分钟，pH值7.5，精子浓度19.55×10^6/ml，PR 13.65%，NP 20.32%，PR+NP 33.97%，正常形态精子百分率3%。内分泌检测无异常；前列腺液常规无异常；淋球菌、支原体、衣原体（－）；抗精子抗体（－）。彩超检查示，平静呼吸时精索静脉最大内径为2.3mm。Valsalva试验，静脉血流存在明显反流；睾丸容积左侧睾丸3.3cm×2.6cm×1.6cm，右侧睾丸3.4cm×2.7cm×1.8cm。

［专科检查］ 阴毛呈男性分布；外生殖器发育正常，无包茎、尿道分泌物；阴囊无脱屑、皲裂；双侧睾丸大小、质地尚可；双侧附睾无结节及肿痛；左侧阴囊增大，皮肤松弛，左侧精索静脉呈蚯蚓状。

［诊断］ ①中医诊断：艰嗣，筋瘤（肾精亏虚，精室血瘀证）。②西医诊断：弱精子症；精索静脉曲张。

［治法］ 补肾填精，活血化瘀。

［方名］ 灵归方加减（自拟方）。处方：淫羊藿10g，当归20g，山茱萸10g，熟地黄20g，怀山药20g，刺五加10g，菟丝子10g，五味子10g，覆盆子10g，红景天10g，丹参10g。7剂，水煎服，早晚各1次。

【二诊】 患者于2021年7月22日二诊，诉服药后无不适，左侧小腹及睾丸坠胀疼痛稍减轻，腰酸、乏力改善，余症状同前。舌暗红，苔薄，瘀点变淡减少，脉细涩。考虑患者受凉后疼痛症状加重，血得温则行，原方加桂枝10g，温通血脉，腰膝酸软加杜仲10g，强筋骨，同时加重红景天用量至15g，增强益气活血。14剂，用法同前。

【三诊】 患者于2021年8月5日三诊，诉服药后小腹疼痛症状基本消失，睾丸仅轻微坠胀疼痛，腰膝自觉较前有力，性欲有增强，精神症状好转，舌稍暗红，苔薄，瘀点变淡减少60%，脉微涩，较前有力。前方药效明显，效不更方，续服14剂。

嘱患者下次复诊前禁欲 2～7 天复查精液。

【四诊】 患者于 2021 年 8 月 19 日四诊，诉左侧小腹及睾丸近 1 周未再出现坠胀疼痛，精神好转，自觉充满活力，腰膝有力，饮食可，二便调，睡眠正常。舌淡红，苔薄白，瘀点浅淡，仅剩 10%左右，两脉有力，未见细涩。查精液分析，精液量 3ml，液化时间 30 分钟，pH 值 7.5，精子浓度 86.57×10^{6}ml，PR 28.65%，NP 21.26%，PR＋NP 49.93%，正常形态精子百分率 3.5%。将当归用量减至 10g，治疗原则以补肾填精为主，活血化瘀为辅，嘱患者续服 1 个月，服药期间规律性生活，在其配偶排卵期增加同房次数，提高受孕概率。

【按语】 本案例中，患者既往就诊被诊断出精索静脉曲张。有研究显示，精索静脉曲张在不育男性中占 25%～35%，在原发性不育患者中的患病率为 35%，在继发性不育患者中为 50%～81%。精索静脉曲张临床表现为阴囊下坠、局部坠胀不适，甚者见青筋暴露盘曲、蚯蚓团等，故患者会出现小腹及睾丸坠胀疼痛。血得温则行，受凉后，寒则血滞，故疼痛加重。腰为肾之府，肾主骨，肾精亏虚，腰府失养，骨髓不生故见腰膝酸软。脑为髓之府，肾精不足，脑髓失充，则见头晕耳鸣，神疲乏力，肢倦，性欲稍减退；其舌象暗红，苔薄，有瘀斑，脉象细涩亦是精亏血瘀之象。精室是男性特有的脏腑名称，广义的精室涵盖了男性生殖系统，该患者所患为精索静脉曲张不育，故可辨为肾精亏虚，精室血瘀之证。

肾为先天之本，肾藏精，主生殖，肾中精气盛衰与人的生殖功能和生长发育密切相关。《素问·上古天真论篇》言：“丈夫八岁，肾气实，发长齿更；二八，肾气盛，天癸至，精气溢泻，阴阳和，故能有子。”指明了肾中精气充盛，方能阴阳和，受孕成子，可见男性不育的直接原因为肾精亏虚。而精索静脉曲张可影响睾丸的生精功能，王清任在《医林改错》中言：“青筋暴露，非筋也，现于皮肤者，血管者也，血管青者，内有瘀血也。”认为瘀血阻络是精索静脉曲张的基本病机，而现代医学也发现精索内静脉血液瘀阻是导致精索静脉曲张的原因之一。瘀血阻滞，血行不畅，旧血未除，新血难生，血不化精，精不生血，久之则生精乏源，导致肾精亏虚。同时肾精亏虚，则肾阴、肾阳皆不足，肾气匮乏，无力推动温煦血脉循行，血脉运行受阻亦会造成瘀血阻滞，《医林改错》言：“元气既虚，必不能达于血管，血管无气，必停留而瘀。”因此，肾精亏虚与精室血瘀二者互为因果，互相影响，最终导致不育。

郭军教授据此病机结合自己多年临床经验自拟了“灵归方”用于治疗此类病症，验之临床疗效俱佳。方中采用熟地黄、山药、山茱萸性微温平和不伤阳，善补阴血填精；淫羊藿、菟丝子、刺五加补肾壮阳，鼓动肾气以促进生精功能；覆盆子、五味子固肾涩精，益气生津；红景天、当归、丹参在补肾同时，兼以活血，诸药合用共收补肾益精、化瘀生新之效。

8. 肾精亏虚，精室湿热证

【初诊】 患者燕某，男，34 岁，个体餐饮户，于 2018 年 9 月 1 日初诊。

［主诉］ 婚后未避孕未育2年。

［现病史］ 结婚2年未避孕至今未育，平素性欲一般，夫妻同居且性生活正常，2～3次/周。患者自诉阴囊潮湿明显，平素小便尿道灼热，小便色黄，尿后余沥，尿道口时有乳白色分泌物，平素自觉腰酸，记忆力减退，身体乏力，头昏沉重。舌质淡红，苔黄腻，脉濡数。配偶25岁，既往月经周期规律，5～6/30～31天。性激素六项无明显异常，阴道超声监测卵泡2个周期，示均有优势卵泡排出；输卵管碘油造影示双侧输卵管通畅；经期第三天行经阴道彩超示，子宫大小、形态、位置未见明显异常，子宫内膜厚约5mm，双附件未见明显异常。孕0产0流0。

［既往史］ 体健，无高血压、糖尿病、甲状腺结节等内分泌疾病，无精神类等特殊药物服用史。否认腮腺炎病史，无睾丸外伤及手术史，无物理射线、化学物质等特殊接触史。

［辅助检查］ 2018年5月3日于当地医院行精液常规检查，精液量2.4ml，液化不良，PR 11.8%，PR+NP 24.35%，精子浓度 11.2×10^6/ml。今日于我院行泌尿生殖超声检查示，左侧睾丸3.1cm×2.4cm×1.6cm，右侧睾丸3.5cm×2.7cm×1.5cm。性激素六项无明显异常。前列腺液常规，白细胞10～15个/HP，卵磷脂小体+++/HP，淋球菌、支原体、衣原体结果阴性。

［专科查体］ 体形偏胖，男性第二性征正常；外生殖器发育正常；双侧睾丸大小、质地尚可；双侧附睾无结节及肿痛；包皮长度适中，精索无增粗、压痛、结节与静脉曲张。

［诊断］ ①中医诊断：艰嗣（肾精亏虚，精室湿热证）。②西医诊断：少弱精子症。

［治法］ 补肾益精，祛湿泄浊。

［方名］ 祛湿清浊汤加减（自拟方）。处方：川萆薢15g，云茯苓15g，白术10g，桂枝10g，车前子（包煎）10g，益智仁15g，石菖蒲（后下）10g，乌药6g，猪苓15g，沉香3g，甘草6g。7剂，水煎服，早晚各1次。

【二诊】 患者于2018年9月8日二诊，诉精神可，总体情况好转，阴囊潮湿明显改善，小便灼热症状改善；平素易口渴，时有胃胀。舌红，苔稍腻，脉细数。前方基础上加桑叶10g，陈皮15g，鲜芦根30g。21剂，水煎服，早晚各1次。嘱咐患者生活环境尽量远离高温，丰富饮食结构，改善不良生活习惯，加强锻炼，规律作息。

【三诊】 患者于2018年9月30日三诊，诉精神可，阴囊潮湿、头昏重等症已除，尿道口分泌物减少，性欲较前增强。复查精液常规，精液完全液化，精液量3.1ml，PR 21.13%，PR+NP 22.32%，精子浓度 15.2×10^6/ml。前方去猪苓、桂枝，加芡实15g，苍术10g。继服1个月，服法同前。

【四诊】 患者于2018年10月31日四诊，诉稍有阴囊潮湿，因天气转凉，稍有咳嗽，有白痰，昨日已同房，故今日不复查精液。查患者舌苔黄腻明显好转，继守前方，加鱼腥草 10g，黄芩 10g，继服 1 个月。1 个月后随访，其妻已妊娠。

【按语】 当今社会生活节奏的加快，年轻人压力也随之增大，加上饮食不节、熬夜、喝酒等不良生活方式，易耗伤体内肾精气血，违背护精之法，日积月累，导致身体内湿热互结，循经下注，阻滞精室，肾中精气受损，精子无化生来源难以生成，发育过程受阻，在此基础上形成恶性循环，导致少弱精子症。本病案主要针对湿热搏结于精室，精亏于内的病机，首应祛除湿、热邪，治以清、利之法，同时可辅以补肾益精之药，临床可数法并举。湿邪趋下，易夹有他邪，性又重浊黏腻，容易导致病程缠绵难愈，病证变化迅速。临床上男性不育症患者的中医证候繁杂多变，多为兼夹证候，如湿热兼阴虚、湿热瘀滞等。如湿热兼阴虚时，此为本虚标实，应标本同治，“壮水之主，以制阳光”，故在清利湿热同时治法配以滋阴，清利滋补并用。清利湿热之品在临床中常用有虎杖、土茯苓、车前子、茯苓、薏苡仁等。需要注意的是，在临床随症加减之中，应注意选择加减的药物，如龙胆草、鬼箭羽等苦寒药，易损伤脾胃，导致精子活力损伤，故药物用量宜小，减少治疗疗程。除此之外，过用清利之药易耗伤阴精，临床也需注意。《类经》中说道，“多饮者子多不育，盖以酒乱精，则精半非真而湿热胜也”；《绛雪园古方选注》提及世有膏粱之人，再为房劳所伤，湿热障蔽于内，精气昏乱而无子者。现今由于烹饪器具及人们生活方式的改变，更喜食肥甘厚味，饮食无度，加之日夜颠倒及房劳过甚伤肾，邪气内扰精室，而致无子。

因久居湿地而致湿邪长期停留于身，久之化热，湿阻阳气，脾肾运化失司，两者互相影响，恶性循环。有研究表明，湿热型体质的男性在精液质量方面明显低于平和体质人群。湿热之邪除了可直接影响精液质量外，还可影响精室环境，导致精子生长受阻。

其次，五脏六腑也会深受湿邪之害，脾胃功能受损，后天之精不足，不能濡养先天肾精，从而精室精气无所充，精水难充。睾丸、附睾、精囊及前列腺等均属于精室范畴，处于下焦，容易遭受湿热之邪，精室湿热，精子生成、成熟受阻，故致实验室检查精子各项参数异常。

特别是对于特发性男性不育症患者，患者多为脾肾两虚夹湿热之证，治疗当标本兼顾，一方面予以补肾健脾之药，能运化水液，水道通畅，湿邪之源得以截断；另一方面湿热之邪通过清利治法得以祛除。因精室位置属里，所以予以沉香为引经药，在补肾壮阳同时，可借沉香芳香之性使他药一同入里发挥作用。

9. 肾精亏虚，精室郁滞证

【初诊】 患者刘某，男，36 岁，于 2021 年 10 月 17 日初诊。

［主诉］ 婚后未避孕未育 3 年。

［现病史］ 患者结婚 5 年，备孕 3 年未避孕未育，性生活正常，2～3 次/周。1 年前于某医院行精液常规分析，提示中度少弱精子症，服药（具体不详）后精子活力

未见明显改善，故前来我院男科就诊。刻下症见：腰酸膝软，耳鸣，神疲乏力，会阴部偶有胀痛感，大便黏腻不成形，平素工作压力大，睡眠不佳。舌淡红苔薄白，脉沉弦。近4天未同房。配偶36岁，孕1产0流1，因个人原因而人工流产1次，月经周期规则，3～4/28～30天，双侧输卵管造影示右侧通而不畅，左侧通畅。

[既往史] 否认心、肝、肾等严重疾病，未曾服用抗肿瘤及抗癫痫等有碍生精及精子活力的药物；否认腮腺炎、附睾炎、前列腺炎、精囊炎、射精管梗阻等慢性病史；否认高血压、糖尿病及其他慢性基础病史。

[辅助检查] 2020年10月13日于某医院行精液常规分析，精液量2.0ml，pH 7.4，液化良好，PR 16.4%，NP 14.8%，精子浓度12×10^6/ml。

2021年10月17日于我院行精液常规分析，精液量2.4ml，pH 7.5，液化30分钟，PR 11.4%，NP 17.8%，精子浓度13×10^6/ml。生殖系统超声检查，左侧睾丸容积3.5cm×2.8cm×1.6cm，右侧睾丸3.5cm×2.7cm×1.2cm。前列腺液常规示，白细胞3～5个/HP，卵磷脂小体(++)。性激素六项、淋球菌、支原体、衣原体(-)。腹部彩超示右肾囊肿。

[专科查体] 阴毛呈男性分布；外生殖器形态发育正常；无阳性体征；双侧睾丸大小、质地正常；双侧附睾无结节及肿痛；精索无增粗、压痛、结节与静脉曲张。

[诊断] ①中医诊断：艰嗣（肾精亏虚，精室郁滞证）。②西医诊断：少弱精子症。

[治法] 补肾填精，解郁通络。

[方名] 养精解郁汤（自拟方）加减。处方：熟地黄20g，生地黄15g，枸杞子15g，黄芪20g，党参10g，云茯苓10g，肉苁蓉15g，白芍15g，当归15g，山茱萸10g，菟丝子15g，五味子10g，车前子（包煎）10g，香附10g，川楝子6g，郁金15g，红景天20g，九香虫10g。7剂，水煎服，早晚各1次。

【二诊】 患者于2021年10月23日二诊，诉会阴部胀痛较前稍有好转，乏力较前稍有减轻，仍耳鸣，大便溏。舌脉同前。上方去当归，加苍术10g，神曲10g，陈皮10g，继服14剂，服法同前。并嘱暂停房事。

【三诊】 患者于2021年11月10日三诊，诉服药后会阴部胀痛较前明显减轻，腰酸乏力较前稍有改善，耳鸣稍减轻，大便仍不成形，睡眠一般。继服上方14剂。嘱其忌油腻辛辣食物，多食新鲜蔬菜水果，每周3～4次有氧运动30～40分钟，指导排卵期同房。

【四诊】 患者于2021年12月15日四诊，诉精神可，会阴部胀痛、腰酸明显减轻，耳鸣消失，近1周同房2次，次日未有不适。舌红，苔薄白，脉沉弦。疗效显著，效不更方，续服上方1个月。

【五诊】 患者于2022年1月15日五诊，诉已无睾丸胀痛、腰膝酸软和乏力症状。舌红苔薄白，脉沉，余无不适。近1个月同房3～4次。查精液常规示精子浓度 23.83×10^6/ml，PR 20.42%，PR+NP 35.79%，上方熟地用量增至 30g，加龟甲胶 10g，牡丹皮 10g。继服用 1 个月。嘱咐患者适当体育锻炼，保持心情舒畅，戒烟戒酒，清淡饮食，作息规律。监测女方排卵，并指导同房。

【按语】　本证患者不育病程较长，久病入络，久耗肾中精气，精气难以化气血，气血紊乱，气机郁滞，易留精室，精室不通，难以育子。《血证论·吐血》曰："气结则血凝。"气滞血瘀蕴结下焦精室，有碍肾精生成，阻碍气机运行，两者形成恶性循环。"养精解郁汤"是在郭军教授提出"脑-心-肾-精室"轴理论上为依据拟定的，有补肾养精、通精室郁滞之效。临证时细察患者"虚"象，虚之深浅，据病证各异而用药。肾精不足者，当守《素问·阴阳应象大论》中"精不足者，补之以味"大法。本案例患者虚损程度尚轻，症见腰膝酸软、神疲乏力等，可选甘温滋补之熟地黄、山茱萸、肉苁蓉以补肾填精，黄芪、党参补益肾气；又因患者平素工作压力大，气血郁滞于下焦精室，宜加用活血行气之药，如红景天、香附、郁金等活血化瘀不伤正，可通精助育，加之五味子、车前子合而酸涩通利，下焦而畅；后期见久难孕育者，可加用血肉有情、厚味填精之品填精益髓。郭军教授常用龟甲胶充肾中阴精、鹿角胶养肾中精血，以填补肾精亏耗。

初诊时患者腰膝酸软、疲乏无力，考虑肾精肾气亏虚，盖"脑-心-肾-精室"轴以肾为核心，诊断为"艰嗣，肾精亏虚，精室郁滞证"，予以养精解郁方加减。男性不育以肾为本，然人受社会-生理-心理模式所调控，工作及生活压力增大，气血不通，易导致精室郁滞，故以补肾精、通精室为治疗原则，特色用药"熟地黄-肉苁蓉-红景天"组合分别补、温、通三者结合，以通精气之气血。患者大便不成形，湿阻脾胃，脾胃运化无力，二诊去当归，加苍术、神曲及陈皮祛湿消食运脾，四诊时患者诸症皆减，复查精液常规亦较前改善，加龟甲胶更增补肾精，此血肉有情之品，予以牡丹皮去阴火，补中有泄，滋腻而不碍邪。

10. 脾肾两虚兼血瘀证

【初诊】　患者骆某，男，27 岁，于 2021 年 4 月 20 日初诊。

［主诉］　婚后未避孕未育 2 年。

［现病史］　患者 2 年来未避孕未育，夫妻同居感情佳，性生活 3～4 次/周。1 周前曾于当地医院行精液常规分析提示少弱精子症。刻下症见：神疲乏力，腰膝酸软，食欲不佳，睡眠多梦易醒，偶有睾丸、阴囊刺痛感，小便调，大便溏薄，1～2 次/天。舌淡红有瘀斑，苔薄白腻，脉沉涩。配偶 26 岁，月经经期周期规律，5～6/33～34 天。孕检超声及性六项无明显异常，既往卵泡监测 3 个月，每月均有优势卵泡排出；双侧输卵管通畅；经期第 5 天阴道彩超示，子宫及附件未见明显异常，子宫内膜厚约 6mm，双附件未见明显异常。孕 0 产 0 流 0。

［既往史］　否认腮腺炎、附睾炎、前列腺炎、精囊炎、射精管梗阻等慢性病史；

否认高血压、糖尿病及其他慢性病史。

［辅助检查］ 2021 年 1 月 13 日于当地医院行精液常规检查，精液量 1.8ml，pH 值 7.3，液化良好，PR 15.8%，PR+NP 18.3%，精子浓度 12.23×10^6/ml。

2021 年 4 月 20 日于我院行生殖系统超声检查，左侧睾丸容积 3.2cm×2.7cm×1.5cm、右侧睾丸 3.3cm×2.6cm×1.7cm。性激素六项、前列腺液（一）。

［专科查体］ 阴毛呈男性分布；外生殖器形态发育正常；无阳性体征；双侧睾丸大小、质地正常；双侧附睾无结节及肿痛；精索无增粗、压痛、结节与静脉曲张。

［诊断］ ①中医诊断：艰嗣（脾肾两虚兼血瘀证）。②西医诊断：少弱精子症。

［治法］ 补肾活血，兼助脾胃。

［方名］ 芪芎方（自拟方）加减。处方：黄芪 20g，川芎 15g，熟地黄 10g，怀山药 15g，山茱萸 10g，鸡血藤 15g，菟丝子 20g，枸杞子 10g，砂仁（后下）6g，怀牛膝 15g，贯叶金丝桃 10g，酸枣仁 15g，五味子 10g，黄连 3g。7 剂，水煎服，早晚各 1 次。

【二诊】 患者于 2021 年 4 月 27 日二诊，诉夫妻近期因家庭琐事发生口角，情绪不佳，症状同前。舌淡红有瘀斑，苔薄白腻，脉沉涩。上方加薄荷 10g，郁金 10g，沉香曲 6g，继服 14 剂，暂不行房事。

【三诊】 患者于 2021 年 5 月 11 日三诊，诉服药后精神较前改善，睡眠深度较前加深，醒后可如常入睡，大小便正常。二诊方继服 14 剂。嘱其妻时常予以宽慰及陪伴。

【四诊】 患者于 2021 年 5 月 24 日四诊，诉情绪较前明显增强，腰酸减轻，睡眠一般，近 1 周遗精 1 次，次日无不适。舌淡红，苔薄白，脉沉。继服前方 14 剂，温服。

【五诊】 患者于 2021 年 6 月 7 日五诊，诉腰膝酸软较前稍有缓解，睡眠质量较前明显改善，做梦较前减少。精液常规复查显示，精子浓度 15.5×10^6/ml，PR 22.15%，NP 19.50%，上方熟地黄用量增至 20g，去薄荷、郁金、沉香曲、贯叶金丝桃、酸枣仁、五味子，加鹿角胶 6g，桂枝 10g，补骨脂 10g。14 剂。

【六诊】 患者于 2021 年 6 月 20 日六诊，效不更方，守前方继续服用 1 个月。6 月 20 日复查精液常规显示精子浓度 27.4×10^6/ml，PR 25.30%，NP 23.50%。嘱继服上方，监测女方排卵。

【按语】 本症患者多是由不育年限时间长，社会及家庭压力增大，导致病情缠绵难愈，日趋复杂。在西医治疗中，主要是以降低氧化应激及增高细胞的能量代谢为主。对于临床症状较为明显，如失眠、神疲乏力、心烦等症，西医的治疗多无法兼顾。中医治疗的核心是整体观念，把患者看成一个整体来辨证论治，故中药具有多靶点治疗的优势。本证是以脾肾两虚兼血瘀证为主，临床上较为多见，以芪芎方为基础方，具有补脾肾气兼活血之效。若此型患者失眠，难以入睡，睡眠多梦，多因心肾不交导致，脑心失调而神难安，应用“脑-心-肾-精室”轴理论来用药，可选用“贯叶金丝桃-酸枣仁-五味子”药对，此药对主归心肾经，由脑心肾而作用于全身。对于精神不佳、易忧愁的患者，可加入“薄荷-郁金-沉香曲”上通脑窍，下贯肾脏，宁神解郁。除此之外，郭军教授结合内经中“阳化气，阴成形”之理论，选取“鹿角胶-桂枝-补骨脂”组合来促动阳气，改善精子活力。结合“形不足者，补之以味”之旨，创“葛根-麦门冬-龟甲胶”药对组合以促进精子生成，提高精子浓度。

初诊时患者以脾肾两虚兼血瘀证为主，虽精神压力大，情志不佳归于肝，但单纯从肝论治，多有局限，所以本证治疗从心脑出发，心乃五脏六腑之大主，加元神之府的脑，故在此理论之上，以药对“贯叶金丝桃-酸枣仁-五味子”组合来调节脑、心、肾三个脏腑，神自安定。二诊时，夫妻因家庭琐事而争吵，影响精神气机，故在此病机变化之上，加减药对“薄荷-郁金-沉香曲”醒窍醒神，宁心解郁。五诊时，患者症状整体较前明显改善，精液常规检查活力较前增高，故增熟地黄至 20g，加“鹿角胶-桂枝-补骨脂”组合以温阳通脑心肾之轴，使三焦气血流通。芪芎方有益气健脾补肾、活血生精之效，精室功能有赖之恢复，遵“以平为期”之旨运用在“脑-心-肾-精室”轴上组成相应药对调节脏腑功能。芪芎方体现局部与整体相调特色，也是“脑-心-肾-精室”轴所强调的理论核心。

二、精液不液化

精液不液化是指男性精液排出体外后，凝固成团，超过室温下 60 分钟仍不能达到液化的状态。由于精液不能在阴道内自由游动，易导致与卵子结合受到阻碍，是导致男性不育的原因之一。精液不液化在男性不育症患者中占据 40%。中医认为，精液为肾所属、所生，其正常液化与否和肾精、气、阴、阳的盛损密切相关。郭军教授则将精液不液化与“脑-心-肾-精室”轴相结合，强调精确为肾所主，阴阳不调则不液化。另心脑主男子生殖之神明，神不清则精不化。而精室为精液液化提供一个良好环境，精室受邪所扰而失用，精液液化则无法成形。如果精液液化不良，精子释放与运动均会受影响，精卵结合困难，无法使女性受孕。治则核心则以调和肾之阴阳为本，以清利精室邪气、恢复其用为关键，并佐以清明心脑之神，诸法兼合，如此精液方可正常化生而成形，从而使女子受孕。

1. 精室湿热证

【初诊】 患者，李某，33 岁，于 2020 年 12 月 11 日初诊。

[主诉] 婚后未育 1 年，发现精液不液化 3 个月。

[现病史] 患者结婚 1 年，夫妻同居，性生活规律，性功能正常，3 个月前到当地医院行育前检查发现精液不液化。刻下症见：口干喜饮，阴囊潮湿，性生活每周 1～2 次，性生活能完成，勃起 3 级，IELT 5～10 分钟，纳眠可，偶心烦，大便秘结，

2～3 天 1 次。舌质红，舌苔稍黄腻，脉滑。女方 32 岁，月经经期周期规律，6～7/28～30 天，监测卵泡周期 1 次，有优势卵泡排出；超声显示，子宫及附件区无明显异常。孕 0 产 0 流 0。

［既往史］ 否认腮腺炎、附睾炎、前列腺炎、精囊炎、射精管梗阻等慢性病史，否认糖尿病、高血压等其他疾病史。

［专科查体］ 男性外生殖器发育无明显异常；阴茎皮肤颜色润泽光滑，无皮损，尿道口外无分泌物流出；阴囊未见脱屑、皲裂及肿胀；睾丸大小及质地属于正常范围以内，按压后无压痛，双侧附睾触诊无明显结节；精索无迂曲及明显静脉曲张。

［辅助检查］ 患者既往体检示，血尿常规、肝肾功能无明显异常。睾丸容积左侧睾丸 3.3cm×2.8cm×2.2cm，右侧睾丸 3.2cm×2.5cm×2.0cm；精液分析，精液外形呈乳白色液状，量为 2.0ml，液化不良（时间超过 60 分钟），pH 值 7.3，精子浓度 45×10^6 个/ml，PR 12%，总活力 23%，正常精子形态率 3.5%，前列腺液常规无明显异常，淋球菌、支原体、衣原体（—）；抗精子抗体（—）。

［诊断］ ①中医诊断：艰嗣（精室湿热证）。②西医诊断：男性不育症；精液不液化。

［治法］ 清利湿热，化精导滞。

［方名］ 除湿种子方（自拟方）。处方：龙胆草 6g，川萆薢 10g，栀子 10g，苍术 10g，黄芩 10g，牡丹皮 10g，北柴胡 6g，生地黄 30g，白鲜皮 10g。7 剂，水煎服，早晚各 1 次。嘱患者清淡饮食，多饮水勤排尿，多食用蔬菜水果，加强体育锻炼，避免熬夜，保持心情舒畅。

【二诊】 患者于 2020 年 12 月 18 日二诊，诉烦躁、阴囊潮湿明显减轻，大便隔日一行，仍干结难解。舌稍红，苔薄黄。继前方加火麻仁 10g，续服 14 剂。

【三诊】 患者于 2021 年 1 月 3 日三诊，复查精液呈乳白色，量 3ml，30 分钟液化，pH 值 7.5，精子浓度 77.26×10^6/ml，PR 13.43%，总活力（PR＋NP）35.73%，正常精子率 4.0%。患者对当前结果较为满意，遂将前方续服 30 剂巩固疗效，回家备孕。

【四诊】 患者于 2021 年 2 月 5 日四诊，诉已将药服用完，服药后无特殊不适，配偶暂未受孕，欲再次复查精液分析及调理身体，未同房 3 天，今日复查精液呈乳白色，量 2.0ml，液化良好，pH 值 7.3，精子浓度 65.48×10^6/ml，PR 10.43%，总活力（PR＋NP）40.57%，正常精子率 3.5%。嘱患者继服 1 个月，其配偶继续监测卵泡发育情况，以及排卵期同房。1 个月后随访，患者诉妻子已妊娠 4 周。

【按语】 精液排出体外后，正常状态下先为黏性液体，随即转化为胶冻状，10～30 分钟后液化成为水样，此过程为精液的液化。如果精液在放置室温 25℃下超过 1 小时后仍为胶冻状者，则称精液不液化或精液液化迟缓，若 1 小时内部分液化者，称为液化不全或不完全液化。其发生率为 2.51%～42.65%，精液不液化约占男性不育症的10%，是导致男性不育症的常见原因之一。

本病在中医学中属“精凝”“精滞”“精浊”等范畴。导致精液不液化的病因复杂，目前尚未明确，可能与以下几种因素，如先天性精液液化因子缺如、感染、内分泌异常、精索静脉曲张、某些微量元素的缺乏、药物等因素有关。精液不液化与前列腺炎密切相关，由于前列腺可分泌纤维酶原激活剂、透明质酸酶与PSA等其他促进精液液化的液化因子，前列腺炎患者液化因子减少后，不能及时破坏精液中的凝固因子，从而造成精液不液化。

精液液化受阻，限制于阴道内，精子活力能力及范围均受限，导致精子死亡，精子难以穿过宫颈黏液与卵子结合，最终导致不育。精子的损伤有各种方面的原因，轻微的自身免疫反应也是对其不可磨灭的伤害，代谢产物的累积更是阻碍精子成长更新的原因。中医认为，精液黏稠，液化不良，病机以虚实夹杂为多，阴虚湿热瘀血蕴结或阳虚寒湿痰浊阻滞所致。由于男子多以偏嗜烟酒之好，体内湿气较盛，易湿气侵袭，湿邪属阴，也易伤阳，阳气虚损，肾阳无法输布水液，精室失用，气机受阻，肾阴焦灼，日久化热，精子生存艰难，活力减退，失用而亡，生机全无。而且，湿热蕴结下焦时，易致津液黏稠不化，致精凝无子。故治宜清利湿热，改善下焦湿热的状态。

“除湿种子方”功效补泻兼施，主要功效是清利下焦湿热之邪气，还可顾护肾中阳气，使清利之中有护，以免伤正，顾护肾气之中以防滞邪。

方中龙胆草苦寒之性，入肝胆经，能有力清除肝胆湿热及实火；加之萆薢利水祛湿，分清化浊；两者功效相合，湿热实火俱除，为君药。黄芩清上焦实火，加栀子清三焦之火，体内实火俱消，共辅助君药为臣。牡丹皮在清热凉血之余，还能活血化瘀，清膀胱与肾经相火。实火易伤阴血，故清利实火之余，应加滋补阴血，生地黄乃滋阴养血凉血之要药，邪去而阴血未伤；苍术除燥湿，助祛湿之力外，还有助脾胃运湿之功，与生地黄一补一清，祛邪不伤正，补正不碍邪，共为佐药。在此方还加有北柴胡为引经药，疏肝以畅肝中之郁气，引诸药归肝经。该患者便秘症状明显，故将生地黄加大用量至30g，兼之伴有阴囊潮湿，加用白鲜皮10g。

2. 阴虚火旺证

【初诊】 患者贾某，男，28岁，于2021年2月3日初诊。

［主诉］ 未避孕未育1年半，发现精液不液化1个月。

［现病史］ 结婚1年半，夫妻同居，未避孕未育。刻下症见：患者心胸潮热，盗汗，伴有小便短赤、阴囊潮湿，偶有少腹拘急，会阴部胀痛，偶伴有射精痛，精液量少。患者既往慢性前列腺炎病史。舌质红瘦，苔薄黄，脉细数。配偶29岁，月经经期周期规律3～4/36～38天。阴道超声监测卵泡5次，均有优势卵泡且能顺利排出；双侧输卵管通畅，子宫形态大小及双附件无明显异常。孕0产0流0。

［既往史］ 否认腮腺炎、附睾炎、前列腺炎、精囊炎、射精管梗阻等慢性病史；否认高血压、糖尿病等基础疾病史；否认家族遗传病史；否认外伤史及手术史。

［专科检查］ 阴毛呈男性分布；无包茎，无阴茎红肿热痛，无皮损，尿道口无分泌物；阴囊无脱屑、皲裂及肿胀；睾丸质地适中，无按压痛，双侧附睾无结节及肿痛；精索无结节、增粗、压痛与静脉曲张。

［辅助检查］ 血、尿常规未见明显异常；检查睾丸大小，左侧12ml，右侧15ml；精液分析，淡黄色，量2ml，60分钟不液化，pH值7.5，精子浓度23×10^{6}/ml，PR 11.5%，PR＋NP 22.82%，正常精子率3.42%；前列腺液常规，白细胞10～15个/HP，卵磷脂小体(＋＋)；淋球菌、支原体、衣原体(－)；抗精子抗体(－)。

［诊断］ ①中医诊断：艰嗣(阴虚火旺证)。②西医诊断：男性不育症；精液不液化。

［治法］ 滋阴清热，填精助育。

［方名］ 知柏地黄汤加减(出自《医宗金鉴》)。处方：知母9g，关黄柏9g，熟地黄15g，山茱萸12g，怀山药12g，牡丹皮9g，云茯苓15g，泽泻9g，郁金10g，龟板30g。7剂，水煎服，早晚各1次。

【二诊】 患者于2021年2月10日二诊，诉心胸潮热、盗汗减轻，小便短赤、阴囊潮湿较前好转。舌稍红，苔薄黄，脉细。继前方续服14剂。

【三诊】 患者于2021年2月24日三诊，复查精液检查液化时间已正常，拟继续备孕，续服14剂巩固疗效。3个月后随访诉妻子已怀孕。

【按语】 精液呈现液体状态是为了射精，呈现胶冻状态是为了在阴道内停留时间更长，精子不易流出从而增加与卵子相遇的机会。第二次液化则是为了让精子沿着女性阴道宫颈部位向输卵管部游动，使精子与卵子结合形成受精卵种植在母体子宫内。精囊腺分泌的凝固蛋白会使精液呈胶冻状态，然而由前列腺分泌的蛋白水解酶和纤维蛋白溶酶可溶解此凝固蛋白，促使精液液化成液体。因此在精液液化过程中，有多种蛋白、酶类参与。在进行精液常规检测中，如果精液呈现不凝固的状态，则可能是因为射精管缺陷或先天性精囊腺缺乏造成的。在微观显微镜下，不液化的精子凝聚成团，活动缓慢或不能活动，无法在女性生殖道内自由运动，从而限制精子上行进入输卵管内与卵子相合，女方受孕受阻。

阴虚火旺证是精液不液化的主要证型之一，多源于素体阴虚内热；或房劳过度，手淫频繁，肾精过耗；或劳心太甚欲念不遂，五志化火，耗损精液；或过服温燥助阳之品，而致热盛伤阴，阴虚火旺，耗液伤精，精液受灼而致黏稠难化。本例患者未避孕未育1年半，精液检查发现精液不液化，结合患者心胸潮热、盗汗、小便短赤等症状，诊断患者为男性不育症中的精液不液化，中医诊断为精滞，结合舌脉辨证为阴虚火旺证。知母、关黄柏滋阴泻火，熟地黄滋阴清热为君药。山茱萸补肝酸敛；牡丹皮凉血安心；云茯苓健脾渗湿；怀山药健脾益气固精；泽泻利水清热；患者肾中真阴亏虚，加入龟板滋阴潜阳。全方共奏滋阴清热、填精助育之功，使精液液化而能自然受孕。

临床中，患者若有口舌生疮、口苦等心火上炎之症，酌情加减黄连清心火、淡竹叶淡渗利湿，使虚火从下焦而去，剂量有所加减，方中效用也随之变化；若患者口干口渴等，加石斛、麦门冬清热生津止渴；若失眠，可加煅牡蛎、生龙骨镇静安神，入睡安宁。

3. 痰瘀互结证

【初诊】 患者王某，男，28 岁，于 2021 年 3 月 31 日初诊。

［主诉］ 未避孕未育 1 年半，发现精液不液化 1 个月。

［现病史］ 患者结婚 1 年半，夫妻同居，未避孕女方未育，精液质量分析结果提示精液不液化。刻下症见：患者脘腹胀闷，食欲不佳，稍有神疲乏力，大便不成形，2～3 次/天；伴有阴囊潮湿，偶有小腹拘急，会阴部胀痛，性欲低下，偶有射精不出，精液黏稠。舌胖色黯，苔滑，脉沉弦滑。配偶 30 岁，月经经期周期规律，3～4/27～28 天。阴道超声监测 3 次均显示有优势卵泡排出；双侧输卵管通畅；子宫及双附件区未见明显异常。孕 0 产 0 流 0。

［既往史］ 否认腮腺炎、附睾炎、前列腺炎、精囊炎、射精管梗阻等病史；否认慢性病史、家族遗传病史及外伤史。

［专科检查］ 阴毛男性分布；外生殖器发育无异常，无包茎，皮肤颜色正常，无皮损，尿道口无分泌物；阴囊无脱屑、皲裂及肿胀；睾丸质地尚可；睾丸硬度正常，无压痛，双侧附睾无结节及肿痛；精索无增粗、压痛、结节，精索静脉曲张Ⅱ度。

［辅助检查］ 血、尿常规未见明显异常，检查睾丸大小，左侧 12ml，右侧 15ml；精液呈乳白色，量 3.5ml，60 分钟不液化，pH 值 7.5，精子浓度 19.5×10^{6}/ml，前向运行(PR)11.5%，总活力(PR＋NP)15.72%，正常形态精子率 2.25%，前列腺液常规白细胞 10～15 个/HP；卵磷脂小体(＋＋)，淋球菌、支原体、衣原体(－)；抗精子抗体(－)。

［诊断］ ①中医诊断：艰嗣（痰瘀互结证）。②西医诊断：男性不育症，精液不液化。

［治法］ 祛痰化湿，活血化瘀。

［方名］ 苍附导痰丸加减（出自《万氏女科》苍附导痰丸）。处方：苍术 12g，醋香附 10g，广陈皮 10g，云茯苓 15g，法半夏 10g，川芎 10g，石菖蒲（后下）10g，砂仁（后下）10g，黄芪 15g，白术 15g。7 剂，水煎服，每日 1 剂，早晚各 1 次。

【二诊】 患者于 2021 年 4 月 7 日二诊，诉服药后无不适，精神状态较前好转。继前方续服 14 剂。

【三诊】 患者于 2021 年 4 月 21 日三诊，诉复查精液检查液化时间已正常，精子活力稍差，改用参术益精方合五子衍宗丸加减填精益肾。组方如下：法半夏10g，陈皮10g，云茯苓20g，车前子(包煎)12g，鸡内金30g，鸡血藤12g，芡实15g，党参12g，炙甘草6g，生姜10g，枸杞子10g，覆盆子10g。14剂，水煎服，每日1剂，早晚各1次。嘱患者加强体育锻炼。

【四诊】 患者于2021年5月5日四诊，未诉特殊不适，神疲乏力等均较前好转，舌淡苔白，脉和缓。续服该方14剂，煎服法同前。

【五诊】 患者于2021年5月19日五诊，诉一般情况较前好转，复查精液分析，液化时间30分钟内，精子数量25.53×10^{6}/ml，PR 31.62%，PR+NP 48.26%，正常形态精子率4.25%。前方续服14剂巩固疗效，嘱其回家备孕。

【按语】 精囊炎和前列腺炎是导致精液不液化最常见的原因之一。因前列腺分泌的纤维蛋白溶解酶过少，导致精液凝固蛋白无法被完全裂解，故精液形成胶冻状。微量元素(镁、锌等)缺乏、先天性前列腺缺如等也会导致精液不液化。精液凝固与液化过程离不开前列腺与精囊的参与，精囊凝固因子使精液凝固，而前列腺蛋白分解酶、溶纤蛋白酶等精液液化因子使精液液化，两者动态配合，维持精液液化的平衡。故若精囊或前列腺有炎症，液化与凝固因子分泌受到阻碍，造成失衡，凝固因子增多或液化因子减少，形成精液不液化。痰瘀互结证为精液不液化的一个重要证型，多见于素有痰湿，形体肥胖者，精液量少、黏稠不液化，有时可见白细胞；伴有面色黧黑或皮肤色素沉着，会阴、小腹坠胀痛，或射精时刺痛，肢体困倦，神疲气短，头晕；舌质暗红有瘀斑，苔腻，脉弦涩。

此类患者多嗜食辛辣醇酒厚味，脾胃受损，湿热内生，或外感湿毒，流注于下，蕴久化热，熏蒸精室，气化不利，清浊不分，精液热灼而黏稠不化。本例患者未避孕未育1年半，精液检查发现精液不液化，结合患者症状，诊断患者为男性不育症中的精液不液化，中医诊断为精滞，结合舌脉辨证为痰瘀互结证。方中苍术健脾燥湿，香附解郁行气，二者为君药。半夏、云茯苓化痰燥湿健脾，广陈皮、香附行气解郁化痰即“气顺则痰消”，共为臣药；石菖蒲宣痹除痰，川芎活血通行十二经为佐药，加入黄芪、白术健脾益气。

精液的液化主要依赖于前列腺分泌的液化酶即“液化因子”的作用，精液不液化症常伴有慢性前列腺炎。研究统计表明，在精液不液化患者中，约90%有前列腺炎，而在前列腺患者中约有10%精液不液化。故在治疗精液不液化时，强调重视前列腺炎症的治疗。辨证与辨病相结合，标本同治、消补兼施是本病的治疗要点。同时，还可辅以饮食疗养，少食用辛辣油腻之品，避免加重瘀热的形成。

第三章　IVF-ET/ICSI 失败后男性不育症

自20世纪70年代以来，以体外受精和胚胎移植技术(in vitro fertilization-embryo transfer，IVF-ET)为代表的辅助生殖技术(assisted reproductive technology，ART)在临床广泛应用，成为生殖医学临床中的一种重要方法。但目前对于不育不孕采用ART技术平均妊娠率仍然只有30%，其失败率仍较高。男方因素是导致ART失败的重要原因，针对ART失败这一特殊男性不育症类型，郭军教授基于“脑-心-肾-精室”轴理论辨治，以心身同调、整体与局部同治为目的，采用中西医结合治疗的方法，在临床中取得了一定的成效，因此特编写本章内容以供从事泌尿男科的同道参考。

1. 精室蕴毒证

【初诊】 患者毕某，男，36岁，于2019年6月8日初诊。

［主诉］ 婚后未避孕未育2年。

［现病史］ 患者婚后未避孕2年至今未育，性功能正常，每周同房1～2次，2018年12月就诊于当地某医院，精液常规示，精液量2.5ml；pH值7.4；液化不良，精子密度38×10^6/ml；PR级精子1.34%；PR+NP级精子10.63%，诊断为弱精子症，遂行3次IVF-ET，均移植失败。女方妇科检查未见异常。为求中医药治疗，就诊于我院。刻下症见：精神倦怠，肢体困重，纳差，大便日行1次，质黏，精液色黄质稠。舌胖大，边有齿痕，苔白腻，脉沉滑。

［既往史］ 高脂血症病史。否认高血压、冠心病、糖尿病等慢性病病史；否认肝炎、结核等传染病病史；否认手术史及过敏史。

［个人史］ 患者为公司职员，平素熬夜较多，吸烟史10年，日约20支。偶饮酒；喜食肉品。

［辅助检查］ 2019年6月8日精液分析提示，精液量2.5ml；pH值7.4；液化不良，精子密度34×10^6/ml；PR级精子5.68%；PR+NP级精子15.67%；内分泌检查无异常发现；前列腺液常规，白细胞10～15个/HP；卵磷脂小体(+++)。淋球菌、支原体、衣原体(－)。双方染色体核型正常。超声提示，左侧精索静脉曲张。

［专科查体］ 体形偏胖，阴毛分布正常，阴茎发育未见异常，睾丸左侧14ml，右侧16ml；左侧精索可触及迂曲团块。双侧附睾正常，双侧输精管无明显异常。

［诊断］ ①中医诊断：艰嗣(精室蕴毒证)。②西医诊断：男性不育症(ART失

败后）；精索静脉曲张。

［治法］ 清热利湿，祛毒生精。

［方名］ 二陈汤（《太平惠民和剂局方》）加减。处方：陈皮 10g，法半夏 10g，云茯苓 10g，炒白术 15g，五味子 10g，关黄柏 12g，甘草 10g。14 剂，水煎服。嘱患者服药期间戒烟，避免进食油腻食物，避免久坐，适度增加跑步、快走等有氧运动，避免熬夜，保持良好的心情。

【二诊】 患者于 2019 年 6 月 22 日二诊，诉精神状态较前好转，肢体倦怠感亦减轻，由于工作岗位调整，近来自觉工作强度增加，入睡困难。舌淡，苔白腻，脉滑。患者痰湿渐除，辨证为脾肾两虚，遂改用益气健脾、补肾强精之法，在原方的基础上加太子参 15g，枸杞子 15g，山药 20g，菟丝子 10g。28 剂，水煎服。

【三诊】 患者于 2019 年 7 月 20 日三诊，诉精神佳，肢体困重、乏力等症状较前明显改善，食欲转佳。舌淡，苔薄白，脉滑。精液常规示，液化良好，精子密度 56×10^6/ml，PR 25%，PR＋NP 46%，正常形态精子率 4.5%。在前方基础上加炒麦芽 10g，以顾护脾胃之气，28 剂，水煎服。嘱其积极备孕，规律同房，排卵期可隔日同房 1 次，此后继续该方 3 个月，复诊时告知配偶已怀孕。

【按语】 《素问·上古天真论》中记载："二八，肾气盛，天癸至，精气溢泻，阴阳和，故能有子。"正常男性成年后，精室中生殖之精充沛，五脏六腑精子充盈，则男性具备了正常的生育能力，与异性相交，能够生育繁衍。《辨证录》中有云，男性体形肥大，往往是痰湿体质，对于生育会有影响，不能正常生子。原因是痰湿侵扰精室，精液中夹有痰湿之邪，难以留于女子胞内。生殖之精贵在精纯，若湿气存其内，胚胎则难成，易滑脱。"怪病多责之于痰""百病多由痰作祟"等观点指出了痰邪为病在疾病发生发展中的作用，特发性男性不育症因无明确病因，且病程日久，郭军教授认为痰湿扰精室为该病的基本病机。该类患者往往体形肥胖，日常喜食辛辣刺激或肥甘厚腻之食物。耗伤脾胃，水湿内停，积聚成痰湿。湿性黏腻重浊，其性趋下，容易侵袭精室。三焦为人体内水液的通道，精室居于下焦，受到痰湿的影响最大，其内环境极易被痰湿所破坏，进而影响精子生成的环境，导致精液质量的异常。近年流行病学研究亦证实，肥胖对于男性生育能力的影响，且由于肥胖导致的男性不育症也呈上升趋势。

郭军教授认为，"痰湿"为病在男性不育症的诊治中应得到重视，尤其是面对 ART 失败的男性不育症患者，更应作为基本病机之一。痰湿生成的重要原因是脾肾亏虚，治病必求其本，因此健脾益肾亦应重视。同时在具体施治中，需注意辨别痰湿的轻重有别，若痰重湿轻则以化痰为要，如湿重痰轻，则以化湿利湿为主。另外，需注意调气，肝气不舒，郁结于内，则体内津液不能够正常输布全身，易聚于局部。故临证之时需注意疏肝理气，以保证三焦津液输布正常。"痰湿"既是病因，又可为疾病的病理征象。因而需注意鉴别，如因脾肾两虚而致水液积聚形成痰湿，宜注意健脾补肾，痰重湿轻者临床遣方用药可予陈皮、法半夏等温痰化湿；湿重痰轻者，则予茯苓、广藿香等祛湿化浊；针对气行不畅之人，则以疏肝行气的方药配伍行气化痰的药物，如桔梗、砂仁等。另外需注意扶正祛邪兼顾，防止补益药物使用过多而滋腻，影响脾之健运。

2. 脑心失调证

【初诊】 患者金某，男，31 岁，于 2020 年 3 月 23 日初诊。

［主诉］ 配偶胎停育 2 次。

［现病史］ 患者婚后 3 年，配偶胎停育 2 次，2017 年 4 月配偶首次妊娠 8 周胚胎停育，后夫妻双方于当地服用中药治疗（具体不详）。2018 年 6 月其于河北医科大学附属二院行 IVF-ET，胚胎移植成功后 6 周胚胎停育。查绒毛组织 21 号染色体异常。夫妻双方染色体正常。现为求进一步治疗，就诊于我院。刻下症见：精神紧张，急躁易怒，入睡困难，夜梦较多，易醒，口苦口干，怕冷，大便偏干，小便可。舌质红，苔薄白，脉弦细。

［既往史］ 否认高血压、高脂血症、冠心病、糖尿病等慢性病病史；否认肝炎、结核等传染病病史；否认手术史及过敏史。

［辅助检查］ 2020 年 3 月 23 日精液分析提示，精液量 3.6ml；pH 值 7.3；液化良好，精子密度 27×10^6/ml；PR 级精子 10.63％；PR＋NP 级精子 27.16％；DFI 34％。内分泌检查无异常发现；前列腺液常规，白细胞 3～5 个/HP；卵磷脂小体（＋＋＋）。淋球菌、支原体、衣原体（－）。双方染色体核型正常。

［专科查体］ 阴毛分布正常，阴茎发育未见异常，睾丸：左侧 15ml，右侧 13ml；双侧附睾正常，双侧输精管未触及异常。

［诊断］ ①中医诊断：艰嗣（脑心失调证）。②西医诊断：男性不育症（ART 失败后）。

［治法］ 调和心脑，安神固精。

［方名］ 安神固精方（自拟方）。处方：菟丝子 15g，续断 10g，桑寄生 15g，生地黄 10g，黄芩 10g，盐黄柏 10g，怀山药 15g，生白芍 10g，生白术 20g，枸杞子 10g，桑葚 20g，百合 20g，黄芪 10g，桑叶 15g。14 剂，水煎服。同房频率保持在 2～3 次/周。配合耳穴压豆，取肝、肾、脾、神门、心等耳穴贴压。

【二诊】 患者于 2020 年 4 月 7 日二诊，诉夜间易醒，自觉发热，倦怠乏力，手足心汗出，情绪急躁，大便质黏，夜尿每晚 1 次。舌质淡红，苔薄白，脉弦滑。上方加灵芝 5g 安神补虚，14 剂，水煎服，忌辛辣。

【三诊】 患者于 2020 年 4 月 22 日三诊，诉精神较前放松，夜间出汗、手足心热较前缓解，二便可。复查精液，精液量 3.2ml，pH 值 7.3；液化良好，精子密度 46×10^6/ml，PR 级精子 23.63％；PR＋NP 级精子 47.36％。效不更方，继服前方

14 剂。嘱患者适当听轻音乐，调畅情志，饮食清淡均衡营养。

【四诊】 患者于 2020 年 5 月 6 日四诊，诉睡眠较前改善，夜醒次数减少，情绪较为平和，纳可，二便可。复查 DFI：25%，患者拟于当地医院再行 IVF-ET。予前方 30 剂继服。此后一直电话随访，患者配偶于 2021 年 10 月产 1 女婴，体健。

【按语】 《素问·灵兰秘典论》中言："心者，君主之官也，神明出焉。"心者，具有统领全身脏腑的功能，脑又为神明之府。心藏神，肾藏精，精能化生为髓，髓入于脑；脑为髓之海，又为元神之府；髓可以滋养神志，神具有调控人身之精的功能，即包括男性生殖之精，因此心脑神明才是驾驭排精之所在。郭军教授所提倡的"脑-心-肾-精室"轴理论中，认为心主神明，主血脉，作为脏腑之君主之官，主宰一切生命活动，故为"脑-心-肾-精室"轴核心。脑为髓海，藏元神，主司意识活动，体现"心主神明"之用，为"脑-心-肾-精室"轴之信息仓。久病入络，心主血脉，《医原》有云："夫人周身经络，皆根于心。"说明心统领全身之经络，故久病亦入心。该案患者配偶胎停育 2 次，病程日久，耗伤心神。心具有主导神明的作用，若心主神明失常，五脏之神则不能够正常安于五脏内，脏腑失神。心神失养，亦会伴有心阳不足、心阴亏虚等证，在男子方面会导致茎痿不举、精子活力减退、性欲低下等症。心虚而心血生成不足，导致脑神失养，心脑失调，则神明失司，对于精室功能的调控减弱，以致精室失用。脑为髓海，脑髓亏虚、脑神失养，进而会影响心主神明，会影响到心"主血脉"的功能，且对疾病的认知也会产生偏差，不利于病症恢复。在临床之中，许多男性患者对于疾病的治疗信心较低，或期望值过高，也是因为心脑失调，心神、脑神失养所致。对于这些新的临床征象，沿用传统的"肝郁"等理论已不能很好地进行阐释，这其实就是心神失调的具体表现。因为从脑心失调来辨治男科病，研究疾病的发生发展规律具有重要意义。面色无华、失眠、多梦、健忘、性欲低下、焦虑抑郁等为脑心失调的临床表现，故针对此类患者在临床中常以"脑心同治"为法。

该案患者长期精神紧张，情绪焦躁易怒，表现为睡眠欠佳，夜间易醒，考虑辨证为脑心失调，心肾不交，盖"脑-心-肾-精室"轴重视"脑心共主神明"，既往情志相关疾病多从"肝"论治，然随着社会节奏加快，精神心理因素已逐渐成为致病的主要因素，单纯地从"肝"论治临床疗效欠佳。故作为五脏六腑之大主的"心"与元神之府的"脑"较为贴合。郭军教授治疗该患者以调(脑)心安神为主，采用中药内服加外用耳穴压豆的方法。郭军教授认为，中药内服配合中医特色外治疗法，往往能更好地起到安神调精作用，主要有耳穴压豆和针灸拔罐等方法。试管婴儿失败后中医主要从心、脑、肾、脾等综合论治。取心、神门、肝、肾、脾等耳穴贴压，每日轻揉按 2 次，每次 10 分钟。

3. 元神亏虚证

【初诊】 患者迟某，男，27 岁，于 2019 年 7 月 9 日初诊。

［主诉］ 婚后未避孕未育2年。

［现病史］ 患者婚后未避孕2年未育，2019年1月就诊于当地医院，查精液示，精子密度8×10^6/ml；PR级精子5.63%；PR+NP级精子17.16%。染色体核型正常，Y染色体AZFc区缺失，行ICSI失败，为求提高ICSI成功概率，就诊于我院。刻下症见：神疲乏力，腰酸，头晕，二便可，饮食可。舌淡苔白，脉沉。

［既往史］ 否认高血压、高脂血症、冠心病、糖尿病等慢性病病史；否认肝炎、结核等传染病病史；否认手术史及过敏史。

［辅助检查］ 2019年7月9日精液分析提示，精液量1.5ml；pH值7.3；液化良好，精子密度7×10^6/ml；PR级精子7.63%；PR+NP级精子15.78%；内分泌检查无异常发现。双方染色体核型正常。Y染色体AZFc区缺失。

［专科查体］ 体形偏瘦，阴毛稀疏，阴茎发育未见异常，睾丸左侧12ml，右侧11ml；左侧精索静脉曲张；双侧附睾正常，双侧输精管未触及异常。

［诊断］ ①中医诊断：艰嗣（元神亏虚证）。②西医诊断：男性不育症；少弱精子症；精索静脉曲张。

［治法］ 益肾填髓，益气养元。

［方名］ 养元生精方（自拟方）。处方：女贞子15g，桑椹子15g，覆盆子15g，枸杞子15g，菟丝子15g，党参10g，白术10g，制何首乌10g，当归10g，怀牛膝15g，巴戟天10g。14剂，水煎服，可适当增加同房频率，2～3次/周。

【二诊】 患者于2019年7月23日二诊，诉大便干，口渴，舌红少苔脉沉。上方去巴戟天，加麦门冬15g，南北沙参各10g。14剂，水煎服。忌辛辣。

【三诊】 患者于2019年8月7日三诊，诉症状同前，舌脉同上。查精液示，精液量2.3ml；pH值7.3，液化良好，精子密度9×10^6/ml；PR级精子17.63%，PR+NP级精子26.78%。上方加鹿角胶（烊化）10g，30剂，水煎服。

【四诊】 患者于2019年9月6日四诊，诉近期精神佳；舌淡红，苔薄黄，脉沉。复查精液提示，精液量2.5ml，pH7.3，液化良好，精子密度11.5×10^6/ml，PR级精子20.15%，PR+NP级精子28.35%。患者精子密度较前提升，前方加丝瓜络、路路通各10g以通络强精，再予中药30剂煎服。嘱其可考虑再次行ART。国庆节后患者复诊告知将准备于当地医院行第三代试管婴儿PGS，半年后电话随访患者告知其配偶已妊娠14周。2021年1月该患者到我科告知其配偶已顺利生产1女婴。

【按语】 少精症的患者部分可见腰酸、耳鸣、头晕等元神不足的表现，很多患者无症状可辨。传统的辨治方法已不能满足疾病认识和临床治疗的需要。其诊断依据主要是结合现代的精液检验指标，并对各项指标从微观进行辨证。赋予一定的中医内涵以指导治疗。精子稀少或精液量少，反映了肾和精室的生精功能障碍或低下所致，可视为肾精亏虚的表现；精子运动能力弱，多为肾阳虚衰、气化乏源、气虚无力而致，精子活动减弱，可看作肾阳不足的指征；精液检查中可见精液中存在白细胞、脓细胞或精子成活率低或畸形精子过多，多由于湿热扰精室。精液壅滞化腐成浊，伤及阴血，熏蒸精宫，肾精伤残影响精质，可视为湿热内蕴之证。该患者精液检查提示精子密度低于 10×10^6/ml，为少精子症，Y 染色体微缺失检查提示 AZFc 区缺失。Y 染色体 AZF 区主要包括 a、b 和 c 等 3 个区域，这 3 个主要区域内的多个相关基因与精子生成有关。不同区域出现微缺失时均有可能影响相关基因。AZFc 缺失患者的表型具有较高差异，无精、少精均有可能，由于仍存在产生正常精子的可能，现有证据表明在 Y 染色体微缺失患者中 AZFc 区缺失的人群目前是唯一可获得自身后代的人群。

郭军教授通过多年的临床观察发现，中医药配合 ART 在各类男性不育症患者的治疗中有一定规律可循，以"整体和局部"同调为理念，从宏观上总体地协调人的内分泌环境，配合现代医学辅助生殖技术的微观治疗，中西医结合相辅相成。郭军教授认为，该案患者少弱精症且伴有腰酸、头晕、乏力等症，考虑为先天精血不足，元神失养。男子以精为本，肾藏精，主骨生髓，主生殖。精子数和量的不足，责之于肾，肾精亏虚引起元神亏虚。精子的生成有赖于阳气的温煦推动和阴精的滋润濡养，生育能力取决于肾中阴阳的平衡和相互转化。遣方用药一定要注重阴阳并补，在养阴益精药中，佐以温肾壮阳之品，唯求阳生阴长之意。张景岳曰："善治气者，能促气中生精。"气能够生血，血方可化精，精血同源，阳化气，阴成形，有形之精血的生长依赖于无形之气的助发。益气养血能促进生精功能的发挥。故治疗少弱精子症等导致的男性不育症，在补肾生精的基础上，同时应注重益气养血。肾为先天之本，脾为后天之本，气血生化之源。肾中精气为先天和后天之精的融合体，脾气健运，功能正常，其发生的水谷精微方能滋养肾中精气，保持生殖功能的正常发挥。

4. 肾虚肝郁证

【初诊】 患者忻某，男，26 岁，于 2020 年 3 月 17 日初诊。

［主诉］ 未避孕未育 4 年，IVF-ET 移植失败 2 次。

［现病史］ 患者未避孕 4 年未育，2017 年 3 月就诊于北京某医科大学附属医院生殖医学中心，行 IUI 3 次未成功后行 IVF-ET，移植失败。于 2018 年 5 月再行 IVF-ET 移植失败。现为求中医药治疗就诊于我院。刻下症见：患者情绪低落，胸口憋闷，善太息，晨起后口干明显，腰膝冷痛，入睡困难，梦多，纳呆，小便黄，大便日行 1 次，质可。舌质红，苔薄白，脉弦细。

［既往史］ 否认高血压、高脂血症、冠心病、糖尿病等慢性病病史；否认肝炎、结核等传染病病史；否认手术史及过敏史。

［辅助检查］ 2020 年 3 月 17 日精液分析（中国中医科学院西苑医院）提示，精液量 4.6ml，pH 值 7.2，精子密度 36.77×10^6/ml；PR 级精子 14.57%，PR+NP 级

精子 22.36%；内分泌检查无异常发现；前列腺液常规示白细胞 5～8 个/HP，卵磷脂小体（+++）。淋球菌、支原体、衣原体（-）；抗精子抗体（-）。

［专科查体］　阴毛分布正常，阴茎发育未见异常，睾丸左侧 14ml，右侧 15ml；双侧附睾正常，双侧输精管未触及异常。

［诊断］　①中医诊断：艰嗣（肾虚肝郁证）。②西医诊断：男性不育症。

［治法］　补肾调精，疏肝理气。

［方名］　柴黄赞育方（自拟方）。处方：柴胡 12g，熟地黄 15g，怀山药 10g，香附 10g，贯叶金丝桃 6g，炒白术 15g，枸杞子 10g，覆盆子 10g，炒麦芽 10g，合欢皮 15g，首乌藤 10g，甘草 10g。14 剂，水煎服。保持同房频率，2～3 次/周。

【二诊】　患者于 2020 年 4 月 6 日二诊，诉情绪较前好转，胸口憋闷缓解，善太息，晨起后口干减轻，仍腰膝冷痛，入睡困难，梦多，纳呆，二便可。舌质红，苔薄白，脉弦。原方加柏子仁 10g 以加强养心安神之功，加盐杜仲 10g 以温补肾阳。14 剂，水煎服。忌辛辣。

【三诊】　患者于 2020 年 4 月 20 日三诊，诉精神状态佳，腰膝冷痛有所缓解，睡眠较前改善。舌淡红，苔薄白，脉缓。精液分析显示，精子密度 47.65×10^{6}/ml，PR 级精子 22.35%，PR+NP 级精子 30.50%。效不更方，14 剂，水煎服。嘱患者适当房事，清淡饮食，戒烟酒，加强身体锻炼，增强体质，不适随诊。

【四诊】　患者于 2020 年 5 月 4 日四诊，诉腰膝冷痛已消失，睡眠改善明显。舌淡红，苔薄白，脉弦。上方加黄芪 20g，30 剂，水煎服。随访 3 个月，患者配偶于 2020 年 8 月自然受孕。

【按语】　目前，IVF-ET/ICSI 的发展为男性不育症患者提供了新的治疗选择。在接受 IVF-ET/ICSI 技术治疗的夫妇中，虽部分夫妇取得成功，但仍存在部分夫妇因男性因素而导致 IVF-ET/ICSI 失败，其病因及发病机制尚不完全明确。西医学针对 IVF-ET/ICSI 失败后的男性不育症患者进一步治疗方案虽不断丰富，但随着 IVF-ET/ICSI 技术在国内的发展，中医药也成为 ART 失败后男性不育症患者主要的治疗方案之一。

《素问》中记载有“肾主生殖、肾藏精”，以往男性不育症病因病机的认识，多从补肾填精入手。IVF-ET/ICSI 失败后的男性不育症患者，承受经济、精神、社会等各方面压力，期待通过 IVF-ET/ICSI 能够实现生育，但对于 IVF-ET/ICSI 失败的结局，多种压力体现在男性患者身上则是情志不畅，肝气不舒，气机逆乱。由于气机运行不畅，宗筋痹阻，精关闭塞，则生精功能失司。因此，对于上述患者，以“补肾填精、疏肝行气”为法治疗，方选“柴黄赞育方”。

该案患者情绪低落，胸口憋闷，善太息，晨起后口干明显，腰膝冷痛，入睡困难，梦多，纳呆。肝郁肾虚是其基本病机，病程迁延日久则影响精子质量，故以疏肝补肾为法，药物疏肝之品为主，配伍补肾之药，从而使肝气疏泄正常，肾气得以培养，最终提高精子质量。郭军教授经验方“柴黄赞育方”以熟地黄温补肾精、补精益髓，柴胡引少阳之气上升，能疏泄气机，与熟地黄相合共为君药。以山药和贯叶金丝桃为臣药，贯叶金丝桃清热疏肝，山药健脾兼滋肾润肺，平补三脏之气。炒白术味甘温而质滋润，可补益脾土、健脾益气；见肝之病，知肝传脾，以先安未受邪理论，因此炒白术一方面化生气血补益先天，另一方面补土以防肝伐。枸杞子平补肝肾、益精养血；炒麦芽疏泄水谷以利肝气，故可健脾疏肝，也能防药滋腻碍胃共为佐助之品。临床实践中，针对 ART 失败后男性不育症（肾虚肝郁型）的治疗，在补肾填精基础上重视疏肝已逐渐得到重视。

第四章　性功能障碍

一、勃起功能障碍(阳痿)

阳痿是男科门诊中较为常见的性功能障碍,既可单独发病,也可由糖尿病、心血管疾病等基础性疾病引起,使其病因病机趋于复杂化,不再以单一的肾虚、肝郁、血瘀为主。在临床诊疗过程中,其证型多以复合证型为主,包括肾虚肝郁、肾虚血瘀、脑心失调、肝郁脾虚,同时由于宗筋隶属精室范畴,对于湿热型阳痿,将其归属于精室湿热,以及肾精亏虚、肾虚精亏、精室血瘀等证型。为此,郭军教授构建了"脑-心-肾-精室"轴治疗阳痿,丰富了临床辨治。

1. 精室湿热证

【初诊】 患者,男,28 岁,于 2007 年 9 月 10 日初诊。

[主诉] 勃起不坚,中途疲软 1 年,加重 2 个月。

[现病史] 患者从事程序员工作,每天高强度写代码,常工作至凌晨 1－2 点入睡,早晨 10 点左右起床。体形肥胖,平素喜欢吃油炸类食品,也喜欢喝饮料,运动很少,休息日也是宅在家里。近 1 年性欲逐渐降低,勃起不坚,尚能插入阴道。曾于外院诊治,自诉服用补肾之品效果欠佳。刻下症见:神清,精神疲乏,肢体困倦沉重,胸闷欲呕,食欲不佳,大便黏腻不爽。舌淡胖大有齿痕,苔黄腻,脉沉滑。

[辅助检查] ①体重指数(BMI),33.9,属于肥胖。②总胆固醇 11mmol/L,三酰甘油 3.68mmol/L。③RigiScan 阴茎硬度测试,勃起硬度Ⅲ级;间断性勃起状态。④IIEF-5 评分,13 分。⑤激素水平,T 18nmol/L。

[专科查体] 外生殖器发育正常;睾丸容积,左睾 16ml,右睾 14ml。附睾、输精管、精索未见明显异常,阴毛呈男性分布。会阴部脂肪垫肥厚。

[诊断] ①中医诊断:阳痿(精室湿热证)。②西医诊断:勃起功能障碍。

[治法] 清热利湿,醒脾和中。

[方名] 滑茵除湿方加减(本方由《兰室秘藏》龙胆泻肝汤加减变化而成)。处方:滑石 15g,茵陈 15g,酒龙胆草 6g,法半夏 9g,广陈皮 10g,葛根 30g,连翘 10g,醋北柴胡 10g,栀子 10g,酒黄芩 10g,车前子(包煎)10g,干姜 6g,鲜芦根 20g,甘草 6g。10 剂,水煎服,每日 1 剂,早晚分服。嘱患者不要饮食辛辣、过于油腻食品,每天运动 30 分钟,要求晚 11 点前入睡。

【二诊】 患者于2007年9月24日二诊，诉勃起状态增加，乏力改善，胸闷较前清爽，呕吐症状减轻，大便成形。但因为近期工作强度大，导致睡眠多梦，易醒。舌体淡胖，苔黄腻，脉弦滑。患者痰湿渐除，目前为脾肾两虚偏阳气亏虚。改用益气健脾、补肾壮阳，加辛散之品以疏肝。前方的基础上加淫羊藿10g，藿香10g，生牡蛎30g，素馨花10g。14剂，煎服法同前。

【三诊】 患者于2007年10月10日三诊，诉服药后勃起较前好转，精神状态较前明显改善，无恶心症状，大便较前成形，日1～2次，心情较前舒畅，但仍存在多梦症状，易醒改善不明显。舌淡红，舌体胖大，苔腻微黄，脉弦滑。患者多梦易醒，上方加酸枣仁30g，珍珠母30g，百合10g，以宁心安神。处方14剂，煎服同前。

【四诊】 患者于2007年10月25日四诊，诉勃起硬度达到Ⅲ级，睡眠每晚约8小时，多梦也明显减轻，性欲增高，但饮食量较前下降。舌淡，苔腻微黄，脉弦滑。前方基础上加用生麦芽10g，芡实30g，升发阳气，兼固护胃气。14剂，煎服法同前。嘱其继续减轻体重，每天坚持有氧运动30分钟，以身体微汗为最佳。

【按语】《沈氏尊生书·卷二十八》记载“阴湿伤阳，阳气不能伸举，亦致阴痿不起”。郭军教授指出，辛辣、肥甘厚腻等食物容易导致湿热，若肝肾功能受损，则可能引发宗筋弛纵，从而导致阳痿，治宜清火以坚肾。肝胆湿热的人，如果过度摄入肥甘厚味，会导致体内湿热。肝火旺盛会导致脾失健运，从而引发湿热交融的状态，当寒湿内郁持续时间过长，会导致肝胆郁结，湿热下注，损害宗筋，从而导致宗筋弛缓无力，最终引发阳痿，治宜清泄肝胆。《灵枢·经筋》言“热则筋弛纵不收，阴痿不用”。湿热下注型阳痿的症状包括性欲减退、阴茎勃起不坚、阴囊潮湿、瘙痒、腰膝酸软、肢体无力、口苦口黏、大便黏稠、尿液短少，以及舌质红苔薄黄、脉细弱或沉滑。

《素问·奇病论》中指出“数食甘美而多肥也，肥者令人内热。”《素问·生气通天论》指出：“湿热不攘……弛长为痿”，湿热是一种病理产物，也是一种致病因素，其致病机制主要表现在以下几方面。①湿热蕴结肺部，损耗津液，使得肺部宣肃功能失常，无法有效地滋润五脏经络，从而导致筋脉失去养分，宗筋痿弱无力。②湿热之气侵袭脾胃，导致脾胃功能受损，筋脉无力，最终导致阳痿。《医宗必读·痿》指出，阳明虚弱会导致血液生化不足，无法滋养肌肉，从而使其松弛。③湿热的气候会导致阴邪的侵入，邪之所凑，其气必虚。《素问·经筋》指出，“湿热多下注肝脉，影响阴器的功能”。

郭军教授指出，现代人饮食不节致脾胃受损痰湿内生，而肥胖者更偏爱食用辛辣、肥甘的食物，这样会导致脾胃受损，从而导致湿热内蕴，甚至引发痰热积聚。因此，在治疗过程中，重点是促进脾胃功能的恢复，适当使用振奋中焦气机的药物，可以提高治疗效果。

2. 肾虚肝郁证

【初诊】 患者郭某,男,37 岁,从事大学教育工作,于 2018 年 4 月 7 日初诊。

［主诉］ 勃起功能减退 4 年,加重 1 个月。

［现病史］ 患者诉 4 年前开始出现性交过程中阴茎疲软,1 个月前上述症状加重,一开始只是在戴套过程中出现疲软,随着失败频次的增加其内心焦虑程度逐渐增大,加上爱人对其性生活越来越不满意,内心恐惧性生活,常逃避性生活。患者诉女方性格强势,常因为性生活不和谐而发脾气,夫妻二人缺乏有效沟通。刻下症见:勃起不坚,难以插入阴道,精神紧张焦虑,善太息,腰膝酸软,多梦易醒,口干心烦,性生活后腰痛口干加重,纳差,大便偏稀,日 3 次,小便调。舌淡红,少苔,脉细弦。

［辅助检查］ ①RigiScan 阴茎硬度测试,勃起硬度Ⅱ级,间断性勃起状态。②阴茎彩色多普勒超声检测(CDDU),左侧 PSV 48cm/s,EDV 2cm/s,RI 0.95;右侧 PSV 39cm/s,EDV 2cm/s,RI 0.95。③IIEF-5 评分,8 分。④激素水平,T 17nmol/L。

［专科查体］ 阴毛呈男性分布,阴毛部分变白色。阴茎大小正常,睾丸、附睾、输精管未见异常。左侧精索静脉二度曲张。

［诊断］ ①中医诊断:阳痿(肾虚肝郁证)。②西医诊断:勃起功能障碍(心理性)。

［治法］ 滋阴益肾,疏肝行气。

［方名］ 鹿贯起痿方(自拟方)加减。处方:鹿角胶(烊化)10g,贯叶金丝桃 6g,麸炒白术 15g,醋柴胡 12g,枸杞子 10g,熟地黄 15g,枳壳 15g,酸枣仁 30g,茯神 10g,合欢花 10g,炙甘草 6g。14 剂,水煎服,早晚饭后各 1 次。因患者勃起不坚日久,宜采用中西医结合疗法,予 5mg 他达拉非片,每天晚睡前服用 1 次。同时嘱托夫妻二人要加强感情沟通,爱人在性生活过程中要以鼓励关爱为主。

【二诊】 患者于 2018 年 4 月 22 日二诊,诉依照一诊的方法服用药物后,精神状态明显改善,晨勃明显增加,硬度Ⅱ级,能够完成性生活,但是中途容易疲软;腰部仍有酸软症状,失眠质量较前改善,心情急躁的症状明显好转,但仍有口干欲饮,余无明显不适。上方加黄精 30g,珍珠母 40g,鲜芦根 30g,以健脾除湿安神。14 剂,他达拉非片服法同前。

【三诊】 患者于 2018 年 5 月 6 日三诊,诉服药后晨勃明显改善,性生活时硬度达到Ⅲ～Ⅳ级,中途未见疲软,睡眠状态明显好转,口干心烦症状消失,但平常容易疲劳。苔薄白,脉弦。在上方的基础上刺五加 10g,红景天 20g,以补肾益气。14 剂。他达拉非片改成隔两天睡前口服 1 片。

【四诊】 患者于 2018 年 5 月 20 日四诊,诉服药后全身症状均有明显好转,精神饱满，勃起硬度Ⅳ级，中途无疲软，此次复诊想继续巩固一段时间。舌苔白腻，脉弦。上方加白芍 15g，法半夏 10g，陈皮 10g，以柔肝健脾除湿。并嘱其平日学会放松压力，适当体育运动。

【按语】 郭军教授指出，心理性阳痿的根源在于“郁”。男性的气血运行受精室调控，而精室的功能受到精神心理情绪的影响，如果抑郁寡欢、沉思默想，会导致心神受损，从而影响精室的正常运作，最终导致心理性阳痿的发生。《景岳全书》云：“凡思虑焦劳，忧郁太过，多致阳痿。”其中“滞而不通”是情绪致病的重要状态。郁态指的是一种内伤性疾病的病理改变，表现为闭塞、凝固、淤积、抑制等特征。郁证的发生有多种原因，包括六淫、七情等，其中以情绪抑郁和气血失调所引发的病症最为常见。郭军教授认为，“形神兼备”和“心为情欲之府”是男性勃起生理的基础，前者指情欲，是激发勃起的关键因素，而后者则是由心神和脑神共同调控的结果。

郭军教授指出，肝主疏泄，又主藏血，性喜条达而恶抑郁。由于足厥阴之脉沿阴部走行，抵达少腹，阴器是宗筋的汇合处。肝之功能正常则人体气血畅行，如情志不遂，郁怒伤肝，造成肝气郁结，气不运宗筋，宗筋失用，即可引起肝气郁结之阳痿。为了预防和控制阳痿，宜采取合理的心理辅导，减轻患者的焦虑和抑郁。《内经》提出“肝欲散，急食辛以散之”，在用药思路上提出应服用辛温发散的药物，以发挥其透散功效，为治疗创造有利的条件。采用木香、九香虫等再配合大血藤、当归等具有滋补气血、调和阴阳，可达到治疗目的。为了提高治疗效果，郭军教授强调中西医结合，在服用补肾疏肝、养心安神的中药的同时，还会给予少量的他达拉非，以增强患者的信心。郭军教授也非常重视性伴侣在治疗中的作用，其认为性伴侣对于治疗心理性阳痿至关重要，在辅助治疗和增强患者自信心方面性伴侣应发挥积极正向作用。通过心身同治，可以显著改善心理性阳痿患者的症状。

3. 肝郁脾虚证

【初诊】 患者，男，47 岁，于 2014 年 9 月 12 日初诊。

［主诉］ 勃起功能减退 7 个月，加重 20 天。

［现病史］ 患者诉 7 个月前出现勃起功能减退，平日工作应酬较多，白天忙于部门事务，常年如此致使其形体较胖，嗜好烟酒，逐渐出现身心疲惫。近半年来感觉勃起硬度逐渐下降，自行在网上买壮阳药酒，以及贵重的补益药物如冬虫夏草、海马等，但收效甚微。20 天前因工作业务上压力过大，出现勃起困难，心情逐渐低落，症状加重。刻下症见：情绪低落，善太息，疲劳，动辄汗出，伴有心烦易怒，失眠多梦，胸胁胀满，饮食不馨，口苦，口中黏腻，阴囊有潮湿瘙痒。舌偏红，苔根黄腻，脉弦滑偏沉。

［辅助检查］ ①体重指数（BMI），29.2，属于肥胖；②总胆固醇 8.9mmol/L，

三酰甘油 4.2mmol/L；③RigiScan 阴茎硬度测试，勃起硬度Ⅱ级，间断性勃起状态；④IIEF-5 评分，12 分；⑤激素水平，总睾酮 T 11nmol/L；⑥阴茎彩色多普勒超声检测（CDDU），左侧 PSV 28cm/s，EDV 3.3cm/s，RI 0.85；右侧 PSV 34cm/s，EDV 2cm/s，RI 0.78。

［专科查体］　外生殖器发育正常，阴毛呈男性分布；会阴部脂肪垫肥厚；双侧精索静脉曲张，左侧呈现二度曲张，右侧轻度曲张。

［诊断］　①中医诊断：阳痿（肝郁脾虚证）。②西医诊断：勃起功能障碍。

［治法］　疏肝解郁，健运脾胃，清化湿热。

［方名］　逍遥壮筋方加减（《太平惠民和剂局方》）。处方：柴胡 10g，当归 12g，酒白芍 15g，甘草 5g，怀牛膝 30g，丹参 30g，水蛭 6g，薄荷 6g，苍术 10g，黄柏 10g，生薏苡仁 30g，茯苓 12g，生白术 10g，开 10 剂，水煎服，每日 1 剂，早晚分服。他达拉非片 5mg，每日睡前服一片。嘱清淡饮食，戒除烟酒。

【二诊】　患者于 2014 年 9 月 22 日二诊，诉服用上方后晨勃明显好转，勃起硬度Ⅲ级，完成性生活 2 次，精神状态明显好转，情绪较前好转，失眠及心烦均较前减轻，纳食可，仍多梦，小便尚可，大便日 2～3 次不成形。舌质淡红，苔白，脉细弦。患者多梦仍为肝气不能畅达所致，加郁金 15g，浮小麦 20g，生龙骨、生牡蛎各 30g。处方 14 剂，其余用法同前。

【三诊】　患者于 2014 年 10 月 8 日三诊，诉服用上方后，精神状态明显好转，勃起硬度Ⅲ级，期间有性生活 5～6 次，中途未见疲软，多梦较前好转，但有尿频、尿急症状，大便日 1～2 次。舌淡红，苔薄白，脉弦。患者尿频尿急，考虑其性生活过频引起的前列腺炎症状，上方加萹蓄、瞿麦各 10g。14 剂，煎服法同前。并嘱其适当体育运动。继续服用他达拉非片。

【四诊】　患者于 2014 年 10 月 23 日四诊，诉服用上述方后，性生活过程中勃起硬度已经恢复以前水平，达到Ⅲ级及以上水平，精神和自信程度明显好转，情绪较佳，但大便不成形，食欲不佳。上方加法半夏 10g，陈皮 10g 以健运中焦。14 剂。停用他达拉非片。

【按语】　脾胃是“气血生化之源”，脾胃功能正常人体气血功能才能旺盛，而阴茎的勃起其根本基础还是气血的充盈，若脾胃运化欠佳则出现水谷精微不足，化生气血的作用下降则会出现勃起不坚，甚至不能勃起。而肝与脾胃功能的关系密不可分，若肝气过旺就会克乘脾胃导致气血不足而致阳痿；另一方面如果肝气不畅郁滞不行则导致气血运行不畅也会导致阳痿。因此在治疗阳痿的时候在注重疏肝的同时，也要注意固护脾胃的功能。

本方在经典方——逍遥散的基础上加减而来，逍遥散为《太平惠民和剂局方》的方剂，主要作用是疏肝健脾。郭军教授认为，在门诊中肝郁脾虚的证候非常多见，究其原因与我们现在的生活方式有很大关系。临床中出现肝郁脾虚的人在体形上主要表现为两类：第一是腹型肥胖的人群，这类人群因为脾虚不能化湿，导致体内湿气存留过多而形成了肥胖。同时，也因体内湿气过重会反过来侮肝，导致肝气升发失调。另一类是偏瘦的人群，这类人群平素体内火热过重，又喜食辛辣食物，日久导致肝火或肝气过旺，从而引起脾气急躁易怒等表现。但是，肝火或肝气过于旺盛日久又会出现过于克伐脾土而导致脾气亏虚。总之，肝郁会引起脾虚，脾虚日久又会引起肝郁，最终形成肝郁脾虚的局面，是导致阳痿的一个重要证型。

4. 脑心失调证

【初诊】 患者刘某，男，42 岁，于 2020 年 9 月 15 日初诊。

［主诉］ 阴茎勃起硬度欠佳 1 年余。

［现病史］ 该患者 1 年前因家庭矛盾，逐渐出现心烦意乱，每日睡眠不足 6 小时，后半夜醒后难以入睡，夫妻生活中阴茎疲软，无法插入阴道，已近 3 个月未行夫妻生活。偶感心情烦闷，忧郁寡欢，夜间汗出，手足心热，咽干口燥，性欲缺乏，晨勃消失，纳可，大便偏干。舌红，苔薄白，脉细数。

［既往史］ 曾于某院精神科诊治为“中度焦虑”“中度抑郁”，应用西药治疗 3 个月(具体不详)，自诉疗效不佳，遂停药。后经人介绍，自服“疏肝解郁”之品 1 个月，仍未改善。否认高血压、糖尿病等病史。

［辅助检查］ AVSS 试验，勃起硬度Ⅲ级，持续勃起状态；性激素水平未见明显异常。

［专科查体］ 未见明显异常。

［诊断］ ①中医诊断：阳痿(脑心失调证)。②西医诊断：勃起功能障碍。

［治法］ 调和心脑，安神起痿。

［方名］ 天王补心丹加减(《校注妇人良方》)。处方：天门冬 10g，麦门冬 10g，生地黄 15g，当归 10g，酸枣仁 30g，远志 6g，茯苓 15g，五味子 6g，桔梗 6g，玄参 15g，丹参 10g，贯叶金丝桃 10g，生牡蛎 30g，柏子仁 15g，14 剂，水煎服，早晚餐后各 1 次。

【二诊】 患者于 2020 年 9 月 29 日二诊，诉服药期间性生活 1 次，中途未有疲软，近期出现晨勃，但不频繁。心情仍时有郁闷不舒，潮热盗汗，大便日行 1 次。舌红，苔腻，脉细数。原方增炒麦芽 30g，神曲 15g，余不变，继用 14 剂，煎服法同前。

【三诊】 患者于 2020 年 10 月 13 日三诊，诉近两周性生活 2 次，一次中途疲软后未能再次勃起，一次性生活未出现中途疲软，硬度满意，眠可，情志可。患者近日因食重庆火锅后，出现大便干结，口舌生疮，伴小便短赤，性生活后出现小腹灼痛不适。舌红，苔薄黄，脉数。处方在二诊方中去贯叶金丝桃、生牡蛎、柏子仁，加黄连 10g，木通 6g，生甘草 10g，竹叶 10g，生大黄 3g，并增原方生地用量至 30g。14 剂，煎服法同前。

【四诊】 患者于2020年10月27日四诊，诉服药期间性生活2次，勃起硬度可，中途未见阴茎疲软，可完成性生活，性生活后小腹部已无不适，纳寐可，二便调。舌红，苔薄白，脉细稍数。患者要求继服中药，既用三诊方去黄连、木通、生甘草、竹叶、生大黄，加白芍12g以善后。

【按语】 既往部分医家治疗情志疾病多注重"疏肝解郁"等，以肝为核心的治法，以调达肝气。郭军教授40余年结合阳痿病因病机的变化，认为主怒之肝难以涵盖患者出现的"心烦、失眠、精神状态不佳"等症状，故在此基础上提出了"脑-心-肾-精室"轴理论，将脑、心作为主神明的重要环节，重视调节脑、心在治疗阳痿中的重要作用。本案患者初诊时以天王补心丹为基础方，增加"贯叶金丝桃-柏子仁-生牡蛎"组合以调畅情志，养心调神。二诊时，患者勃起转佳，偶有情志抑郁不舒，然患者舌苔偏腻，考虑滋阴药过多，壅于脾胃，致运化失常，故加炒麦芽、神曲以助脾胃运化，健胃消食。三诊时，患者勃起尚可，但因饮食失节，内郁化火，心火上炎，故见口舌生疮，郁热下移小肠，则致小便不利，性交后小腹部疼痛不适，故合用导赤散加黄连，清泄心经、小肠二经实火。至四诊时，患者实火已消，又以火热伤阴、耗血，继以经典方天王补心丹为基础，养血滋阴，心肾同补，更加白芍养血敛阴以善后。

对于心理性勃起功能障碍，常用的临床辅助检查包括夜间阴茎胀大硬度检测(NPTR)、阴茎海绵体血管活性药物注射＋阴茎彩色多普勒超声检查(ICI＋CDDU)，以及视听性刺激勃起检测(AVSS)。本案患者通过检查AVSS，初步支持了心理性阳痿的诊断。考虑患者情志失常，脑心失调，即以调节脑、心为重要原则，施以经典方天王补心丹，结合"脑-心-肾-精室"轴的用药思路，达到脑心同调、整体与局部同治的目的。同时结合患者在二诊、三诊中出现的运化不及、痰浊内生及饮食不节、内郁化火等病因病机，皆在维持主方的基础上进行加减化裁，这也体现了中医灵活用药、对证施治的特色，在改善患者勃起症状的同时，也改善了患者的其他症状，以整体症状的改善，促进局部勃起症状的改善。

5. 命门火衰证

【初诊】 患者陆某，男，51岁，于2020年11月15日初诊。

[主诉] 阴茎勃起硬度下降2年。

[现病史] 患者2年前因过度操劳后出现性欲减退，后逐渐表现为勃起硬度下降，性生活1个月1次，且勃起后硬度难以插入阴道。刻下症见：勃起不坚，晨勃消失，性欲欠佳，已3个月未行夫妻生活，平素易疲劳，下肢发凉，腰膝酸软。冬日怕冷明显，纳可，大便溏，晨起必一行，小便饮水较多后清长。舌淡苔薄白，脉沉细。

[既往史] 否认高血压、糖尿病、冠心病等慢性病史，否认甲状腺功能异常史。

［辅助检查］ 门诊予性激素水平、甲状腺功能三项检查，均未见明显异常；AVSS检查勃起硬度Ⅲ级，持续勃起状态。

［专科查体］ 未见明显异常。

［诊断］ ①中医诊断：阳痿（命门火衰证）。②西医诊断：勃起功能障碍。

［治法］ 补肾助阳。

［方名］ 金匮肾气丸加减（《金匮要略》）合四神丸加减（《医方集解》）。处方：补骨脂10g，吴茱萸3g，肉豆蔻10g，五味子10g，熟地黄15g，山药15g，山茱萸10g，茯苓15g，泽泻10g，牡丹皮6g，黑附子（先煎）3g，肉桂6g，阳起石15g，菟丝子15g。14剂，水煎服，1日1剂，早晚各温服1次。

【二诊】 患者于2020年11月29日二诊，诉近日出现晨勃，大便溏薄好转，晨起已无泄泻，仍感畏寒，下半身偏凉，偶有腰膝酸软。以初诊方去四神丸，合用理中丸，增加干姜15g，党参15g，炒白术10g，炙甘草10g。服用14剂，煎服法同前。

【三诊】 患者于2020年12月13日三诊，诉服药期间同房1次，勃起硬度可，中途未见疲软，可完成性交。自觉服汤药后身有暖意，但仍有四肢关节发凉，近来偶感畏寒，后颈部发凉。观舌质淡红，苔薄白，脉沉。继在二诊方基础上增桂枝12g，白芍12g，生姜15g，大枣15g，葛根30g。14剂，煎服法同前。

【四诊】 患者于2020年12月27日四诊，诉服药期间同房1次，勃起硬度可，能够完成性生活，四肢发凉症状消失，颈部不适感已好转，偶感劳累后腰酸。舌脉如前。继用二诊处方20剂。

【按语】 本案患者欲勃起不能，伴晨勃消失，性生活长时间未行，性欲欠佳，畏寒肢凉等。结合舌脉，最终辨证为命门火衰证。患者晨起大便溏，考虑五更泄泻，乃命火衰惫，故初诊时在补肾助阳以兴阳事的同时，结合温阳止泻，在金匮肾气丸的基础上加四神丸，还加阳起石、菟丝子补肾助阳。二诊时，患者泄泻好转，仍有畏寒肢凉，故去四神丸加理中丸以培补阳气，合金匮肾气丸以脾肾双补，更以后天之阳以充养先天之阳。三诊时，患者感寒，凝滞筋脉，关节屈伸不利，可宗仲景桂枝加附子汤、桂枝加葛根汤等之旨，故加桂枝、白芍、生姜、大枣、葛根以助阳复。故四诊时，患者症状消失，勃起转佳，疗效显著。

由于当前人们生活水平的变化，不良的生活作息、饮食习惯，以及面对的经济、生活压力等逐渐导致病因病机趋于复杂化，而不再以单一的证型为主。因此对于本案单纯的肾阳虚（命门火衰证）已较为少见。本案患者结合舌脉辨证为命门火衰证，虽以虚证为主，仍有标实。从用药角度来讲，患者五更泄泻，不排除实寒可能，以补骨脂、吴茱萸、肉豆蔻、五味子温中散寒；且由于虚则留滞，患者也可能存在实寒之可能，这在三诊时体现得较为明显，此时乃卫外不固，寒邪乘虚而入，内外寒交织。在里，有理中丸及附子、干姜等温阳散寒；在表，有桂枝加葛根汤及桂枝加附子汤等固摄阳气，此即内外合治；还以患者肾阳虚损，方中亦有金匮肾气丸之思路，以缓补之意助阳气之生化，使肾阳的产生源泉不竭。因此，对于纯虚无实的命门火衰证可宗金匮肾气丸、理中汤之思路，而对于虚寒与实寒交错者亦可以之为基础方，进行药物的调整，或合用四神丸，或合用桂枝加附子汤等以助寒邪的消除。临床应用时应重视处方的寒热偏重，即便是寒证，亦不可过热过温。

6. 肾虚精亏，精室血瘀证

【初诊】 患者，赵某，46岁，于2021年4月7日初诊。

［主诉］ 阴茎勃起硬度下降1年余。

［现病史］ 患者近1年出现性生活阴茎勃起硬度下降，偶有晨勃，勃起硬度Ⅱ级，插入困难，难以完成性生活。曾自服知柏地黄丸3个月，前期勃起硬度稍有改善，仍然不能维持，停药后症状如前。后听朋友建议服用枸橼酸西地那非片100mg，按需服用，自觉硬度可，然性生活后腰背部疼痛不适，且伴头痛，遂不再服用。刻下症见：勃起不坚，难以插入阴道完成性生活，伴腰膝酸软，眼干涩，口干舌燥，时感心烦，睡眠欠佳，中途易醒，醒后难寐，二便调。舌暗红，苔薄白，脉沉涩。

［既往史］ 糖尿病病史3年，餐前空腹血糖6～8mmol/L，餐后2小时血糖10～12mmol/L，目前规律应用降糖药物（盐酸二甲双胍、阿卡波糖片），血糖控制相对平稳。否认高血压及冠心病病史。

［辅助检查］ AVSS检查，勃起硬度Ⅱ级，间断性勃起状态。CDDU检测，右侧根部阴茎深动脉PSV 30.6cm/s，EDV 5.3cm/s，RI 0.86；左侧根部阴茎深动脉PSV 28cm/s，EDV 7.1cm/s，RI 0.89。双侧阴茎海绵体深动脉直径＞0.7mm；空腹血葡萄糖6.6mmol/L，糖化血红蛋白7.1%；IIEF-5评分14分，EHS等级2级。

［专科查体］ 未见明显异常。

［诊断］ ①中医诊断：阳痿；消渴（肾虚精亏，精室血瘀证）。②西医诊断：勃起功能障碍；2型糖尿病。

［治法］ 补肾活血填精。

［方名］ 滋阴活血方加减（西苑医院男科协定方）。处方：川牛膝10g，女贞子10g，墨旱莲10g，肉苁蓉10g，石斛10g，葛根30g，阳起石15g，桑葚子10g，鸡血藤15g，蛇床子3g。14剂，水煎服，早晚饭后半小时服。他达拉非5mg，每日睡前服。

【二诊】 患者于2021年4月21日二诊，诉服药期间，未行性生活，自觉晨勃硬度可，稍有信心，仍偶有入睡困难，多梦，腰膝酸软减轻，口苦咽干。舌脉如前。处方加生地12g，玄参15g，麦冬15g，五味子10g，继服14剂，煎服法同前。继续服用他达拉非5mg。

【三诊】 患者于2021年5月5日三诊，诉服药期间性生活1次，自觉勃起硬度Ⅱ～Ⅲ级，能插入阴道，中途疲软，后能够继续勃起并完成性生活。睡眠质量尚可，已无多梦，腰酸好转，口干症状消失，偶有眼睛干涩。舌脉如前。自诉服药后大便1日2～3次，不成形，颜色偏黑。二诊方女贞子改为6g，麦门冬改为10g，增加广陈皮6g，菟丝子15g，山药15g，芡实10g。继服14剂，并于睡前服用他达拉非5mg巩固疗效。

【四诊】 患者于2021年5月19日四诊，自诉勃起硬度尚可，期间性生活1次，中途未见疲软，自觉勃起硬度可，已较之前大有改善，IIEF-5评分21分，阴道内射精潜伏期2分钟，EHS等级3级。患者大便调，日1行，成形，腰膝酸软好转，睡眠改善，口苦咽干减轻。仍时感眼干涩。舌红苔薄白，脉细。继以三诊方为基础，加谷精草15g，枸杞子15g。14剂，并继用他达拉非。

后通过微信与患者联系，告知平素性生活1～2次/周，可插入阴道，中途偶有疲软，能完成性生活，疗效满意。

【按语】 第十版《中医基础理论》将精室的功能统一为“贮藏精液，生育繁衍”，并言其“属肾所主，与冲任相关”。基于“脑-心-肾-精室”轴理论，精室是男子生殖系统的统称，当前对于男子下尿路症状，其病位在“膀胱”的认识已逐渐转变至“精室”。而对于肾有虚损，且兼血瘀证的男科疾病而言，“虚”在肾无疑，“血瘀”的病位则莫衷一是。由于肾本身较易出现虚证，精室之虚与肾虚的鉴别尚存争议，部分医家往往将二者统归肾虚。郭军教授认为，精室证型多属实证无疑，精室血瘀（瘀阻精室）作为精室失用常见的证型，在泌尿男科疾病中应用较为广泛。因此，郭军教授将肾有不足而兼见血瘀证的阳痿患者统归于“肾虚精亏，精室血瘀”证。

本案患者初诊时症状及舌脉表现辨为肾虚精亏、精室血瘀无疑。患者肾阴不足，津液内涸，故以中国中医科学院西苑医院男科经验方“滋阴活血方”加减，其中葛根、石斛、桑葚子生津止渴；阳起石、蛇床子兴阳助肾；鸡血藤协助川牛膝活血以通利精室。全方合奏补肾、活血、通利精室之效。二诊时患者口苦咽干明显，可知其阴液不足，故合用增液汤（生地、玄参、麦冬），并酌用补肾滋阴之五味子。三诊患者勃起转佳，然出现大便日2～3行，不成形，可知滋阴药物偏多，有碍于脾胃运化，故减女贞子、麦门冬之用量，加广陈皮、山药、菟丝子、芡实以助脾胃运化，同时兼顾固涩大便，予以14剂后好转。后又于四诊时因患者勃起转佳，偶有眼干涩，此时增谷精草、枸杞子明目，继用14剂，疗效可观。

本案患者病属糖尿病性勃起功能障碍，由于病程相对较长，结合多普勒检查，患者存在阴茎血管方面的病变，属于器质性勃起功能障碍范畴，临证中可配合五型磷酸二酯酶抑制药。然而结合病史，患者服用西地那非后不良反应较明显，故调整用药改为他达拉非5mg每日小剂量口服，未见明显不良反应，同时也有助于患者信心的恢复。

7. 肾精亏虚，精室湿热证

【初诊】 患者李先生，男，54 岁，于 2018 年 10 月 12 日初诊。

［主诉］ 勃起功能减退 3 年，加重 3 个月。

［现病史］ 患者近 3 年性生活质量明显下降，伴有性欲减退。时有腰膝酸软、腰痛，精力不济，全身乏力，容易疲劳，头晕耳鸣，失眠等。患者平时饮食习惯不规律，偏好辛辣食物。虽然在外院通过中西医结合疗法调理，但是效果欠佳，前来我院就诊。刻下症见：腰膝酸软、腰痛，精力不济，全身乏力，容易疲劳，健忘，头晕耳鸣，失眠，阴囊偶有潮湿，尿频，尿急，夜尿 3 次。舌质红，苔黄腻，脉细。

［辅助检查］ ①体重指数(BMI)，31，属于肥胖；②总胆固醇 10.5mmol/L，三酰甘油 6.2mmol/L，空腹血糖 8.9mmol/L；③RigiScan 阴茎硬度测试，勃起硬度Ⅱ级，间断性勃起状态；④IIEF-5 评分，10 分；⑤激素水平，总睾酮 T 16nmol/L；⑥阴茎彩色多普勒超声检测(CDDU)，左侧 PSV 21cm/s，EDV 3.3cm/s，RI 0.75；右侧 PSV 23cm/s，EDV 4.9cm/s，RI 0.82。

［专科查体］ 外生殖器发育正常；睾丸容积，左睾 17ml，右睾 19ml，附睾、输精管、精索未见明显异常，阴毛呈男性分布；会阴部脂肪垫肥厚。

［诊断］ ①中医诊断：阳痿（肾虚精亏，精室湿热证）。②西医诊断：勃起功能障碍。

［治法］ 补肾填精、清利湿热。

［方名］ 填精化湿方加减。处方：龟板 15g，黄芪 15g，枸杞子 12g，仙茅 9g，淫羊藿 10g，车前子 10g，藿香 10g，鲜芦根 15g，炙甘草 10g。14 剂，水煎服，每日 1 剂，早晚分服。同时配合 5mg 他达拉非片隔天睡前服用。并嘱患者尽量减少应酬及工作压力，清淡饮食，戒除烟酒，保持心情愉快，规律饮食起居。

【二诊】 患者于 2018 年 10 月 26 日二诊，诉服 14 剂后腰酸乏力较前好转，硬度Ⅲ级，阴囊潮湿减轻，精神好转，尿频减少，阴茎硬度较前好转，偶可进行正常性交，大便日 2～3 次，不成形。舌质红，苔黄腻减轻，脉细。患者大便较前增多考虑体内湿邪过多加之清热利湿药物所致。上方加法半夏 10g，陈皮 10g，珍珠母 30g。14 剂，并配合 5mg 他达拉非片，用法同前。

【三诊】 患者于 2018 年 11 月 7 日三诊，诉药后勃起明显好转，晨勃明显好转，勃起硬度Ⅲ～Ⅳ级，精神可，情绪稳定，大便成形，日 1～2 次，偶感乏力，空腹血糖近期也较稳定。舌淡红，苔薄黄，脉细。上方加远志 10g，茯苓 10g 以健运中焦，增加化湿力量。处方 14 剂，并配合 5mg 他达拉非片，用法同前。

【四诊】 患者于 2018 年 11 月 21 日四诊，诉服药后勃起硬度Ⅳ级，精神可，大便成形，日 1 次，但最近因工作熬夜乏力疲劳感加重，口干、口渴明显。舌淡红，苔薄黄，脉细。上方加人参 10g，红景天 15g，以补肾益气。处方 14 剂；并配合 5mg

他达拉非片,改成隔 2 天服用。

【按语】 本病例属于典型的肾精亏虚,精室湿热病。结合患者身体状态,采用龟鹿二仙膏方子为基础,再结合临床经验加减化裁形成填精化湿方。肾精亏虚导致阳痿的机制涉及中医理论中的"肾主藏精"和"肾主生殖"等观点。肾精是中医概念中的一种基本物质,它对生殖和性功能起着至关重要的作用。首先,肾精被认为是生命的基本物质,是人体生命活动和生殖的基础。肾精的充盈与否,直接影响到性功能的正常发挥。肾精的亏虚可能表现为阳痿。其次,肾精也在维持性激素的平衡上发挥作用。肾虚可能导致内分泌失调,进一步干扰了性激素的分泌和作用,对勃起功能产生负面影响。另外,肾精亏虚也会导致气血运行不畅,血液供应不足,进一步妨碍了生殖器的正常功能。

阳痿不仅与肾精相关,还与精室相关。郭军教授首次提出"脑-心-肾-精室"轴的理论来源于中医典籍,充实于临床实践。该理论参考了《素问・上古天真论》中以"八"为周期的男子生殖过程的论述,将肾主生殖作为男科疾病的核心要义。有典籍认为,"精室有促成生殖之精成熟、藏精、生育,以及贮藏和排泌精液等功能"。也有认为精室"贮藏精液,生育繁衍""属肾所主,与冲任相关"。可以说精室的生理功能在一定程度上也是肾在男性生殖功能方面的反映,与肾同司男子生殖活动。《内经》载肾"主藏精""作强之官,伎巧出焉",男性阴茎勃起有赖于肾之所主。在生理功能方面,精室直接受肾所调控,源由肾阳的温煦、肾阴的滋养、肾精的充实及肾气的推动。由于当前年轻人多存在如性事无度、长期熬夜等不健康的生活方式,常可累及于肾,影响肾藏精功能的发挥,久之则精气耗伤,精室充养乏源,其所包含的宗筋亦可痿废不用。因此,针对肾精亏虚精室湿热的患者,在补肾的同时也要照顾精室的藏泄作用。

二、早泄(鸡精)

早泄是常见的男性性功能障碍疾病之一,早泄患者易产生失望、焦虑、沮丧等负面情绪,可能进一步损害男性性功能和夫妻关系,对患者身心健康带来严重影响。目前早泄治疗包括药物治疗、心理干预、行为疗法,以及手术治疗等。应用 5-羟色胺再摄取抑制药为一线治疗手段,如达泊西汀、舍曲林、帕罗西汀等以延长阴道内射精潜伏期,但早泄患者发生的机制复杂,疗效不理想并有一定的不良反应,且停药后容易反弹,患者依从性较差。针对早泄,郭军教授基于"脑-心-肾-精室"轴理论辨治,在临床中取得了一定的成效,因此特编写本节内容以供从事泌尿男科的同道参考。

1. 湿热扰精室证

【初诊】 患者冷某,男,32 岁,于 2019 年 5 月 8 日初诊。

［主诉］　性生活时射精过快3年。

［现病史］　患者3年前开始性生活时出现性生活射精过快，勃起功能尚可，同房2～3次/周，性交时间1～2分钟，患者未接受系统治疗。刻下症见：射精过快，1～2分钟，性欲可，小便短黄而浑，口苦烦渴，自觉会阴部不适。舌质红，苔黄腻，脉滑数。

［既往史］　否认高血压、冠心病、糖尿病等慢性病病史；否认肝炎、结核等传染病病史；10年前于当地医院行包皮环切术，否认其他手术史及过敏史。

［个人史］　吸烟史10年，每日10根；饮酒史10年，每周饮酒2～3次，每次约250ml。否认冶游史。

［辅助检查］　2019年5月8日于我院行性激素六项(—)；生化检查三酰甘油3.6mmol/L；PEDT 17分。

［专科查体］　阴毛分布正常，阴茎发育未见异常，双侧睾丸及附睾正常，双侧输精管无明显异常。

［诊断］　①中医诊断：鸡精(湿热扰精室证)。②西医诊断：早泄。

［治法］　清利湿热，化浊疏精。

［方名］　化湿止泄方(自拟方)。处方：革薢30g、薏苡仁30g，赤茯苓15g，黄柏15g，牡丹皮15g，苍术15g，泽泻15g，滑石30g，通草6g。7剂，水煎服，日1剂。可适当增加同房频率。

【二诊】　患者于2019年5月15日二诊，诉服药期间与配偶同房2次，时间较前稍延长，2～3分钟。舌红，苔薄黄，苔腻较前减轻，脉滑。但会阴部仍有不适，在上方基础上加入川楝子10g，延胡索10g。7剂，水煎服。忌辛辣刺激食物，嘱戒酒。

【三诊】　患者于2019年5月29日三诊，诉服用上药期间行性生活1次，时间3～4分钟，其配偶对近期性生活较满意。继续服用上方巩固疗效，14剂后复诊。嘱咐患者适当房事，清淡饮食，戒烟酒，加强身体锻炼增强体质，不适随诊。

【四诊】　患者于2019年6月13日四诊，诉尝试增加同房频率，近2周同房4次，平均时间约5分钟，控制射精能力较前增强，伴侣对夫妻生活亦感觉满意。随访3个月病情未见反复，患者及性伴侣满意。

【按语】　患者平素喜饮酒，伤脾碍胃，易酿湿生热，湿热下犯精室，热灼津液，湿阻精道，致使湿热侵扰精室，肾之精气在精室内不能正常流转，从而出现早泄。临证治疗当以清利湿热、化浊固精为主要治疗方法。舌质红，舌苔黄腻，脉滑数，为湿热之证。《黄庭内景经》中提到“须紧守精室，避免开泄过度，持闭合而惜之，可延其寿”。《云笈七签》中记载精室为男子藏精之处，明确指出了精气贮藏于精室之中。关于藏精的脏腑，《内经》中认为藏于肾，《素问・上古天真论》有云：“肾者，主蛰，封藏之本，精之处也。”但在中医学中，“肾”的含义较为宽泛，并不能很具象表明精气藏于何处。《难经·三十九难》认为精气藏于命门之中，但命门本身就有争议，易被后世所混淆。《景岳全书》的观点是，男女皆有胞，多指代子宫，是男女储存一身精华之处，提出了藏精于胞。清代医家开始重新提出精室，并有了新的认识和新的发展。《中西汇通医经精义》中提到“男子之胞名丹田，名气海，名精室，是呼吸的根源，藏精之所”。《血证论》又提到男子之胞即为精室，为精气藏聚之处所。

现代的观点认为，精室包括睾丸、附睾、精囊、前列腺等器官，精室为奇恒之腑。郭军教授提出“脑-心-肾-精室”轴理论，认为脑、心、肾等脏器通过调控精室的藏泄来影响男子生理功能。《杂病源流犀烛》提到了当人体内脾胃功能失常，出现湿热问题，导致精气不能完全化生时，就会出现膀胱内精气散失的情况。同时，湿气会变得混浊黏稠，相火妄动则致精窍失司，发而为泄。方药选用化湿止泄方。方中萆薢为君药，其性苦平，具有利湿分清去浊之效；薏苡仁、泽泻、茯苓淡渗利湿，其中薏苡仁、茯苓兼可健脾，泽泻利水而不伤阴，上三味共奏去湿之功；佐以滑石、通草清热利湿导邪从小便去；二妙散原名苍术散，出自元代《世医得效方》，由苍术、黄柏1∶1配伍构成。苍术辛苦，性温，芳香燥湿，直接作用于中焦；黄柏味苦性寒，能够清利下焦，两方合用，清热利湿，化浊固精。

2. 脑心失调证

【初诊】 患者寇某，男，25岁，于2020年3月18日初诊。

［主诉］ 性生活时射精快1年。

［现病史］ 患者结婚2年，婚后性生活频繁，且因工作劳累，平素同房不规律，于1年前逐渐出现性交时间缩短，常未入即泄。刻下症见：射精过快，未交即泄，头晕健忘，心悸耳鸣，夜寐不安，多梦易惊，性事后疲倦乏力。查舌质红，苔薄白，脉沉细数。

［既往史］ 否认高血压、冠心病、糖尿病等慢性病病史；否认肝炎、结核等传染病病史；否认手术史及过敏史。

［辅助检查］ 2020年3月18日行性激素六项检查（一）；生化检查（一）。PEDT 18分。

［专科查体］ 阴毛分布正常，阴茎发育未见异常，双侧睾丸及附睾正常，双侧输精管无明显异常。

［诊断］ ①中医诊断：鸡精（脑心失调证）。②西医诊断：早泄。

［治法］ 养心安神，封髓固精。

［方名］ 知柏止泄方（自拟方，出自《医宗金鉴》知柏地黄汤）。处方：知母15g，黄柏15g，泽泻15g，芡实15g，茯苓30g，生龙骨30g，生牡蛎30g，金樱子30g，酸枣仁30g，远志10g，石菖蒲10g。14剂，水煎服，一日1剂，早晚各1次。嘱患者服药期间可适当增加同房频率。

【二诊】 患者于2020年4月3日二诊，诉服药14剂后性交时能插入阴道，但即入就射精。头晕健忘、睡眠欠佳等症状明显好转。舌红、苔薄，脉弦数。前方加入益智仁10g，14剂，水煎服法同前。忌辛辣。

【三诊】 患者于2020年4月17日三诊，诉服药后精神状态感觉明显改善，同房时自觉信心亦增加，性欲可，插入后可维持约2分钟。戴上避孕套后可维持约3分钟。予前方基础加五倍子10g，五味子10g，以增其收敛固涩之效。因其从京外来就诊，鉴于前方有效，给予中药30剂。

【四诊】 患者于2020年5月17日四诊，诉精神状态佳，性欲较好，每周同房2～3次，时间可延长至5分钟，配偶与其较满意。嘱其配合"动-停"行为疗法，连续治疗3个月后随访，诉症状明显改善。

【按语】 郭军教授认为，"神"可司精室开阖，神妄动则泄。心为"藏神之脏"，人类一切的精神意识思维及生命活动均由心神主宰，包括性事。心神受到欲望驱使，脑内神明失守，精室不能藏精。同时会出现"心火亢进，性欲随之增强，以致淫乱泄泻"的情况。脑中神明失守，不能协同配合心主神志之功能。脑髓亏虚，心脉阻塞，都会进一步加剧脑髓亏虚，从而降低心脑对精室的调控作用，以致精关失于束缚。《辨证录·种嗣门》提及男性在性行为上非常敏感，一旦接近女性的外阴，就会提前射精，难以获得性满足，甚至精液会较为稀薄。易被误认为性功能欠佳，实乃心肾两虚所致。男性性功能的正常发挥依赖于心、肝、肾等脏腑功能正常，协调运转来完成。

从现代医学理论来看，早泄多由于射精阈值降低、平台期相对缩短所致，其与性神经系统的兴奋度有关。因此，治疗上以降低兴奋度、提高射精阈值为目标，从而可延长夫妻生活时间，提高双方满意度。郭军教授临床常用知柏止泄方，降低性神经系统的兴奋度，以达到治疗早泄的目的。早泄的病理机制与遗精有较为类似的地方，《金匮翼·梦遗遗精》有云："动于心者，神摇于上，则精遗于下也。"说明精神因素和遗精、早泄有很大关系，精液的藏泄，与心（脑）主神志有很大关系。心安神宁，藏泄方有度。焦躁、紧张、害怕、忧郁的情绪会造成心神不宁，对正常的精液藏泄过程造成影响。宁志安神法，能安定情绪，消除各种不良的心理刺激，心情放松，激发个体性功能发挥，为和谐的性生活助力。方中知母、黄柏、泽泻清降脑窍虚火以安神；芡实滋阴敛藏，既可静敛安神，又可帮助精室敛藏；金樱子、酸枣仁益肾涩精；龙骨、牡蛎有养阴、潜阳，亦有敛精之功；同时，石菖蒲、远志等也有调摄心神的功效。患者在三诊时嘱其配合"动-停"行为疗法，在男方有射精感觉时停止房事，待射精感消失后再行性交，如此反复，可使射精阈值升高，射精时间延长。

3. 肝郁肾虚证

【初诊】 患者司某，男，38岁，于2021年10月8日初诊。

［主诉］ 性生活时射精快10年。

［现病史］ 患者10年多前因失业而诱发精神紧张，急躁易怒，与伴侣关系紧张，同房频率较低，1个月1次，同房时间不足1分钟。刻下症见：腰膝酸软，倦怠乏力，胸胀闷，情绪低落，头晕眼花，睡眠质量差，大便黏腻，小便正常，面色萎黄。舌苔淡白、脉细无力。

［既往史］ 否认高血压、冠心病、糖尿病等慢性病病史；否认肝炎、结核等传染病病史；否认手术史及过敏史。

［辅助检查］ 2021年10月8日于我院行性激素六项(—)；生化检查(—)。PEDT 14分。

［专科查体］ 患者体胖，阴毛正常分布，外生殖器发育正常，双侧睾丸、附睾、精索未触及明显异常。

［诊断］ ①中医诊断：鸡精(肝郁肾虚证)。②西医诊断：早泄。

［治法］ 疏肝补肾，理气固精。

［方名］ 复方金戟颗粒。处方：贯叶金丝桃3g，盐巴戟天10g，白芍9g，炙黄芪15g，怀山药20g，醋北柴胡9g，石菖蒲6g，生甘草6g。7剂，水煎服，一日1剂，早晚各1次。鼓励患者增加同房次数。

【二诊】 患者于2021年10月15日二诊，诉服药后其同房时间可维持在1～3分钟，规律同房2～3次/周，腰酸、头晕较前环境。睡眠改善不明显，仍时有叹息，心情较为低落。原方加合欢皮15g，郁金10g，连服14天。嘱其适度运动，保持良好的心态，继续维持目前的同房频率。14剂，水煎服。

【三诊】 患者于2021年10月29日三诊，诉服药后射精时间延长至4～5分钟，夫妻感情好转，疲乏无力缓解，胸闷症状减轻，效果令人满意。为巩固治疗效果，继续按原方服用14剂。同时，嘱其每周保持2次性生活的规律。

【四诊】 患者于2021年11月14日四诊，诉其睡眠改善后，头晕腰酸等症状都有明显改善，夫妻同房时间延长至7～9分钟，双方感情较前融洽，疗效令人满意。3个月后电话随访，患者诉其同房能维持在7～8分钟，偶可达10多分钟。

【按语】 本案患者因失业导致家庭关系紧张、性欲降低，与伴侣同房次数明显减少，出现了射精过快症状，产生了抑郁、烦躁的情绪。郭军教授根据“脑-心-肾-精室”轴理论，认为患者是由于情志紊乱，引起肾气不固，继而引起精室闭合功能失调，导致精液外泄。该患者体胖，痰湿对气血运行造成影响，造成“脑-心-肾-精室”轴调控紊乱。心为君主之官，心思涣散则情绪不稳，心神静不下来；肾气不足，则精室不能充盈。历代医家对早泄的病因、病机的见解各不相同，但大体上多归于肝、肾方面的问题。肝的疏泄功能紊乱，肾的封藏功能紊乱，都有可能造成精室的贮藏和疏泄功能的紊乱。可能因为人们日常生活方式的改变、心理压力的增大，或存在熬夜、过度手淫或频繁性生活等不健康的生活方式，使肾之精气消耗加重。精神心理因素可导致肾虚、肝郁等证候同时出现。男性的情绪与男性身体功能关系密切，特别是对精气有重要调节作用的肝、肾，更是如此。当肝失调时，就会影响精室功能，最终引起排精功能异常。总之，影响男性精液排泄功能的关键环节就是精室失用。

该患者之早泄发生的病因病机与情志关系密切，交时惊恐，损伤肾气，或情志不舒，损伤肝木，导致肝肾藏泄失调，精关开合功能失控，从而发为早泄。方中"贯叶金丝桃-石菖蒲-巴戟天"组合可帮助培养脑神，安定情绪，对肾之精气起到滋养作用，使身心得到平衡。"黄芪-山药-甘草"能够补气补血，固本护肾。"柴胡-白芍"能调和气血、舒缓情绪，使精室得到养护。此外根据病情可酌加白术、当归健脾补气、滋阴养血，薄荷、法半夏祛痰，该方据"脑-心-肾-精室"轴理论从翘芍方加减化裁而来，临床疗效较好。二诊之时患者痰湿之浊毒缓解大半，然情绪仍不佳，睡眠不好，因此予以去法半夏，加合欢皮、郁金以增强行气解郁之力。经过二诊调整后患者病情得到明显改善，效不更方，巩固疗效。

4. 脾肾两虚证

【初诊】 患者花某，男，35岁，于2020年5月16日初诊。

［主诉］ 性生活时射精快6个月。

［现病史］ 患者已婚6年，既往夫妻性生活正常，近6个月来出现性生活时难以控制射精，插入配偶阴道1分钟左右即射精，偶有阴茎勃起后，刚接触女方身体即泄精，未能插入阴道，双方不能尽兴。刻下症见：患者勃起功能正常，射精快，腰酸乏力，失眠多梦，大便偏稀，小便正常，食纳可。舌淡苔薄白，脉沉细。

［既往史］ 否认高血压、冠心病、糖尿病等慢性病病史；否认肝炎、结核等传染病病史；否认手术史及过敏史。

［辅助检查］ 2020年5月16日于我院行性激素六项检查(－)；生化检查(－)。PEDT 20分。

［专科查体］ 阴毛正常分布，阴茎发育正常，包皮稍长，睾丸、附睾、精索未触及明显异常。

［诊断］ ①中医诊断：鸡精(脾肾两虚证)。②西医诊断：早泄。

［治法］ 补肾健脾，固精止泻。

［方名］ 固精止泄方(自拟方)。处方：党参15g，天门冬15g，莲子15g，生地黄15g，北黄芪10g，五味子6g，五倍子6g，煅龙骨30g，煅牡蛎30g，芡实15g，砂仁6g，甘草6g。7剂，水煎服，一日1剂，早晚各1次。嘱可适当增加同房频率。

【二诊】 患者于2020年5月23日二诊，诉服药后同房1次，性生活时间较前稍延长，5～6分钟，乏力减轻，睡眠好转，做梦减少，大便稍成形。前方基础上加肉豆蔻 6g 以增强止泄。7 剂，煎服法同前。

【三诊】 患者于 2019 年 5 月 30 日三诊，诉服药后性生活时间 8～9 分钟，精神可，睡眠基本正常，梦少，大便成形。效果明显，效不更方，续服上方 14 剂，嘱咐患者适当房事；清淡饮食，戒烟酒，加强身体锻炼增强体质，不适随诊。

【四诊】 患者于 2019 年 6 月 13 日四诊，诉其同房时间已恢复至 10 分钟左右，夫妻双方较为满意，随访 3 个月病情未见反复，患者及性伴侣满意。

【按语】 肾为先天之本，脾为后天之本。若要肾气充足，必赖脾胃运化水谷、充养先天。肾乃先天之本，尤为脏腑阴阳之本，封藏精之处也。精气可用于机体生殖及生长发育，若房劳过度、频繁熬夜，使藏精失守，精气易泄，则致肾虚。《辨证录》中提到，早泄常由肾气虚弱引起，男有滑精之疾，至妇女之门便泻精，是以命门火衰，脾胃阳气不旺也，病机常以脾肾两虚，肝经湿热为主，临床诊治过程中需注意采用健脾补肾疏肝为法，辅以清热利湿。临床常以中医调理、心理疏导、针灸等治疗为主。早泄患者常因自己的病情而恐惧，逐渐逃避性生活，致使病情加重。脾乃后天之本，生化血气以滋养全身，若饮食不节，则致运化水谷及生化血气的功能减弱，失去统摄之职。早泄患者往往伴有强烈的焦躁情绪，容易激动，轻则影响脾胃功能，重则出现腹部胀痛；轻则食欲下降，重则腹泻。先天与后天的精气融合化作精气，对机体的各项功能起到促进作用，脾肾之间相辅相成。早泄因命门火衰、阳气不旺、精气外泄所致，治疗以补脾肾为主，且需辅助治疗患者焦虑忧思过度之症状。

郭军教授认为，现代社会，人们形成一些不健康的习惯，如暴饮暴食、熬夜、吸烟等，生活方式发生了很大的改变。这些习惯常会造成脾胃功能受损，影响机体功能，使食物不能正常消化吸收。水谷运化失常，导致中焦枢机升降不利，甚至久而蕴湿生痰。如果后天脾胃功能紊乱，先天的肾气就不能得到滋养，最后因脾肾两虚而引发早泄。同时，因为不良生活习惯所带来的体质下降、睡眠异常、内分泌代谢异常等疾病，也会影响到男性的性功能状态。郭军教授针对该类患者，常采用金锁固精丸合三才封髓丹加五味子、五倍子而成。方中芡实、莲子固肾涩精、健脾益气；龙骨、牡蛎涩精止泻；党参益气健脾；生地黄、天门冬、黄柏滋阴降火；砂仁温脾止泻；甘草调和诸药；五味子、五倍子均为收涩之品。诸药配伍可补中健脾，同补先后天之气，收敛固涩补肾阳，阻精液外泄，亦能安心宁神。

5. 心肾不交证

【初诊】 患者蒋某，男，37 岁，于 2019 年 8 月 23 日初诊。

［主诉］ 射精快 2 年。

［现病史］ 患者诉结婚 2 年，性生活 1 个月 10 余次，射精较快，阴道内射精潜伏期只有 1～2 分钟，婚后与配偶初次发生关系时即不能很好控制射精。近 1 年逐

渐出现阴茎勃起不坚。刻下症见：性欲亢进，精神倦怠，腰酸腿软，耳鸣，偶有口苦，手足心热，盗汗，失眠多梦，小便黄，大便正常。舌红，苔少，脉细数。

［既往史］　否认高血压、冠心病、糖尿病等慢性病病史；否认肝炎、结核等传染病病史；否认手术史及过敏史。

［辅助检查］　2019 年 8 月 23 日于我院查性激素六项(一)；生化检查(一)。PEDT 19 分。

［专科查体］　阴毛呈男性分布，外生殖器发育正常，睾丸、附睾、精索未触及明显异常。

［诊断］　①中医诊断：鸡精(心肾不交证)。②西医诊断：早泄。

［治法］　交通心肾，固精止泻。

［方名］　交泰止泄方加减(自拟方)。处方：熟地黄 10g，生地黄 15g，西洋参 10g，天门冬 10g，关黄柏 10g，墨旱莲 10g，女贞子 10g，砂仁(后下)6g，甘草 6g，五味子 10g，金樱子 10g。7 剂，水煎服。

【二诊】　患者于 2019 年 8 月 30 日二诊，诉性欲亢进、腰酸、耳鸣、手足心热、盗汗、失眠多梦、精神倦怠有所减轻，性生活时间较前延长至 3～5 分钟。因疗效较好，嘱患者继续服用前方 14 剂。

【三诊】　患者于 2019 年 9 月 13 日三诊，诉服药后性生活时间约 10 分钟，继续巩固疗程 2 周后复诊，前方加柏子仁 10g 宁心安神，14 剂，水煎服。

【四诊】　患者于 2019 年 9 月 30 日四诊，诉服药后性欲亢进明显改善，近期无腰酸耳鸣等症状，勃起功能可，每周同房 1～2 次，时间可维持在 10 分钟左右，其与伴侣较为满意。续服上方 14 剂，不适随诊。

【按语】　早泄心肾不交证的患者往往表现为性欲亢奋、腰酸、手足心热、口干、盗汗等症，多因精关把控失职，常未交即射精，或轻微接触异性即射。对于男性会产生较大精神压力。另可观察到有阴虚内热之征象，如潮热盗汗、心悸失眠、五心烦热等症；舌红少苔，脉细数。心为火脏，居于上焦，肾为水脏，居于下焦，在脏腑功能正常运转的情况下，心肾之间可以相互交通，维持一个动态的平衡。心与肾其中任何脏功能失常都会出现心肾不交，临床中常见有两种情况，即肾阴亏虚为主或心阴不足为主。

本案患者长期有手淫习惯，不知节制，致使真阴耗损过多，阴阳失衡，导致相火旺、津液灼煎，故有性欲亢奋、腰酸、手足心热、口干、盗汗等症。心阴亏虚，滋养不足，乃有阴茎头敏感，多梦不寐之症。同房过程中，易导致精气不固，从而造成早泄的发生。郭军教授认为，心阴不足会导致心火过于旺，心火过旺会伤及肺的津液，主要是因为心肺同居上焦，心属火，火性炎上，而肺为娇嫩的脏器，属金，心火会克制肺的金性，由于多种原因导致心火炽热，使肺津不足，需要肾水的滋润，滋养肺津，所以心火过旺会伤及肺液。但肾水为先天之水，其总量有限，并随着年龄的增长而逐渐耗损，需要时时对心火进行调养。此时心火极为旺盛，肾水既需养肺养津，又需控制心火过旺。所以肾水损耗过多，造成肾水不足。心火不断上升，肾水渐渐枯竭。同样，"五志过极皆可化火"等各种原因都可以导致肾阴不足。肾水不足会导致阴液亏虚，心火得不到滋养，随之旺盛。由于治病必求其本，只清心虚热而不养肾阴，虽除虚火，肾阴尚虚。该病例患者确诊为早泄，并有心肾不交的辨证依据。

6. 心胆气虚证

【初诊】 患者谭某，男，28 岁，于 2021 年 3 月 12 日初诊。

［主诉］ 射精快 5 年。

［现病史］ 患者结婚 6 年，新婚后时间尚可，7～8 分钟，婚后第 2 年时间缩短，约 1 分钟，同房时自觉羞愧，难以自控。曾就诊于外院口服达泊西汀，改善不明显。为求中医药治疗，就诊于我院。刻下症见：腰酸膝软，头晕耳鸣，夜寐不宁，多梦易醒，夜尿 3～4 次。舌质淡，苔薄白，脉细沉。

［既往史］ 否认高血压、冠心病、糖尿病等慢性病病史；否认肝炎、结核等传染病病史；否认手术史及过敏史。

［辅助检查］ 2021 年 3 月 12 日于我院查性激素六项（－）；生化检查（－）。PEDT 17 分。

［专科查体］ 阴毛分布正常，外生殖器发育正常，睾丸、附睾、精索未触及明显异常。

［诊断］ ①中医诊断：鸡精（心虚胆怯证）。②西医诊断：早泄。

［治法］ 养心安神，固精定志。

［方名］ 参苓固精方加减（自拟方）。处方：党参 15g，生龙骨（先煎）20g，云茯苓 15g，五味子 6g，法半夏 10g，陈皮 10g，远志 10g，柏子仁 10g，莲子心 3g。7 剂，水煎服。嘱患者可适当增加同房频率。

【二诊】 患者于 2021 年 3 月 19 日二诊，诉服药后同房 1 次，性生活时间较前稍延长，4～5 分钟，睡眠仍欠佳。舌淡红，苔薄，脉沉。前方加生牡蛎（先煎）30g，予 14 剂，水煎服。

【三诊】 患者于 2021 年 4 月 2 日三诊，诉服药后性生活时间约 6 分钟，其近期偶有腰酸膝软，头晕耳鸣，睡眠较前好转。在前方基础上去茯苓，加茯神 15g，巴戟天 10g，烫狗脊 10g。14 剂，水煎服。

【四诊】 患者于 2021 年 4 月 16 日四诊，诉近 2 周同房 3 次，时间约 7 分钟，较为满意，其腰膝酸软亦有所好转。继服前方 14 剂。随访 3 个月病情未见反复，患者及性伴侣满意。

【按语】 心、肝、肾三脏功能与精液的封藏和开泄密切相关。《素问》中就明确指出"心主神志，肾主闭藏，肝司疏泄"，心神不定、肝疏泄失常、肾失闭藏，则精液疏泄、闭藏之功，必有异常之处，精液易泄滑出精窍。心是主宰人体五脏六腑之君主，肝为将帅，执掌兵权，肾为作强之官。在封建等级制度中，君主的地位是最高的，对应的臣子如果没有明确的神明状态是不能尽职的。胸有成竹，就会心安理得，就会肝肾运转协调，就能自如地控制射精；心态不足，心智对五脏六腑的控制能力减弱，精液不能收敛，就造成了早泄症状的产生。肝胆为表里，胆主决断，肝胆功能相通，将身体的气机、情志等作用一起调节。如果胆气太弱，就会影响肝的疏泄功能，可能出现精液渗漏、头昏胸闷、失眠多梦等症状。肝胆功能相互联系，共同对机体的气机、情志方面起着调节作用。此外，明代李梴在《医学入门・胆腑总论》中提到"心与胆通"；《灵枢・经别》中也有胆经与心相通的记载，称胆经与心相通，故可见心胆相通甚密，心气不足时也会影响胆的决断能力。胆量不足时，容易招致心神不宁。北宋王怀隐在《太平圣惠方》中指出，凡心胆气虚之人，房事之时，多有畏首畏尾之感，心虚摄肾无力，以致精气不固，故有早泄之症。

郭军教授认为，随着现代社会日益细化的分工，男性所面临的精神压力也越来越大，生活作息不规律导致心虚胆怯的患者也逐渐增多，其中以原发性早泄患者的表现最为普遍。既与先天遗传因素不足有关，又与后天不良的饮食习惯、情绪紧张等有关。郭军教授结合多年临床观察认为，可以"补气安神、宁心温胆、固精"为法从心胆论治原发性早泄，能达到较好的治疗效果。其中引发早泄的一个重要原因就是心胆气虚。参苓固精方中的君药有党参、生龙骨两种，以党参、生龙骨为主；党参性平味甘，可以补气生血；生龙骨性平味甘、涩，它归于心、肝两经，有镇惊安神之功，同时也能作用于具有收敛、固涩等特点的肾经，故均可用于肾虚滑脱、遗精早泄等治疗。这两种药都是补气血、定心神、调精气的良药。法半夏、茯苓、陈皮、五味子为臣药；以远志和莲子心为佐药。全方能够补益气血，镇定心神，固精止泄。

三、性欲低下

性欲低下，又被称为性欲减退或性欲淡漠，为患者的一种对性的兴趣及性活动欲望的降低或丧失的状态，在症状持续期间，患者的性欲不同程度地受到抑制，常常对性伴侣的性需求减少，缺乏对性的主动要求，亦缺乏对性的思考或幻想，严重者甚至出现对性的厌恶。本病可引起患者心理痛苦，也可引起男性性功能障碍，同时会对家庭生活的和谐产生严重影响。本病可由心理、药物、精神、躯体疾病等因素引起，也可因性伴侣的疾病或行为引起。本病在中医古籍中的记载较少，故值得深入探讨。

1. 痰湿壅滞证

【初诊】 患者金某，男，46岁，于2021年3月19日初诊。

［主诉］ 性欲低下3年余。

［现病史］ 患者结婚20年，育1子，家庭和睦。近3年来性欲低下，勃起正常，性生活频率不足1个月1次，IELT 10分钟。刻下症见：形体肥胖，易疲乏，腰酸，身体困重，胃脘部胀满不适，自汗多，寐可，阴囊潮湿，大便溏薄，日2～3次，无嗳气、泛酸。舌暗苔白腻，舌边有齿痕，脉滑。

［辅助检查］ 性激素六项(－)；尿常规(－)；泌尿系彩色超声检查双肾、膀胱、前列腺无明显异常；甲功三项(－)。

［专科查体］ 外生殖器发育正常，包皮略长，睾丸、附睾、精索未触及明显异常，双侧睾丸约16ml，阴毛呈男性分布。

［诊断］ ①中医诊断：性欲减退(痰湿壅滞证)。②西医诊断：性欲低下。

［方名］ 黄芪二术方加减(本方由参苓白术散《太平惠民和剂局方》加减化裁而来)。处方：炙黄芪20g，鹿角胶(烊化)10g，炒苍术9g，炒白术12g，茯苓10g，白扁豆10g，山药15g，法半夏9g，枸杞子10g，盐杜仲10g，川牛膝12g，枳壳6g。14剂，水煎服，日1剂。

【二诊】 患者于2021年4月2日二诊，诉性欲一般，近半月性生活2次，房事后腰酸，纳食增加，疲乏身重，胃脘部胀满缓解，阴囊潮湿缓解，便质仍不成形。舌暗苔白腻，舌边有齿痕，脉滑。患者痰湿症状较前缓解，但观其舌脉，体内痰湿尚存，房事后腰酸，为肾虚之象，遂在原方基础上加生薏苡仁12g，桂枝10g，升麻10g，淫羊藿15g，以祛湿通阳，温补肾阳。14剂，水煎服，日1剂。

【三诊】 患者于2021年4月17日三诊，诉性欲可，近半月性生活3次，勃起硬度尚可，腹胀消失，乏力及腰酸症状好转，同房后无明显不适，服药前5天大便次数增多，后减少，现便质成形。舌质淡苔白略腻，脉小滑。观其脉象，中焦气化得以恢复，但仍残存湿邪。守方继服14剂以巩固疗效。

【四诊】 患者于2021年5月1日四诊，诉性欲可，近半月性生活6次，勃起硬度较前提高，已无腹胀、乏力等不适，大便成形、质可，小便可。舌质淡苔白略腻，脉略滑。痰湿已去，胃气和。嘱患者平素少食辛辣及生冷，忌酒，适量运动。随访半年，未见异常。

【按语】 本案诊治病思路不难理解。痰是津液代谢失常的病理产物之一，也可作为致病因素进一步加重疾病的发展，与疾病恶化进展互为因果。患者肥胖，疲乏，身重，胃脘部胀满，自汗，便溏，痰湿之证甚为明显，且诊其脉象，无关乎肾虚，故考虑以痰湿为主。湿为阴邪，其性黏滞，最易壅遏气机，阻塞经络，且袭下焦。痰阻气机，一来气机不通，郁遏命门之火，二来痰浊上扰清窍，影响“脑主神明”，导致窍闭神匿，干扰脑神的神机气化功能，故性欲难起。前期以化痰利湿为要，脾为生痰之源，故用药多以健运脾胃，仅可稍佐补益，一来恐脾胃虚弱无力承化，二来防滋腻碍邪，用药以参苓白术散加味为主，稍予补益，佐以理气。直至后期湿邪渐去，脾胃之气渐强，可受纳诸药，可加通阳、理气、补肾之药，如桂枝、升麻、淫羊藿等，既有"少火生气"之意，又可宣通久阻经络之湿邪，引久郁之元阳外达全身，命火既出，脑神如常，思维有度，性欲也自然能够恢复。

郭军教授治疗痰湿壅滞型性欲低下强调以下4点。①根据"脑-心-肾-精室"轴理论，对于脾虚痰湿型的性欲低下患者，不能单一健脾祛湿，应酌情增加通阳、补肾、理气之药。痰湿之邪损伤阳气，阻遏气机，影响"脑-心-肾-精室"轴的正常运行，故郭军教授认为在临床中应结合补肾理气助阳等治疗法则，方能事半功倍。②痰湿黏滞，故痰湿证者普遍病程长，进展缓慢，治疗时应谨防痰湿化热之舆，如若日久生热，痰火扰心，便易出现心烦急躁、寐差等，此时应当清热化痰、解郁安神，同时配少许健脾化湿药以标本兼顾。③湿邪难以速去，湿性黏滞，应注重结合调整日常生活方式，如适当增加锻炼、日光浴等，有助于阳气的激发及湿气的排出。④郭军教授特别指出，性欲低下常有心理因素影响，故不可一味使用药物治疗，在临床中应学会开"非药物处方"，耐心倾听患者诉说病情，充分理解患者，从问诊中细抓问题，重视心理精神调节，予以适当的心理疏导，并指导患者根据个人情况培养兴趣爱好，调节生活作息方式，如此配合，"话药并用"，方可事半功倍，疗效速现。

2. 脑心失调证

【初诊】 患者杨某，男，39岁，于2020年11月2日初诊。

［主诉］ 性欲低下1年余。

［现病史］ 患者婚后15年，生育1胎，诉新冠疫情以来，事业发展不顺，近1年来性欲低下，不欲房事，晨勃正常，每月性生活2次，IELT 5～6分钟，偶见不射精而痿，常失眠，精神疲倦，偶有懒言少气，平素常情绪低落，胸闷不舒，食欲减退。舌淡苔白，舌下脉络紫暗，脉沉细。

［既往史］ 否认糖尿病、高血压、冠心病病史。吸烟史16年，平均每日吸8支；平均每日饮白酒50ml。

［辅助检查］ 性激素六项(－)；尿常规(－)；左侧1度精索静脉曲张；甲功三项(－)。

［专科查体］ 阴毛呈男性分布，睾丸左侧睾丸20ml，右侧睾丸18ml，双侧睾丸质地未触及明显异常，左侧睾丸触痛；阴茎发育正常。

［诊断］ ①中医诊断：性欲减退(脑心失调证)。②西医诊断：性欲低下。

［治法］ 荣脑养心。

［方名］ 龟鹿复欲方加减(本方由龟鹿二仙胶《医便》化裁而来)。处方：鹿角

胶(烊化)6g,龟板胶(烊化)9g,太子参15g,当归10g,白芍15g,丹参15g,川牛膝15g,淫羊藿10g,制远志10g,14剂,水煎服,日1剂,早晚分服。

【二诊】 患者于2020年11月17日二诊,诉精神疲倦大为好转,自觉气力足,食欲较前提高,偶情绪低落,仍胸闷不舒,性欲无较大改善。舌淡苔白,脉沉略细,舌下脉络紫暗。

郭军教授认为前方有效,故在原方基础上增加理气活血之品,前方加柴胡9g。枳壳10g,14剂,服法同前。另嘱患者常与妻子及家人谈心、游玩,每周进行跑步等运动2次,每次30分钟。

【三诊】 患者于2020年12月1日三诊,诉服药后性欲明显提高,胸闷大减,精力充沛,情绪尚可,夜寐梦多,口舌生疮,舌淡红苔略黄,脉沉细,舌下脉络紫暗。患者症状好转,口舌生疮为脾虚不能运化大补气血之品,当健脾,加以活血化瘀。前方鹿角胶减为3g,龟板胶减为5g,川牛膝加量至20g,黄芪易太子参,加白术12g,川芎10g。14剂,水煎服,日1剂,早晚分服。

【四诊】 患者于2020年12月15日四诊,诉性欲明显提高,近半月性生活5次,较满意,诸症消退,无明显不适,仍偶感压力较大。患者症状已见明显好转,故以前方继服半个月,变化随诊。嘱生活方式上继续如二诊所说。

【按语】 脑为元神之府,可调控神志,故对于性欲而言有着重要作用。根据“脑-心-肾-精室”轴理论,心者主血,心脑之间的生理功能依靠血的正常流动来维系,此即“血为心脑之桥”。脉道自心而出,上达于脑以濡养脑髓。心血充盈,心气鼓动,血行畅达,则脑髓得养,元灵清;脑中元神下摄心神,脑心共主神明。神明清灵则情志如常,性欲亦正常;反之则出现多端变化。

新冠疫情以来,各行业从业者均面临巨大压力,长期用脑,劳心耗神,此时不能单单考虑为肝郁,当思考大环境下带来的长久影响。本案患者也不例外,长期的工作不顺,思虑过度,心血暗耗,脑髓不充,脑心失调,神明无主,故性欲低下,情绪低落,少气懒言;气虚血少,则血行不畅,故有胸闷、疼痛、舌下脉络紫暗等血瘀之象。故在本案中,郭军教授以龟鹿二仙丹为底,鹿角胶、龟板胶行补血之职,使心血充;制远志坚壮阳道、镇静安神;太子参补气养阴;当归、白芍养肝血又疏肝之郁;丹参助力气血运行;川牛膝引药达下焦,一方面充养精室,一方面作用于精索;少用淫羊藿以助性欲。因方证相应,选药精当,疾病自能药到病除。本病由无从适应环境引起,应改变所处环境,故郭军教授嘱托患者常游玩、运动,一方面舒缓压力、调畅情志,另一方面减少思虑,避免心、脑的无端消耗,此即“解铃还须系铃人”。同时,患者有轻度精索静脉曲张,此为并发症,其病机多为血瘀,然性欲低下的病机又会加重血瘀,故后期加用活血理气之品以达到“一石二鸟”的目的。

临证上,郭军教授指出,当依据患者的病情变化适当予以灵活化裁:阳痿者,可加仙茅、阳起石等;早泄者,可加芡实、莲须、金樱子、沙苑子等;腰酸腰痛者,可加杜仲、续断、桑寄生等；阴囊坠胀、疼痛者，可加全蝎、水蛭、荔枝核、木香等；夜寐不安者，可加酸枣仁、茯神等；纳差者，可加神曲、稻芽、麦芽；大便稀溏者，可加炒白术、茯苓、肉豆蔻；便秘者可用火麻仁、肉苁蓉、大黄；小便短赤、烦渴者，可加栀子、蒲公英、白花蛇舌草等。

3. 心虚胆怯证

【初诊】 患者张某，男，26岁，于2021年6月5日初诊。

［主诉］ 性欲低下半年余。

［现病史］ 患者婚后1年，未育，夫妻感情深厚。患者自诉婚前与女朋友性交多次，均仓促完成，婚后依然，引起女友不满，半年前出现性欲降低，后虽有性生活但均为女方主动，且表现无法得到认同，甚则言语侮辱。近半年“性”趣全无，惧怕性事，偶有勃起困难，遂于我院门诊求诊。刻下症见：性欲低下，畏惧性交，勃起困难，心虚胆小，少气懒言，精神倦怠，乏力易困，记忆力减退，唇甲色白，夜寐多梦。舌淡苔白，脉弦细略沉。

［既往史］ 否认糖尿病、高血压、冠心病病史。无吸烟及饮酒史。

［辅助检查］ 性激素六项(－)；尿常规(－)；泌尿系彩色超声检查双肾、膀胱、前列腺无明显异常；甲功三项(－)。

［专科查体］ 阴毛呈男性分布；睾丸左侧睾丸18ml，右侧睾丸17ml；双侧附睾大小、质地未触及明显异常；阴茎发育正常。

［诊断］ ①中医诊断：性欲减退(心虚胆怯证)。②西医诊断：性欲低下。

［治法］ 养神宁心，荣脑益肾。

［方名］ 养心复欲方加减［本方由归脾汤(《济生方》)合安神定志丸(《医学心悟》)加减化裁而来］加针刺。处方：①人参30g，远志10g，茯神20g，菖蒲15g，龙齿10g，柴胡10g，白术10g，酸枣仁15g，龙眼肉15g，白芍10g，枸杞子10g，山药20g，14剂，水煎服，日1剂，早晚分服。②针刺：神门、百会、心俞、胆俞、三阴交、照海、安眠、巨阙，补法，每周3次。另嘱复诊时配偶一同前来门诊。

【二诊】 患者于2021年6月19日二诊，诉性欲较前提高但仍畏惧性交，精神好转、乏力减轻，晨勃可，睡眠质量提高但仍梦多。舌淡苔白，脉弦细。前方加夜交藤10g，14剂，服法如前。针灸治疗如前。嘱其配偶性交时依患者个人意愿进行，勿予压力，多予鼓励。

【三诊】 患者于2021年7月2日三诊，诉服药1个月来，性欲较前提高，晨勃增多，近半月性生活1次，仍表现不佳，虽伴侣不予责备，仍旧惧怕性生活。乏力、记忆力、睡眠质量均有改善，唇甲红润，二便可。舌淡红苔薄白，脉弦略细。继服前方，加淫羊藿10g，14剂；另予达泊西汀，嘱性交前3小时服用。针灸治疗如前。

【四诊】 患者于2021年7月17日四诊，诉性欲可，近半月性生活4次，3次为患者主动要求进行，IELT 5～7 分钟。精神可，寐可，乏力等症状消退，晨起口干，时有大便干。舌红苔薄黄，脉弦略数。患者性欲低下症状已见明显好转，前方去淫羊藿，山药减至 15g，继服 14 剂，并服达泊西汀，变化随诊。针灸治疗如前。

【五诊】 患者于 2021 年 7 月 31 日五诊，诉服药后性欲明显提高，近期性生活每周 3 次，IELT 5～6 分钟，夫妻双方均满意，已不畏惧性生活。舌红苔薄，脉弦。患者不欲再服汤药，故嘱停服中药汤剂，继服达泊西汀，变化随诊。

【按语】 郭军教授根据多年临床经验，认为本病多为虚证，但需根据四诊合参辨明具体证型。中青年患者因工作压力、家庭矛盾等环境因素，导致肝郁气滞、心胆气虚等证；中老年患者则以肾虚、精亏为多见。同时，本病有单纯性和复杂性之分，单纯性性欲低下患者的性唤起和性高潮均正常；复杂性性欲低下往往合并至少一种其他性功能障碍，如勃起障碍、早泄、不射精等，这些性功能障碍与性欲低下互为因果，在发病上互有先后。诊断时，应将性功能障碍（如阳痿、早泄等）、夫妻关系、工作压力，以及某些器质性病变等影响因素结合起来。辨明到底是因其他性功能障碍导致的性欲低下，还是性欲低下引起的其他性功能障碍，给予患者最准确的诊断，排除干扰因素。如本案患者，主因房事不佳而引发性欲低下，在治疗性欲低下的同时兼顾早泄的调理，尽快解除疾病诱因，往往可收获疗效。

心虚胆怯型性欲低下的治疗应主要从心、胆着手，以安神、定志、养心为总则。郭军教授认为，因本病属于慢性病，不能采用峻烈之品以求短时间达到疗效，“欲速则不达”，应“徐徐慢补”，以安神之品定情志，用气血之品以复血脉。也可考虑在内服药物的同时，结合针灸疗法，将疗效最大化。因为针灸治疗能够调畅气血、平衡阴阳，从精、气、神、肾等方面综合调理。

郭军教授指出，夫妻同治是治疗性功能障碍较为重要的手段之一。夫妻同治是指配偶参与到治疗中来，共同应对问题。在男性患者接受治疗期间，其配偶应给予支持和理解，积极鼓励患者，有助于患者减轻心理压力与精神负担。对因早泄、阳痿等致性欲低下的患者，配偶切勿予以过多压力，应遵循患者意愿，与患者一起，共同调整性生活节奏，适度改善生活方式，给患者一个相对宽松的治疗环境，对于治疗大有裨益。

4. 心肾不交证

【初诊】 患者王某，男，24 岁，于 2019 年 10 月 12 日初诊。

［主诉］ 性欲低下 2 个月余，加重半个月。

［现病史］ 患者结婚 1 年余，性生活史 2 年，性生活频率每周 2～3 次，为求更好的发展，辞职备考研究生。诉备考以来压力较大，心烦。两个月前自觉性欲降低，进而受到妻子指责，产生争吵。曾于当地医院就诊，予补肾壮阳类汤药，服药后效果不明显。近日夫妻生活欲望完全消失，遂来我院求诊。刻下症见：性欲低下，

心烦健忘，寐差梦多，盗汗，时有腰酸，神疲乏力，食欲差，纳食不香，小便调，大便不成形，日行1次。舌红，苔薄，脉沉细数。

［既往史］　否认糖尿病、高血压、冠心病病史。吸烟4年，平均每日5支，无饮酒史。

［辅助检查］　内分泌检查，垂体泌乳素 13.38ng/ml，E_2 34pg/ml，FSH 4.41mU/ml，LH 4.43mU/ml，LH/FSH 1.00，睾酮 12ng/ml。甲状腺功能、生化检查未见异常。

［专科查体］　阴毛呈男性分布，睾丸左侧 15ml，右侧 16ml；双侧附睾大小、质地未触及明显异常；阴茎发育正常。RigiScan 阴茎硬度测试：①勃起硬度Ⅳ级；②持续勃起状态；男性生殖系统超声未见明显异常。

［诊断］　①中医诊断：性欲低下（心肾不交证）。②西医诊断：性欲低下。

［治法］　泻南补北，交通心肾。

［方名］　归欲丹［本方由交泰丸（《万病回春》）化裁而来］。处方：黄连6g，肉桂6g，枸杞子15g，菟丝子15g，淫羊藿10g，仙茅10g，茯苓12g，白术12g，黄精6g，代代花6g，山药15g，贯叶金丝桃6g。7剂，水煎服，每日1剂，早晚各1次。嘱患者妻子予以理解和陪伴；嘱患者适当运动，常与妻子沟通，按时休息与服药。

【二诊】　患者于2019年10月18日二诊，诉精神状态改善，经性刺激后已有些许性欲，但仍不强烈，腰酸、神疲等症状有所改善；仍心烦、寐差易醒，偶有腰痛、盗汗、时感口干、口舌生疮。舌红，苔薄，脉细数。以前方加黄柏10g以清热，浮小麦30g以敛汗，芡实10g以益气生津，珍珠母12g以安神，麦芽10g顾护胃气。7剂，煎服方法同前。并嘱患者每日运动30分钟，规律作息。

【三诊】　患者于2019年10月26日三诊，诉经性刺激后性欲较强，可勃起并完成房事，神疲、心烦、寐差、腰痛、盗汗、口渴等不适均有所减退，小便调；近两日大便日行3～4次，不成形。舌淡红，苔薄白，脉略细。前方去黄连、黄柏、白术，枸杞子、菟丝子减至10g。4剂。再诊时诸症皆愈，性欲恢复，心情舒畅。

【按语】　根据“脑-心-肾-精室”轴理论，心、肾病变，亦可导致性欲低下。《评注产科心法·种子门》有云：“君火一动，相火随之，未有心不动而肾举事者也。”心藏君火，肾藏相火，君火下行，相火上行，君相相交，方产生性欲。心者主火，肾者主水，心火下降，肾水上行，则水火交融，始有性欲。肾阳上升，可温养心火；心火抑制肾水泛溢，以助肾阳升腾；肾水则能制心火，使其不至升腾太过。《医原》云：“心属火，而心中有血，是火中真阴。故火随心阴下降，以交于肾水。肾属水，而肾中有气，是肾中真阳。故肾水随真阳上升以交于心火。”故心阴、心阳、肾阴、肾阳都参与了心肾交通，无论哪一方出现了盛衰之象，皆可造成水火不济，即心肾不交之病机所在。心阴虚，心阳无以涵敛，肾阴虚者，君火无阴水承制，故心火上炎而不息；心阳虚者，下行无力，肾阳失其滋助，无以蒸化阴液，故肾水散漫，离其位，失其职，水火不交，性欲低下。

性欲低下常常被患者认为是阳痿病，在临证时易于混淆，虽然性欲低下者也会伴有勃起困难或硬度不坚等情况，但其勃起功能大多是正常的。其勃起问题总是由于性欲低下引起的，而并非是先出现勃起功能障碍，再继发性欲低下。这两种情况出现的先后次序往往将决定我们的诊断及治疗，因此在临证时当仔细询问病史，并进行充分检查以进行鉴别。在本案中，患者既往性生活正常，性欲可，射精功能正常，男性性器官及激素等检查未见异常，RigiScan阴茎硬度测试提示患者勃起功能正常，再结合病史，不难诊断为性欲低下，而非阳痿。郭军教授认为，心火与肾水二者相平衡则机体阴阳协调。患者备考，压力较大，又常受到妻子的指责，使患者心火亢盛，加之备考用脑频繁、熬夜过多，耗伤肾气，心火不降，肾水不升，心肾不交，则阴阳失衡，产生性欲低下，心火旺则伴寐差、心烦，肾水乏则伴乏力、腰酸等。另一方面，肾气亏虚，导致后天脾胃虚弱，故不欲饮食、便不成形。遂用归欲丹，以泻南补北为主要思路，同时配伍茯苓、白术、黄精等药补养脾胃，以求南北通调，心肾相交，性欲复来。

5. 肾精亏虚证

【初诊】 患者杨某，27岁，男，于2022年1月23日初诊。

［主诉］ 性欲低下1年，加重半年。

［现病史］ 性生活史9年，已婚3年，婚后性生活频繁，每周约5次。1年前自觉性欲低下，渐感勃起硬度下降，性生活每周2次，自服金匮肾气丸2个月，症状加重。近半年性欲全无，勃起困难，性生活少。伴有神疲乏力，头昏耳鸣，腰酸膝软，骨节酸痛，五心烦热，口渴欲饮，多梦，偶有盗汗。舌红苔有裂纹，脉细数。

［既往史］ 否认糖尿病、高血压病史，近期无体重下降。

［专科查体］ 外生殖器发育正常，睾丸、附睾、精索未触及明显异常，阴毛呈男性分布。

［辅助检查］ 性激素六项(－)；尿常规(－)；泌尿系彩色超声检查双肾、膀胱、前列腺无明显异常；甲状腺功能三项(－)。

［诊断］ ①中医诊断：性欲减退(肾阴亏虚证)。②西医诊断：性欲低下。

［治法］ 滋阴降火。

［方名］ 滋阴还欲方［虎潜丸(《丹溪心法》)加减化裁而来］。处方：黄柏10g，知母10g，熟地黄15g，龟板(先煎)15g，锁阳10g，当归10g，怀牛膝10g，白芍10g，陈皮10g，紫河车10g，盐杜仲10g。14剂，水煎服，一日1剂，早晚各1次。嘱治疗期间勿行性生活。

【二诊】 患者于2022年2月6日二诊，诉性欲无明显改善，勃起硬度较前提高，乏力、头昏耳鸣、腰酸、骨节酸痛缓解，盗汗、夜梦减少，但寐欠安，夜间燥热，仍略有口渴。舌红苔有裂纹，脉细数。前方有效，阴虚内热之象仍存，前方基础上加茯神 10g，牡丹皮 12g。14 剂，煎服方法同前。

【三诊】 患者于 2022 年 2 月 20 日三诊，诉性欲渐起，性刺激时可勃起，勃起硬度约 3 级，遵医嘱未行性生活。夜寐可，口渴、盗汗明显缓解，腰酸、骨节酸痛缓解，耳鸣基本消退。舌红苔薄，脉细。患者性欲渐强，诸症皆减，前方续服 14 剂。嘱身体恢复后性生活次数不超过每周 3 次，夜晚 11 点前当入眠。随诊 2 个月，告愈。

【按语】 本案患者性生活频繁，耗伤精血，肾精不足，无以充养脑髓，脑神失用，阴血不足，心不得养，心脑失调，故性欲低下。性欲与勃起相互影响，一方面，性欲低下，难以产生性唤起，故患者阴茎难举；另一方面，肾主生殖，促进并维持性器官的功能，肾中精气阴阳之盛衰与房事联系紧密，肾阴不足，阴不敛阳，阳无所依，宗筋失养，所以阳痿不举。阴虚阳亢，精血不足，腰膝失养故而酸软乏力；浮游之阳下窜足心则足心热而时汗出，虚热内生，阴气空虚，睡则卫气乘虚陷入阴中，表无护卫，迫津外泄则盗汗；虚火扰心，故心烦、梦多。金匮肾气丸本为补阳之品，患者肾阴亏虚，一来用药不合病机，二来阴虚生内热，误服此类温补之药更易致邪火燔灼，故病情加重。结合四诊，本案当用滋阴降火法，“阴阳者，万物之能使也”，待虚火既定，阴平阳秘，即缓自收功。本案症状固然典型，然肾阴亏虚之诸症并非皆可见典型表现，诊病时仅见一个轻微的局部的症状，这就要求我们要认真仔细地分析四诊资料，抓住这些有意义的细节症状，反复推敲，透过现象发现本质，才能得到正确的疾病病机。

郭军教授治疗肾阴亏虚型性欲低下强调以下 3 点。①在“脑-心-肾-精室”轴理论的指导下，要从精、血、阴液方面着手，重视改善脏腑功能，滋补肾阴为根本，同时应补益精血，故在用药方面着重增加滋阴填精、养血活血的中药药味，如龟板、紫河车、酸枣仁等。②“药足力专，补而不泻”，性欲低下之肾阴虚证的产生，是由于恣情纵欲、长期性事引起，肾阴亏耗，导致诸多症状，在治疗时应恪守病机，专以滋补肾阴，是谓“补”；本病由纵欲引起，治疗时则应嘱患者如积水成渊、循序渐进，切不可再肆意纵欲，耗损精血，乃“戒为良药”，是谓“不泻”，又同谓补。③纠正不良生活方式，肾阴亏虚致性欲低下多数以虚证为主，同时兼夹虚热之象，不良生活方式会加重病情，饮食上应清淡，可酌加牡蛎等养阴填精之物；同时，无论是按时睡眠，还是节制欲望，都有利于疾病的恢复。郭军教授的这一学术观点也与西方医学近些年来倡导优良的生活作息习惯不谋而合。

6. 脑肾失济证

【初诊】 患者翟某，男，35 岁，于 2022 年 11 月 2 日初诊。

[主诉] 性欲低下 8 个月余。

[现病史] 患者夫妻关系和睦，从事“120”急救工作，平素性生活每周 3～4

次，近8个月来发现性欲低下，后逐渐发展为不思“性”事，腰膝酸软，精神状态较差，时有头晕、注意力不集中，多梦，醒后身累，怕冷，晨勃减少，近1个月来常遗精，每周约3次，遗精后腰酸、乏力加重，偶有小便无力，大便调。舌淡苔薄白，脉沉细。

［辅助检查］ 性激素六项(－)；尿常规(－)；泌尿系彩色超声检查双肾、膀胱、前列腺无明显异常；甲状腺功能三项(－)。

［专科查体］ 外生殖器发育正常，包皮略长，睾丸、附睾、精索未触及明显异常，双侧睾丸约15ml，阴毛呈男性分布。

［诊断］ ①中医诊断：性欲减退(脑肾失济证)。②西医诊断：性欲低下。

［治法］ 荣脑补肾，养血安神。

［方名］ 芪仙复欲方加减[本方由归脾汤(《济生方》)合赞育丹(《景岳全书》)加减化裁而来]。处方：党参10g，炒白术12g，黄芪30g，当归12g，白芍10g，淫羊藿15g，巴戟天15g，肉苁蓉15g，牛膝15g，益智仁15g。14剂，水煎服，一日1剂，早晚各1次。

【二诊】 患者于2022年11月17日二诊，诉腰膝酸软减轻，乏力较前明显缓解，性欲一般，怕冷减轻，晨勃无明显改善，仍多梦。舌淡苔薄白，脉沉细。前方党参加量至20g，加制远志6g以安神。14剂，煎服方法同前。

【三诊】 患者于2022年12月1日三诊，诉腰膝酸软减少，怕冷减轻，自诉精力充沛，晨勃恢复，偶思性事，遗精每周1次，遗精后仍乏力。舌淡苔薄白，脉沉细略滑。前方加菟丝子15g，鹿角胶6g。续服14剂，继续观察。

【四诊】 患者于2022年12月15日四诊，诉患者诸症减轻，遗精每周1次，遗精后无乏力现象，性欲可，上周行性生活1次，但事后梦多、腰酸。舌淡苔薄白，左脉沉弦，右脉沉细。守方，继服，嘱患者禁欲。

【五诊】 患者于2022年12月31日五诊，诉性欲可，无不适，近半月未遗精，情绪高涨。舌淡苔薄白，沉脉较前好转。前方去肉苁蓉，继服14剂，仍嘱患者禁欲。

【六诊】 患者于2023年1月14日六诊，诉无任何不适，性欲如常。考虑基本痊愈，守方继服半个月巩固疗效。半个月后可停药进行性生活，严格控制每周1～2次。嘱停药后备人参归脾丸，常服。

【按语】 本案有以下几点最为关键。①患者从事“120”急救工作，常需夜间加班，处理各种急、危、重事件，久之耗伤阴血，血不荣脑，脑髓失养，脑为髓海，脑髓不充，则元神不灵，故无精打采，多梦。②平素性生活每周3～4次，此为纵欲过度，肾精大伤，故出现一系列肾虚症状，肾藏精，精生髓，故脑髓失养加重，脑神调控失常，故不思性事。脑髓充则神志清，肾精足则性事可，故治疗上当养血、补肾以充养脑髓，补血养血贯穿治疗的始终。方选归脾汤与赞育丹合方，归脾之党参、炒白术、黄芪、当归专以养心血，加白芍以助肝藏血，心血足、肝血旺则可濡养脑髓；赞育丹之淫羊藿、巴戟天、肉苁蓉专以补肾，加牛膝以强筋骨，同时引诸药达精室，益智仁以暖肾养脑，全方共奏荣脑补肾，养血安神之功。在用药的加减上，应当遵循养脑神、补肾髓，紧紧扣住基本病机，若睡眠不足、睡醒乏力，当大补元气，可党参易人参，黄芪加至 60～120g；若多梦易醒，睡眠质量差，当酌加安神之品，如酸枣仁、远志、龙骨、夜交藤等；若兼有痰湿，可根据情况使用琥珀、茯苓等安神宁心化湿之药；若血虚成瘀，应在补气养血的基础上加用丹参、川芎等；性欲低下者，为静，属阴，也可酌用黑附子、桂枝、肉桂等温通心阳，本病非急症、重症，预后往往较好，在诊病时当仔细思考即可。

郭军教授在治疗脑肾失调型性欲低下常注意以下 3 点。①本证患者常有熬夜等大伤心血之生活史，同时兼有肾精亏虚之证候，因此辨证不难，但长久以往，病情迁延，虽是“小病”，却不易治愈，在治疗初期常常出现无效的情况，此时不必惊慌，抓住脑肾失济之病机，坚持以养血、补肾、荣脑为要，虽效果缓慢但必定见效。②欲望的产生，会促使人做出相关的行动以满足欲望，然患者虽性欲恢复，但肾中精气仍匮乏，故不可行夫妻之事，应禁欲以待肾水充足，故在守方的基础上嘱患者禁欲，并且在停药后减少性生活的频率。③患者的工作性质无法改变，阴血耗伤会成为其日后生病的主要病机，故停药后嘱患者备人参归脾丸定期服用以养阴血，防疾病复发。

四、不射精症

不射精症属于中医学中的“精闭”“精不泄”范畴，表现为在性行为中虽然能够正常勃起和进行性交，但无法顺利射出精液。不射精症可以根据病因分为器质性和功能性两类。临床上，功能性不射精症更为普遍。

1. 精室湿热证

【初诊】　患者孙某，男，26 岁，于 2019 年 5 月 14 日初诊。

［主诉］　同房不能射精 1 年余。

［现病史］　患者形体肥胖，1 年前首次发现在同房时出现无法射精的情况，曾于其他医院就诊，诊断为“慢性前列腺炎”并接受治疗，但未见明显改善，至今同房仍无法射精。患者主观感觉性欲旺盛，受性刺激后容易勃起，勃起硬度为Ⅲ级，能够完成性生活。近 2 年由于社交活动增多，日常饮酒量大，并精神压力增加。刻下症见：同房时无法射精，伴小腹与胁肋部胀满疼痛，情绪易怒，口苦口黏，食欲缺乏，阴囊潮湿，小便黄，大便不成形。舌红苔黄腻，脉弦数。

［既往史］　否认糖尿病等慢性病病史。

［辅助检查］　性激素六项(－)；尿常规(－)；前列腺液常规白细胞满视野/

HP;超声检查前列腺钙化灶。

［专科查体］ 阴毛呈男性生理分布,外生殖器发育正常,尿道口未见异常分泌物。

［诊断］ ①中医诊断:精闭(精室湿热证)。②西医诊断:功能性不射精症;慢性前列腺炎。

［治法］ 清肝泻火,利湿通精。

［方名］ 龙栀通精汤(自拟方)加减。处方:龙胆草 6g,栀子 10g,车前子(包煎)15g,生地黄 10g,北柴胡 10g,当归 10g,石菖蒲(包煎)10g,王不留行 10g,党参 15g,黄芪 15g,白术 15g,全蝎 3g,甘草 6g。7 剂,水煎服,早晚各 1 次。

【二诊】 患者于 2019 年 5 月 21 日二诊,诉口苦黏腻之感减轻。苔腻之症明显缓解,说明湿热之症改善。鉴于患者精室湿热症状缓解,一方面需要注意防止药物过于苦寒而影响胃气,另一方面要避免利水过度损伤阴液,因此上方去掉车前子且龙胆草用量减至 3g。另外,由于口干症状减轻,阴血内伤之症逐渐恢复,故去当归。在后续治疗中,进一步条畅气机,故加青皮 10g,陈皮 10g。7 剂,煎服方法同前。

【三诊】 患者于 2019 年 5 月 28 日三诊,诉上周因工作原因出差在外,未行性生活。但胁肋部、阴茎和睾丸均未感到明显不适。排便通畅,口苦改善。故续服 14 剂。

【四诊】 患者于 2019 年 6 月 11 日四诊,诉阴道内成功射精 1 次;胁肋部、阴茎和睾丸均未感到明显不适。守方续服 14 剂,并嘱咐患者适度运动减轻工作压力,若可正常射精则不必复诊。

【按语】 患者形体肥胖,长期高脂饮食,嗜食肥甘厚味,以致内生湿热邪气。湿热邪气侵袭下焦,阻滞精道,故引发不射精症。湿热邪气下行困阻膀胱,膀胱气化功能失常,导致排尿受阻,故出现小便短赤、灼痛之症。患者长期承受工作压力,精神压力较大,经常熬夜而出现肝血亏虚之症。另外,患者酗酒与长期加班导致情志不舒,肝气郁结,肝疏泄功能失常,内生郁火,湿阻精道,亦会导致患者精液在精室内滞留,于精道中无法正常排出。

龙栀通精汤是在《医宗金鉴》中的龙胆泻肝汤的基础上进行加减化裁而得。该方可清肝胆实火,除下焦湿热,从而让肝的疏泄功能正常发挥,三焦经气畅通,全身气机畅达,以确保精道通畅。方中龙胆草与栀子为君药,具有清热燥湿、泻肝胆实火之用,亦能通达精窍;生地黄与当归的搭配,可养阴生精补血,补充因郁火而耗伤的精血;石菖蒲、王不留行和全蝎分别具有开窍、通经、通络的功能,三者协同作用有助于通畅精络。在治疗不射精症时,需谨慎使用大量清利肝胆湿热之品,以免因其苦寒之性直接影响胃气。在临床实践中,如果湿热生于内且伴正气虚损,易导致正虚邪恋,使病情缠绵难愈。因此,治疗精室湿热之证,当标本同调,初期清利肝胆湿热，其中龙胆草和栀子尽管具有苦寒之性，但在初期的去实过程中对正气影响较小。在治疗中需灵活调整龙胆草的剂量，以确保气机通畅。

射精是体内精、气、神三者物质与功能协调统一的表现。精气神三者协调得当，确保精气神内守，精室开阖有度。由此可见，射精不仅仅是一种生理行为，更是身体状态和心理状态高度协调一致的体现。对于此类患者，郭军教授建议结合饮食调整以积极控制体重，同时规律运动，以达调节情志、疏肝解郁之效。

2. 精室瘀滞证

【初诊】 患者秦某，男，42 岁，于 2018 年 11 月 5 日初诊。

［主诉］ 性交不射精 5 个月余。

［现病史］ 患者因性交时连续 5 个月未能射精，于我科寻求帮助。患者既往 5 个月里，每当情绪低落时发生性行为会出现无法射精的症状。患者的勃起硬度为Ⅲ级，能够插入，可完成性生活，同时伴随阴茎胀痛。患者有手淫习惯，手淫时可以完成射精。目前患者情志抑郁，排斥性行为，食欲减退伴嗳气，大便稀溏，日 3～4 次。舌红苔薄，脉弦细。

［既往史］ 否认糖尿病等慢性病病史，近期无体重下降。

［辅助检查］ 性激素六项(－)；前列腺液常规(－)；AVSS 检测提示：勃起硬度Ⅲ级；持续勃起状态；男性生殖系统超声未见明显异常。

［专科查体］ 阴毛呈男性正常生理分布，外生殖器发育正常。

［诊断］ ①中医诊断：精闭(精室瘀滞证)。②西医诊断：功能性不射精症。

［治法］ 通精开窍。

［方名］ 柴附通窍方(自拟方)加减。处方：北柴胡 10g，香附 10g，青皮 9g，陈皮 10g，郁金 10g，路路通 15g，蜈蚣 3g，鸡血藤 10g，石菖蒲(后下)10g，白芍 15g，炙甘草 3g。7 剂，水煎服，一日 1 剂，分早晚服。

【二诊】 患者于 2019 年 11 月 13 日二诊，诉食欲提升，大便每日 2～3 次，成形。晨勃次数增加，硬度改善，气滞之证明显缓解。考虑患者气滞影响脾胃运化，下一步治疗重点当健脾益气，于是在处方中加入太子参 15g，炒白术 15g 以增加健脾益气之效。14 剂，煎服方法同前。

【三诊】 患者于 2019 年 11 月 28 日三诊，诉胁肋部和阴茎的不适感基本消失。大便日 1～2 次，食欲改善。期间患者尝试了 2 次性行为，勃起状态理想，否认中途疲软。尽管在第一次尝试时未能成功射精，但患者信心大增，第二次成功射精。因此，建议患者续服药物 14 剂。

【四诊】 患者于 2019 年 12 月 12 日四诊，诉过去半个月内性生活 3 次，自觉满意，未出现异常。患者情绪改善，嗳气减少，说明肝气犯胃之症好转，胃气得降。患者要求续服药物 7 剂，嘱患者无不适则不必复诊。

【按语】 肝气郁结导致肝失疏泄，气机受阻，阻碍了气血上行以滋养清窍，脑髓不充。肝为藏魂之所，心为神明之主，正常的情志活动需要五脏协同配合。肝血不藏，肝失疏泄，神魂不安。持续的不良情志状态会导致气血郁结于内而化火伤阴，内灼精液且耗竭气力，最终导致血液循环不畅，瘀滞内阻，影响脑神，心神不养，精室受损。本例患者表现为胸胁部胀满不适，常叹息，且伴阴茎胀痛，性生活时常出现中途疲软。此外，患者有长期手淫史。肝主藏血和疏泄，肝血滋养宗筋，宗筋的功能与肝血滋养、肝气疏泄密切相关。肝主疏泄之能，若气道畅通，精道通畅，则持续勃起，射精有力。因此，肾精不藏，精室瘀滞是导致该患者出现不射精症的根本原因。

柴附通窍方是郭军教授基于柴胡疏肝散加减化裁而来。其中北柴胡具有疏肝解郁、畅气机、散郁结之用，是疏肝解郁，调理一身气机之要药；香附为气病之总司，善调治气机，舒畅气道，尤其善于调理中下焦的气滞之证，对于气滞所致的不通则痛疗效明显；石菖蒲和路路通可通精开窍，石菖蒲可开窍豁痰，路路通可通络止痛；虫类药擅动、飞升走窜，可通水道，利血脉与九窍，蜈蚣入肝经，利精关通精络，是改善勃起功能的要药。鸡血藤与白芍相伍，共奏疏肝活血定痛之用。患者由于气血瘀滞导致精室功能不能正常发挥而出现不射精之症。治疗思路以气血为抓手，化瘀、通精开窍为法。故全方以理气药为主，活血药为辅，活血通络之品仅有鸡血藤、白芍、蜈蚣，但是药少力专，可达活血化瘀之效。另外，在治疗上同时兼顾患者脾胃功能，故予陈皮、太子参、白术改善脾胃气机。对于这一类型的患者，郭军教授通常会联合使用5型磷酸二酯酶(PDE5)抑制药，以改善阴茎血管内皮功能，增加夜间勃起和晨勃的频率。这有助于提高患者在同房前的信心、减轻焦虑和抑郁情绪。

3. 肾虚精亏证

【初诊】 患者秦某，男，46岁，于2020年6月4日初诊。

［主诉］ 同房不射精3年余。

［现病史］ 患者3年前出现同房时不能射精，性生活频率每周4～5次。患者手淫可正常射精。2年前，患者开始出现勃起困难，中途疲软及射精无力等症状。于外院就诊后，患者服用他达拉非5mg，每日1次，勃起硬度有所改善，但在同房时仍未能成功射精。刻下症见：疲劳、腰膝酸软、头晕、耳鸣、小便清长、大便溏泄。舌淡苔薄，脉沉。

［既往史］ 患者有长期手淫史。否认慢性病病史，近期体重下降4kg。

［辅助检查］ 性激素六项睾酮8.1nmol/L；前列腺液常规(—)。

［专科查体］ 阴毛呈男性正常生理分布，外生殖器发育正常。

［诊断］ ①中医诊断：精闭(肾虚精亏证)。②西医诊断：功能性不射精症。

［治法］　补肾填精开窍。

［方名］　仙地通精方加减。处方：淫羊藿 9g，熟地黄 30g，山茱萸 15g，枸杞子 20g，党参 15g，北柴胡 10g，白芍 15g，玄参 15g，醋鳖甲 15g，麦门冬 15g，菟丝子 10g，地龙 10g，路路通 10g。14 剂，水煎服，早晚分服。服药期间停止性生活，戒除手淫。

【二诊】　患者于 2020 年 6 月 19 日二诊，患者在药物治疗后感觉腰膝酸软、神疲乏力之症有所减轻，并在此期间遗精 1 次。为了更全面地强化治疗效果，加入健脾益气之药，予白术 15g，山药 15g，旨在补益后天元气，以滋养先天之本，同时兼以补益肾精，以巩固疗效。续服 14 剂。

【三诊】　患者于 2020 年 7 月 2 日三诊，诉头晕、耳鸣等症状已基本消失，性欲如常。舌淡红，苔薄白，脉沉。在治疗过程中，患者进行 1 次性生活，勃起硬度正常，能够正常射精，但仍觉射精无力。故上方加黄芪 30g，以补气养血，改善患者射精无力之症。续服 14 剂。

【按语】　肾精既包括人体先天之精，亦包括由后天脾胃运化的水谷精微。脾主运化，运化生成五脏六腑之精；胃主藏纳，藏纳人体需要消化腐熟的食物。二者相互协调将后天脾胃运化吸收的水谷精微布散，沿三焦和经络转运至全身。肾精乃是化生神明的物质基础，因为“精气不散，神守不分”，充足的肾精有助于滋养脑髓，保持脑神的活力，维持人体正常生理活动。在生理状态下，脑髓是由肾精所化生，肾精灌注于脑，化生脑髓，形成支配人体的精神、意识和情感的生理基础。

该患者体质一般，由于房事过于频繁，肾精不藏而过度泄失，导致肾中精气亏虚；还由于脾肾化生的精气相互滋补，肾精耗伤过度，导致脾气亏虚，脾肾气虚导致射精无力。年少时频繁手淫，精气亏耗，肾精不足，由于精血同源，故气血俱亏。这些因素共同导致了患者出现疲劳乏力、腰膝酸痛等症。补肾的要点：首先，要强调补益肾气，以确保射精有力；其次，要滋补肾精，使肾精充足，确保精液充盈，可顺利射出；第三，需要重视肾的封藏之用，使其开阖有度，确保精液能够在适当的时机排出。

仙地通精方是在左归丸的基础上进行加减而得，该方以淫羊藿为主药，以补肾温阳、填精益髓为目标。熟地黄在方中起到滋养肾水、填补肾阴、滋补肾精的作用，两者的联合使用达到了阴阳相济之效，补充肾气与肾精，使之充盈，有助于顺利射精。方中醋鳖甲滋养肾阴，以补肾水。在肝肾同源理论的指导下，醋鳖甲与山茱萸和枸杞子相伍，共同滋养精血，使肾精充盈，肝血内藏。地龙和路路通以通为用，疏通畅达阻滞之精络，是治疗精闭的关键药物。二诊之时，方中增加白术、山药等健脾益气之品，以达到后天养先天的目的，促使气血畅通，脾胃化生精血有源。

五、逆行射精

逆行射精属于中医的“精闭”“精不射出”等范畴。是指在性交过程中，患者虽然有性高潮与射精之感，但精液并未从尿道正常排出，而是逆行进入膀胱的一种病症。这种病症是男性不育的常见原因之一，同时也会对患者的心理状态和家庭和谐产生负面影响。湿浊、瘀血内阻或气阴两虚均会导致逆行射精。如果脾胃运化有方、肾精肾气充足、气血运行畅达，那么肾精充足、精络通畅，精液则正常排出。基于“脑-心-肾-精室”轴理论辨证治疗逆行射精，可以达到整体与局部同治、身心同调的效果。

1. 精室湿浊(热)证

【初诊】 患者赵某，男，32 岁，于 2016 年 7 月 13 日初诊。

[主诉] 性生活时发现没有精液射出 3 周。

[现病史] 患者 3 周前性生活时，自觉射精与性高潮后未有精液射出，当时未引起重视。1 周后再次行性生活时仍未观察到精液射出，患者自服“补肾类”中药(具体不详)，未见明显改善。患者体形较胖，平时喜食油腻。刻下症见：阴囊潮湿，脘腹胀满，小便黄赤，大便黏腻。舌质红，苔黄腻，脉滑数。

[既往史] 患者高脂血症 2 年，否认糖尿病、高血压病史。

[辅助检查] 泌尿生殖系统超声检查示，前列腺体积稍大，回声欠均匀，可见钙化灶形成；睾丸、附睾未见明显异常；手淫后尿液分析(中段尿)可见大量精子；性激素六项(—)。

[专科查体] 阴毛呈男性分布，外生殖器发育正常，尿道口未见异常分泌物。

[诊断] ①中医诊断：精闭[精室湿浊(热)证]；②西医诊断：逆行射精；高脂血症。

[治法] 利湿化浊。

[方名] 萆薢分清饮加减(《杨氏家藏方》)。处方：萆薢 15g，石菖蒲 10g，白术 15g，车前子(包煎)10g，丹参 10g，枳壳 10g，云茯苓 10g，党参 15g，黄芪 15g，黄柏 10g，丝瓜络 30g，泽泻 10g。7 剂，水煎服，一日 1 剂。

【二诊】 患者于 2016 年 7 月 21 日二诊，诉上周性生活 1 次，仍未观察到精液射出。但是自觉阴囊潮湿减轻。脘腹胀满未见显著改善，食欲欠佳，大便次数增加，形状不规则，粘马桶现象减轻。考虑该方取效，为进一步改善湿热之证，复以利湿化浊、清热、健脾的治疗方案。在治疗中焦饮食停滞的基础上，加入生山楂 15g，神曲 10g，以促进消导之用，兼顾活血化瘀。14 剂。

【三诊】 患者于 2016 年 8 月 14 日三诊，诉昨天行性生活，观察到有少量黏稠精液射出。阴囊潮湿症状显著减轻，食欲改善。小便色黄缓解，大便 2 次，形状不规则，黏滞感消失，粘马桶现象减轻。患者诸症大衰，但仅有少量精液射出。考虑患者潮湿之症及黏腻之感明显减轻，为防止苦寒伤胃，利水伤阴，故于前方去车前子，黄柏减至 6g。续服 14 剂。

【按语】　精室湿浊(热)证是逆行射精的主要证型，主要因湿热之邪侵犯精室，导致精室功能紊乱。湿热内蕴，一方面可影响精室气血运行，导致经络阻滞；另一方面湿热之邪可直接损伤精室，影响精室固摄通降之用。精室湿浊(热)证型的产生与外感湿热之邪、饮食不节、情志内伤等多种因素有关。外感湿热之邪，如长期处于潮湿环境，或受到细菌、病毒等感染，可能侵犯精室，导致湿热内生。饮食不节，如过食辛辣、油腻食物，也可能助长湿热。情志内伤，如长期精神压力大、焦虑、抑郁等，可能影响脏腑功能，进而产生湿热。在现代医学中，精室湿浊(热)证型逆行射精的发病机制可能与前列腺炎、尿道炎等感染有关。这些炎症可能导致精室周围组织的粘连，影响精室的正常功能。此外，一些神经系统、内分泌系统的疾病也可能与本证型的发病有关。

本例精闭为湿浊阻滞，湿热之邪久居下焦，长期积聚故内郁化热，精络内灼，精络不通，法当清热通络，利湿化浊。后天之本脾胃主一身水液运化，若运化功能如常则水液代谢可调。饮食失宜伤脾胃，可导致中焦运化功能失调，湿浊内生。考虑湿性趋下，易袭阴位，若湿浊久滞于下焦，则化生内热，伤及精络，精行异位，故而引发精闭。郭军教授运用《医学心悟》中的萆薢分清饮加减，以利湿化浊、清热通络为法，治疗湿浊(热)之证。精闭治疗，首当明辨虚实，不可因未见精液射出即按肾虚论治，否则可加重病情，该患者即犯此戒。在治疗中，郭军教授采用利湿化浊之法，选用茯苓、泽泻、石菖蒲等药物，亦关注了后天运化的脾胃功能，运用党参、黄芪、白术等药物来调理脾胃，脾胃得健，则运化有源，湿浊可去。其中，丝瓜络可通达络脉，散络脉之瘀，使药效直达病所。考虑该患者体形肥胖，伴高脂血症，郭军教授还加入了消导之品如生山楂、神曲等，不仅有助于湿浊的运化，更有活血化瘀通络之效，既改善高脂血症，又有助于精闭之症康复。

2. 肾虚血瘀证

【初诊】　患者李某，男，52 岁，于 2012 年 11 月 2 日初诊。

[主诉]　性生活时发现没有精液射出 2 个月。

[现病史]　患者在 2 个月前的性生活中有射精感，但是未见精液射出，随后两次同样未见精液射出。患者体形肥胖，面色暗沉，伴腰酸腰痛，倦怠乏力，勃起硬度减退，小腹部胀满疼痛不适，排尿不畅。舌质黯淡，苔薄而润，舌下络脉迂曲，脉沉涩。

[既往史]　患者高血压病病史 10 年，冠状动脉粥样硬化性心脏病病史 3 年，

否认糖尿病病史。

[辅助检查] 超声检查示前列腺体积增大,回声不均匀;手淫后尿液分析(中段尿)发现大量精子;性激素六项(一)。

[专科查体] 阴毛呈男性正常生理分布,外生殖器发育正常。

[诊断] ①中医诊断:精闭(肾虚血瘀证)。②西医诊断:逆行射精。

[治法] 补肾活血。

[方名] 二地通精汤加减(西苑医院男科协定方)。处方:生地黄 10g,地鳖虫 10g,山茱萸 10g,枳壳 10g,枸杞子 15g,菟丝子 15g,北柴胡 10g,川牛膝 10g,钩藤(后下)15g,当归 10g,云茯苓 10g,丹参 15g。7 剂,水煎服,一日 1 剂。嘱患者忌辛辣、烟酒,避免久坐,适当增加运动量。

【二诊】 患者于 2012 年 11 月 10 日二诊,诉服药后行性生活 1 次,仍未见精液射出;腰酸腰痛症状略有减轻,勃起改善,硬度Ⅲ级,晨勃明显改善。舌质仍显黯淡,但较前稍有改善,舌苔薄,舌下络脉迂曲,脉沉涩。鉴于伴随症状的改善,治疗方案进行了调整,当归增加至 15g,丹参增加至 20g,增加了鸡血藤 10g 以达通络之用。

【三诊】 患者于 2012 年 12 月 1 日三诊,诉近期性生活可见尿道口有少量精液流出。腰部不适之症明显减轻,勃起硬度大为改善,否认小腹胀满不适。舌红苔薄,舌下络脉迂曲,脉沉而有力。考虑患者精络已通,故嘱患者续服中药 14 剂巩固疗效。

【四诊】 患者于 2012 年 12 月 15 日四诊,诉近期行性生活 2 次,均正常射精,硬度可,否认腰酸腰痛,患者诸症皆消。为避免反复,故嘱患者再服中药 7 剂,若无不适则不必复诊。

【按语】 肾虚血瘀是逆行射精发病的重要病机。肾在中医理论中主宰着人体的生长、发育和生殖功能。肾虚则缺乏对于精液的约束与推动,故精液无法正常射出,而逆行进入膀胱。肾阴亏虚,肾阳不足,长期会影响全身气血运行,加重血瘀之症。血瘀是肾虚之果,长期肾虚会导致气血化生障碍,推动运行无力。在肾虚血瘀型逆行射精中,肾虚为因,血瘀为果,两者结合,影响精液的正常排泄,使精液逆行进入膀胱。

因此,在治疗肾虚血瘀型逆行射精时,应同时注重补肾和活血化瘀,通过调节肾功能、促进血液循环、缓解血瘀症状,有望恢复正常的射精功能。这需要在中医理论指导下,结合个体情况制订治疗方案,并在治疗过程中保持耐心,以获得最佳的治疗效果。

本案例的精闭之症属肾气虚损,病久致瘀,故精络不通。治疗方向以补肾、活血、通络为主。郭军教授认为,该患者年过四十,肾气大衰,形体肥胖,气虚无力,高血压与冠心病病史可见患者久病致瘀,久病致虚,故肾中精气亏虚,气虚则推动乏力，瘀阻络脉，精液不循常道而外射，故为精闭之症。对于此类患者的治疗，郭军教授指出，药物治疗与生活调理同等重要，建议患者每日规律运动，控制饮食，减轻体重。同时，在治疗之时，应注意通利体内湿浊之气、健运脾胃、改善代谢能力。

郭军教授的二地通精汤灵感来源于《金匮要略》的肾气丸，结合《医林改错》的血府逐瘀汤，通过补益肾气、活血化瘀、益精通络之法改善肾虚血瘀所致的精闭之症。处方中生地黄、山茱萸、枸杞子、菟丝子等均具有补肾益精、强筋壮骨的作用。其中，生地黄滋阴补肾，为君药；地鳖虫活血化瘀，山茱萸益肾固精，共为臣药；枸杞子、菟丝子平补肝肾，北柴胡疏肝理气，川牛膝活血通络，钩藤平肝息风，共为佐药；当归、云茯苓、丹参活血养血、宁心安神，为使药。全方共奏补肾活血、疏肝息风之功，主治肾虚血瘀型逆行射精。郭军教授指出，该证型是虚实夹杂，故补肾和活血，两者同等重要。通过补益肾气，使精气化生有源，因久病致瘀、久病伤络的情况，故当活血化瘀。该方活血化瘀药物用量较大。在治疗中，郭军教授还强调了当固护肾阴与肾气，阴液足则血运畅，肾气足则血行常道。鉴于本证型多见于中老年患者，需避免长时间使用活血化瘀药物，以防气阴两伤。

3. 气阴两虚证

【初诊】 患者王某，男，44岁，2016年9月22日初诊。

［主诉］　发现性生活未见精液射出2个月。

［现病史］　患者2个月前性生活较频繁，有射精感，但未见精液射出。考虑患者性生活频繁，故减少性生活频次，但是仍未见好转。2个月后性生活仍未见精液射出。患者体形瘦弱，面色无华，神疲乏力、活动后自汗且夜间盗汗症状明显，性欲减退，勃起硬度减退，硬度Ⅱ级，可插入，易中途疲软，纳可，夜卧多梦。舌淡，苔薄，脉细弱。

［既往史］　患者8年前曾患糖尿病，当前空腹血糖控制在8.5～9.5mmol/L范围内。

［辅助检查］　性激素六项雌二醇18pmol/L，睾酮3.53nmol/L；手淫后尿液分析（中段尿）可见大量精子。

［专科查体］　阴毛稀疏，呈男性正常生理分布，外生殖器发育正常。

［诊断］　①中医诊断：精闭（气阴两虚证）。②西医诊断：逆行射精；性腺功能减退。

［治法］　益气滋阴通精。

［方名］　参麦生精汤（自拟方）加减。处方：人参6g，麦门冬10g，龟板胶（烊化）10g，鹿角胶（烊化）10g，怀山药10g，山茱萸10g，升麻10g，党参15g，黄芪15g，熟地黄10g，广陈皮10g，砂仁6g，川牛膝10g，淫羊藿10g，刺蒺藜10g。7剂。

【二诊】 患者于2016年9月29日二诊，诉上周治疗期间行性生活1次，可见少许精液外泄。患者自觉神疲乏力之症减轻，白天活动后自汗及夜间盗汗之症也有所减轻。性欲略有提升，晨勃状态有所改善。舌淡，苔薄，脉细弱。考虑上方治疗有效及疗程不足，故守方不变，续服21剂。

【三诊】 患者于2016年10月20日三诊，诉精液可以正常射出。否认倦怠乏力，自汗盗汗。性欲显著提升，勃起硬度可，否认中途疲软。舌红苔薄，脉数。患者要求巩固疗效，考虑患者诸症大衰，故去鹿角胶、龟板胶以防滋腻，故续服14剂。

【按语】 气阴两虚型逆行射精的发病机制在中医理论中主要归因于气虚和阴虚两个方面。若气虚则导致气血运行不畅，在射精过程中，气机推动无力，无法推动精液正常排出，射精功能受损，精液逆行进入尿道而非顺利排出。阴虚表现为肾阴亏损，阴阳平衡失调，阴精不足。肾主封藏，故射精后约束无权，从而发生逆行射精现象。阴虚还可能引起腰酸、腿软等症状，加重患者的不适感。

该患者慢性病程，患有糖尿病8年，日久导致气阴两虚，气耗于外，故脾虚无力运化水谷精微而出现形体瘦弱；气血无法上荣于面，故面色少华；脾气失养，肾气内伤，故见神疲乏力、自汗盗汗。同时，患者阴伤于内，精液量减少，且射精乏力，表现为精液无法正常外泄而闭阻于内，阴血亏虚，故见脉细弱；肝血不得濡养，魂魄不藏，而夜卧多梦。治疗应以补益气血、滋阴通精。《诸病源候论》和《针灸大成》均指出肾气衰弱、肾精亏虚是本病的病机所在。该患者为糖尿病导致的逆行射精，由于气阴亏虚，导致代谢能力减退，闭阻精窍，射精无权，发展为逆行射精。

补益气血、滋阴通精是治疗气阴两虚型精闭之法。治疗时需注重气阴双补，以滋养肾阴、化生肾气为根本。人参和麦门冬的搭配可大补元气，广滋肾水；熟地黄与麦门冬相伍，可补养阴血，尤其考虑患者肾气不足，运化无力，故未取用过于滋腻之品；该方强调肾阴充足为整体阴液之本源，尤其对于有糖尿病的患者，补益气阴更为贴切，因为糖尿病往往伴随阴液不足的情况。郭军教授强调整体与局部治疗同重，特别关注原发疾病的影响。该方补气养阴，兼顾了患者高血糖之症。同时，郭军教授叮嘱患者在治疗期间尤其当注意调控饮食，按时应用降糖药物，积极控制血糖；治疗期间增加运动量，如跑步、快走、游泳、打球等，均有利于患者病情康复。

第五章 迟发性性腺功能减退

迟发性性腺功能减退症是中老年男性的一种常见疾病，可伴随多方面的症状，对患者生活质量有较大影响。郭军教授认为，本病的发生与主男性生殖的肾存在直接关联。《黄帝内经》中将肾作为男子生殖的核心，从男子八岁至八八详尽论述了男子生长发育和生殖的全过程。此外，本病也与心、肝、脾等其他脏腑也存在一定的联系。在本节中我们基于中医脏腑辨证理论以及"脑-心-肾-精室"轴理论，对本病相关的证型（包括肾精亏虚、心脾两虚、肾虚肝郁等）进行梳理，以期丰富本病的辨治，促进男性生殖健康。

1. 肾精亏虚证

【初诊】 患者赵某，男，51岁，于2021年6月2日初诊。

［主诉］ 性生活阴茎勃起不坚3个月余。

［现病史］ 患者近年来因工作压力，平素工作繁忙，3个月前出现性生活勃起硬度不佳，性欲缺乏，伴精神状态不佳，注意力不集中，头晕耳鸣，记忆力下降。曾于当地医院两次检验血清总睾酮水平维持在7～9nmol/L，诊断为"迟发性性腺功能减退"，经补充雄激素治疗后，症状未见明显改善，遂于我院门诊就诊。刻下症见：勃起不坚、性欲不高，精神萎靡，记忆力减退，偶有头晕耳鸣，小便调，大便稍干。舌淡红，苔薄白，脉沉细。

［既往史］ 否认高血压、糖尿病、冠心病病史。

［辅助检查］ 2021年6月在我院查性激素六项，血清总睾酮水平8.2nmol/L。

［专科查体］ 双侧睾丸及附睾未见明显异常。

［诊断］ ①中医诊断：虚劳（肾精亏虚证）。②西医诊断：迟发性性腺功能减退症。

［治法］ 补肾填精。

［方名］ 五子衍宗丸加减（《丹溪心法》）。处方：菟丝子20g，枸杞子15g，覆盆子10g，五味子10g，车前子（包煎）10g，鹿角胶10g，龟板胶10g，党参15g，炒白术10g，茯苓10g，生甘草6g。14剂，水煎服，早晚饭后各服1次。

【二诊】 患者于2021年6月16日二诊，诉服药后精神状态可，仍时有头晕耳鸣，记忆力减退，性欲尚可，近期性生活1次，勃起可，能够完成性生活但满意度不高。近日出现口腔溃疡，疼痛不堪，伴小便黄。舌偏红，苔薄白，脉沉。上方增加连翘 15g，竹叶 10g。14 剂，煎服法同前。

【三诊】 患者于 2021 年 6 月 30 日三诊，诉服药后口疮好转，精神可，头晕耳鸣减轻，记忆力尚可，性欲可，近来性生活一次，勃起硬度可，IELT 3～4 分钟，中途未见疲软，纳眠可，二便调。二诊方去连翘、竹叶，加肉苁蓉 20g，远志 6g，石菖蒲 10g。14 剂，煎服法同前。

【四诊】 患者于 2021 年 7 月 14 日四诊，诉服药后性欲可，精神状态尚可，已无头晕耳鸣，自觉症状大减，要求中药治疗以巩固疗效，复测性激素六项血清总睾酮水平 10.1nmol/L。继服三诊方 20 剂。后通过微信联系，患者疗效满意。

【按语】 本案患者年逾五旬，肾精有所不足，难以充养脑神，故出现头晕耳鸣、记忆力减退；肾主生殖，男子性功能障碍与主生殖的肾联系最为密切，故肾虚精亏，无以充养阴器，致使患者性功能减退，勃起不坚。另外，肾主司大小便，肾虚精亏，阴精无以润脏腑，故出现大便稍干。该患者初诊时以五子衍宗丸为基础方，加鹿角胶、龟板胶滋补肾精，阴阳双补，更合用四君子汤补气健脾，促进脾胃运化。二诊时，患者出现热象，考虑滋补药物过多，易内积生热，故增连翘，秉保和丸中应用连翘之意，以其辛凉之性发散郁热，更加竹叶导热邪由小便而出；三诊时患者热症减轻，性欲尚可，能够完成性生活，继续加“石菖蒲-远志-肉苁蓉”调畅脑、心、肾诸脏腑，此即与“脑-心-肾-精室”轴用药观贴合，能够醒脑开窍，促进患者头晕耳鸣、记忆力减退等的好转。后至四诊时患者诸症皆除，复测睾酮水平正常。

郭军教授在治疗本案时，着重强调补肾填精的同时宜辅以健脾，原因有二，一则补后天以养先天，过多地应用补肾药物可能存在滋腻碍胃的弊端，不利于脾胃的运化，在此基础上健运脾胃有利于药物的消化和吸收。二则由于补益药物偏于温性，对于无明显寒热体质的患者，长期服用可能生热化燥。患者一诊时虽有车前子清热利湿，然其力不足；二诊时患者滋生内热，即以连翘、竹叶等辛凉之品发散郁火，导邪而出。此外，基于“脑-心-肾-精室”轴的理论，宜“脑心同调，心身同治”，而“脑-心-肾-精室”轴用药观中，“石菖蒲-远志-肉苁蓉”是调节脑、心、肾的重要“角药”组合，有利于脑、心、肾整体功能的改善，促进精室（阴器）局部功能的恢复。同时，“脑-心-肾-精室”轴还强调整体与局部的用药观念，在临诊过程中的全方位考量，有利于在治疗过程中补而不腻，温而不燥，更有利于药物的吸收。

2. 肾虚肝郁证

【初诊】 患者高某，男，52 岁，于 2021 年 5 月 8 日初诊。

[主诉] 性欲减退伴心中悸动不安半年余。

[现病史] 患者半年前因公司倒闭后思虑过多，遂出现不思性欲，自觉心中悸动不安，曾就诊于某医院排除器质性疾病，间断服用劳拉西泮、氟哌噻吨美利曲辛等药，疗效欠佳。后转诊于精神疾病专科医院，诊断为中度焦虑与中度抑郁。查性

激素水平，睾酮 9.0nmol/L，给予抗焦虑、抑郁药物治疗后仍疗效不显。后至我院门诊就诊，症见性欲低下，近 3 个月未行性生活，平素易焦虑、心情郁闷不舒，善太息，偶有胁肋部胀满不适，腰膝酸软，偶有头晕耳鸣，睡眠质量不佳，多梦。舌淡红苔薄白，脉弦细。

［既往史］　否认严重精神疾病史；否认高血压、冠心病、糖尿病病史。

［辅助检查］　2021 年 5 月于外院查性激素水平血清总睾酮 8.2nmol/L；甲状腺功能三项未见明显异常。

［专科查体］　双侧睾丸及附睾未见明显异常。

［诊断］　①中医诊断：虚劳（肾虚肝郁证）。②西医诊断：迟发性性腺功能减退症。

［治法］　补肾疏肝。

［方名］　翘芍方加减（西苑医院男科协定方）。处方：贯叶金丝桃 10g，柴胡 15g，白芍 12g，石菖蒲 10g，巴戟天 15g，黄芪 15g，山药 20g，沙苑蒺藜 15g，甘草 10g，淫羊藿 12g，鹿角胶 10g，郁金 10g。14 剂，水煎服，早晚饭后各服 1 次。

【二诊】　患者于 2021 年 5 月 22 日二诊，诉服药后性欲未见明显变化，仍未行性生活，自觉胁肋部胀满缓解，腰酸改善，已无头晕、耳鸣，余症同前。继以一诊方为基础方，加龟板胶 10g，炒麦芽 30g，鸡内金 15g。14 剂，服法同前。

【三诊】　患者于 2021 年 6 月 5 日三诊，诉性欲可，但未行夫妻生活，仍时有焦虑、忧郁，但较之前已有一定程度改善。继服二诊方 14 剂。

【四诊】　患者于 2021 年 6 月 19 日四诊，诉性欲一般，行性生活时因勃起不佳而未完成，余症皆同前。细问其症状，辨为肾虚肝郁证无疑；观舌淡红，苔薄白，脉弦按之力减也符合本证型。故仍以二诊方为基础方，加阳起石 15g，紫石英 15g。14 剂，服法同前。嘱可尝试性生活。

【五诊】　患者于 2021 年 7 月 3 日五诊，诉性欲可，近两周有性生活 1 次，勃起硬度可，中途未有疲软。患者信心大增，情志调，纳可眠调。复测性激素睾酮 9.9nmol/L。守方续服 14 剂巩固疗效。

【按语】　本案患者结合既往病史及相关辅助检查，诊断为“迟发性性腺功能减退症”，由于本病症状的表现形式繁多，患者出现性欲低下的同时，也存在精神心理相关症状，亦可合并相关躯体症状。因此，在治疗上不应局限于特定症状，而是要综合患者出现的症状归纳相关病因病机，在此基础上切合病因病机的治疗原则，有利于达到对患者整体把握的治疗目标。患者初诊时由于肾气不足，腰膝失养故见腰膝酸软。肾主生长发育、生殖，肾精不足、肾阳失充，则性欲减退。肾主封藏，藏精气而不泄，肾藏精功能异常，脑无所养，则出现头晕耳鸣。此外，肝主疏泄，情志内郁伤肝，疏泄失职，气机郁滞，故见胁肋部胀满、睡眠障碍等。结合舌淡红，苔薄白，脉弦细等体征符合中医肾虚肝郁证的主要特征。因此，在治疗上需要重视恢复肾、肝的生理功能。结合“脑-心-肾-精室”轴的用药观，应用中国中医科学院西苑医院男科经验方翘芍方进行加减。该方以补肾疏肝为治疗原则，经多次临床验证其有效和安全，同时也通过动物实验证实了其作用机制，对于肝郁肾虚证的性功能障碍具有较好的治疗作用。但该方补肾效果稍弱，结合患者整体症状，初诊时加淫羊藿、鹿角胶以增补肾助阳，填补肾精之效。二诊时，患者腰酸、头晕耳鸣等症状缓解，但仍然存在性欲不足等表现，故在此基础上加龟板胶填补真阴，阴阳同补，以助精化，使其有精可藏，又以全方滋腻药偏多，恐壅遏脾胃，故佐助鸡内金、炒麦芽健运中州，以促运化。三诊时患者症状恢复尚可，但未有著变，继遵上方。至四诊时，患者仍未有明显改善，此时结合四诊合参，辨证无误，仍以二诊方为基础方，加阳起石、紫石英补肾壮阳，以兴阳事。至五诊时，患者诸症皆减，性欲尚可，性生活勃起转佳，情志问题也大有改善。

3. 心脾两虚证

【初诊】 患者李某，男，54 岁，于 2021 年 5 月 7 日初诊。

［主诉］ 乏力半年伴失眠 3 个月。

［现病史］ 患者半年前行腹部手术后出现乏力，自觉力气不够用，喜深吸气，偶感周身烘热汗出，未经系统诊治。3 个月前出现失眠症状，伴性欲减退，精神萎靡，食少纳呆，心中悸动不安。曾于当地医院查心电图，V3、V4、V5 导联 ST 段压低 0.2～0.3mV，性激素检测，睾酮 8.6nmol/L。给予稳心颗粒、六味地黄丸等治疗 2 周，症状未见明显改善，转诊至我院。刻下症见：周身乏力，失眠心悸，食少懒言，不思性欲，大便溏薄，烘热汗出，小便调。舌淡红，苔薄白，脉细。

［既往史］ 否认高血压、糖尿病、冠心病病史；否认其他手术史。

［辅助检查］ 2021 年 5 月于外院测性激素六项，血清总睾酮水平 7.9nmol/L。

［专科查体］ 未见明显异常。

［诊断］ ①中医诊断：虚劳（心脾两虚证）。②西医诊断：迟发性性腺功能减退症。

［治法］ 补益心脾，养心安神。

［方名］ 归脾汤加减（《济生方・卷之四》）。处方：党参 30g，炒白术 10g，生黄芪 30g，当归 10g，炙甘草 6g，防风 6g，远志 6g，酸枣仁 30g，木香 10g，龙眼肉 15g，生姜 10g，大枣 15g，当归 12g，白芍 12g，阿胶 3g，肉桂 6g。14 剂，水煎服，早晚饭后各服 1 次。

【二诊】 患者于 2021 年 5 月 21 日二诊，诉服药后乏力减轻，心悸症状消失，仍有烘热汗出、睡眠质量不佳、多梦易醒；近期无性生活，二便调。舌脉如前。原方加熟地 20g。14 剂，煎服法同前。

【三诊】 患者于2021年6月4日三诊，诉乏力减轻，烘热汗出症状减轻，睡眠质量时好时坏，性欲可，近日有性生活1次，自觉射精过快，IELT 1～2分钟，硬度3级，二便调。二诊方去阿胶，加锁阳15g，沙苑子15g，煅牡蛎30g。14剂，煎服法同前。

【四诊】 患者于2021年6月18日四诊，诉烘热汗出症状消失，睡眠可，每晚可睡6～7个小时，梦多，近日有性生活1次，IELT 1～2分钟，3小时后再次进行1次，IELT延长至3～5分钟，硬度尚可，但第二次稍有不足。在三诊方基础上进行动态调整3个月。后微信随访乏力症状未见反复，性欲可，性生活满意，虽偶有失眠，但已较初诊大有改善。

【按语】 本案患者以乏力、失眠等为主要症状就诊，同时兼见性功能减退，结合两次血清睾酮水平检测等，可诊断为迟发性性腺功能减退。由于患者既往有腹部手术史，伤及中气，而致气不养形，出现乏力、精神萎靡、喜深吸气等临床表现；气虚失于固摄则自汗出；气为血帅，气虚难以生血，致气血两虚，血虚而不内守；结合患者心悸、失眠、食少懒言等症状，此皆属心脾气血两虚之象。在治法上需重视恢复心、脾二脏的生理功能。故初诊时以归脾汤为基础方，加白芍养血敛阴，阿胶补血养血滋阴；增肉桂者，辛，热，主归心经，《药性赋》中云其“行血且疗心痛，止汗如神”，故以之助阳化气，以助气血生成，同时补肾助阳，更兼益心止汗之效。二诊时，患者仍时有烘热汗出，考虑补血之力尚有不足，酌加熟地黄20g，以血乃阴血物质，血足而能内守，故能制约阳亢。三诊时患者睡眠、乏力等症皆有不同程度的改善，但自诉性功能仍不满意，此时，加锁阳、沙苑子、煅牡蛎收敛固精，补肾益气。后至四诊时患者烘热汗出症状消失，同时性生活质量也得到了提升，患者较为满意。

归脾汤出自《济生方·卷之四》，为心脾同调、气血双补的代表方，切合本案患者心脾两虚的中医证型。归脾汤为临床常用处方，众多医学生皆耳熟能详，临证中治疗失眠、血证等病症辨为心脾两虚者皆宜以之为基础方。然临床中并不拘泥于教材。郭军教授认为，对于一些常见男科疾病，如阳痿、早泄、病理性遗精等性功能障碍，辨证为心脾不足或气血两虚者皆可应用，本案即在归脾汤基础上合用补血、固精之品，可谓在辨证基础上，结合病因病机及相关症状的灵活运用。此外，郭军教授亦常将归脾汤进行化裁，结合“脑-心-肾-精室”轴的用药观进行应用，并在临床中取得了较好的临床效果。

4. 脑心失调证

【初诊】 患者张某，男，45岁，于2019年6月10日初诊。

[主诉] 性欲减退1年余。

[现病史] 该患者1年前因琐事，出现心情不畅，每晚睡眠靠药物维持，后半

夜醒后难以入睡，平素性生活勃起硬度不佳，偶有难以插入阴道，阴道内射精潜伏期 3 分钟左右。曾于当地医院诊断为“迟发性性腺功能减退症”“焦虑状态”，服用西药治疗半年(具体不详)，症状未见明显改善。后又自服“解郁安神”之品 2 个月，仍时有难眠多梦。患者至我院门诊时已近 2 个月未尝试性生活，忧郁不舒，心烦失眠，平素乏力，自汗出明显，伴健忘头晕，性欲缺乏，晨勃时有时无，纳可，二便调。舌红，苔薄白，脉沉弦，重按力不足。

［既往史］ 曾于外院诊断“迟发性性腺功能减退症”“焦虑状态”等病史，具体服药不详(目前已停药)；高血压病史 1 年余，规律服用苯磺酸氨氯地平缓释片降压，血压控制在 120～140/70～90mmHg；否认糖尿病、冠心病等病史。

［辅助检查］ AVSS 试验勃起硬度Ⅲ级，持续勃起状态；性激素水平血清睾酮 7.6nmol/L；SAS 量表评分 42 分；SDS 量表评分 45 分。

［专科查体］ 未见明显异常。

［诊断］ ①中医诊断：虚劳；阳痿(脑心失调证)。②西医诊断：迟发性性腺功能减退症。

［治法］ 脑心同调，宁心益脑。

［方名］ 补心汤加减(《魏氏家藏方》)。处方：人参 3g，枳实 6g，龙齿 10g，当归 10g，桔梗 6g，远志 6g，茯苓 15g，茯神 15g，生黄芪 15g，桂枝 6g，贯叶金丝桃 10g，生牡蛎 30g，酸枣仁 15g，14 剂，水煎服，早晚餐后服。

【二诊】 患者于 2019 年 6 月 24 日二诊，诉服药期间性生活 1 次，虽有中途疲软，接受性刺激后能够再次勃起，完成性生活，阴道内射精潜伏期 2～3 分钟，近期偶见晨勃，硬度Ⅱ～Ⅲ级。睡眠每晚能睡 6 小时，偶有多梦，心情仍忧郁不畅，自汗出缓解，大便日 1 行。舌淡红，苔白稍腻，脉沉。原方增五味子 6g，夜交藤 30g，余不变。14 剂，煎服法同前。

【三诊】 患者于 2019 年 7 月 8 日三诊，诉近两周性生活 1 次，中途疲软后能再次勃起，完成性生活，硬度较前满意，睡眠质量转佳，每晚睡眠 6～7 小时，偶有多梦，精神状态转佳，偶有心烦、忧郁，但较前大减。患者近日食油腻饮食偏多，偶有腹胀，大便黏腻不爽。舌淡红，苔白腻，脉沉。二诊方中去桔梗、桂枝，茯苓用量增加至 30g，并增用炒麦芽 30g。14 剂，煎服法同前。

【四诊】 患者于 2019 年 7 月 22 日四诊，诉服药期间性生活 1 次，勃起硬度能达至Ⅲ级，中途未见疲软，阴道内射精潜伏期 3～5 分钟，睡眠质量转佳，每晚睡 7 小时，已无多梦，乏力症状消失，心烦、忧郁等情绪大减。舌淡红，苔薄白，脉沉。

【按语】 “脑心失调”为迟发性性腺功能减退的常见中医证型之一。郭军教授结合 40 余年男科疾病病因病机的变化，认为主怒之肝难以涵盖患者出现的“心烦、失眠、精神状态不佳”等症状，提出了“脑-心-肾-精室”轴理论，阐明了脑、心在本病中的重要意义。由于脑心失调本身存在虚、实或虚实夹杂之分，而本案患者以心脑气虚证为主，故初诊时以补心汤为基础方进行加减化裁。二诊时，患者勃起情况及失眠、情志症状皆有不同程度的改善，故加五味子补心安神，夜交藤养血安神。三诊患者勃起渐复，性生活质量转佳，但因饮食失节，脾胃运化失常，故见脘腹胀满，舌苔偏腻，故去桔梗、桂枝，以防气逆于上，另增茯苓用量，发挥健脾运湿的功效，同时继增炒麦芽 30g 以助消导。至四诊时，患者勃起可，硬度满意，能够完成性生活，同时睡眠、情志等皆转佳。

本案患者通过检测血清总体睾酮水平较正常值偏低，同时结合患者既往疾病诊断史，诊断为迟发性性腺功能减退症。同时患者勃起欠佳，结合 AVSS 诊断，初步判定为心理性勃起功能障碍。考虑患者情志失常，脑心失调，即以调节脑、心为重要原则，施以经典方补心汤加减，结合“脑-心-肾-精室”轴的用药思路，达到脑心同调，整体与局部同治的目的。同时结合患者病情变化，在二诊、三诊中灵活运用养血安神药、健运脾胃的药物，皆在维持主方的基础上进行加减化裁，有利于从中医辨证论治角度宏观治疗，在提升患者性欲的同时，也一定程度上改善了患者精神心理、失眠等其他表现，这也体现了中医多靶点治疗的优势。此外，由于迟发性性腺功能减退常常发生于中老年男性，必要时也可酌情予以雄激素替代疗法，与中医药协同，中西医结合优势互补。

第六章　泌尿系感染

泌尿系感染是指病原体直接侵犯尿路，在尿液中生长繁殖，并侵犯尿路黏膜或组织而引起损伤，是临床常见的一类疾病。多表现为小便频数短涩、滴沥刺痛、欲出未尽、小腹拘急或痛引腰腹等症状，归属于中医学的“淋证”范畴。西医在治疗泌尿系感染时，主要采取抗生素治疗，但长期使用抗生素容易产生耐药性菌株，且患者依从性低，不利于患者的整体恢复。郭军教授认为，泌尿系感染的发生与精室功能的失常密切相关，不外乎“湿、热、瘀”三种邪毒，侵袭精室致其失用。结合“脑-心-肾-精室”轴理论，精室受脑心肾所主，三脏功能失调亦可致精室开阖失司，而引起下尿道症状。因此，郭军教授提出治疗泌尿系感染，当清热、利湿、活血，然个人体质有较大差异，故需整体与局部并重、辨明主次，并兼顾调理心肾、宁脑清心，以达畅通精室之功，更好诊治淋证。

1. 膀胱湿热证

【初诊】 患者周某某，男，56岁，于2019年8月16日初诊。

［主诉］ 尿频、尿急、尿痛半年余，加重10天。

［现病史］ 患者近半年反复尿频、尿急，尿道灼热刺痛，伴会阴部酸痛，无畏寒、发热。于当地中医医院诊断为“尿路感染”，予常规抗感染治疗后（具体药物不详），效不佳。10天前尿道疼痛加重，为求进一步中西医结合诊治来我科门诊。刻下症见：尿频、尿急，尿道灼热刺痛，小便黄赤，尿有泡沫，伴会阴部酸胀隐痛，口干咽干，双下肢沉重，纳可，眠一般。舌红，苔黄厚腻，脉沉滑。

［既往史］ 糖尿病病史5年，空腹血糖8.3mmol/L，规律口服格列齐特、二甲双胍（具体剂量不详）治疗，血糖控制一般。否认心脏病、高血压病史，否认传染病史、冶游史。饮酒史40年余。

［辅助检查］ 尿常规检查示白细胞（＋＋＋），隐血（＋）。

［专科查体］ 阴毛呈男性分布，阴茎为成年形，冠状沟可见手术瘢痕，尿道外口无红肿及分泌物，阴茎头色红。

［诊断］ ①中医诊断：淋证（膀胱湿热证）。②西医诊断：尿路感染。

［治法］ 清利膀胱，化湿降浊。

［方名］ 清浊解毒方（自拟方）。处方：知母30g，赤芍30g，炙黄芪30g，盐黄柏30g，生地黄30g，车前子（包煎）10g，苦参9g，生姜15g，炒杜仲30g，西洋参6g。7剂，水煎服，早晚饭后半小时服。

【二诊】　患者于2019年8月23日二诊，诉尿频、尿急、尿痛症状改善，精神较前稍好，大便每天1次，质偏硬。舌红、苔薄黄，脉弦细。复查尿白细胞(+)，隐血(−)。原方去赤芍，加北沙参、女贞子各15g，旱莲草10g。7剂，煎服法同前。

【三诊】　患者于2019年8月31日三诊，诉服药后，小便无明显不适，纳寐改善，大便调。舌淡红、苔薄黄。加白芍、川牛膝各10g，山茱萸6g，肉桂3g。7剂，煎服法同前。服药后上述症状消失，随访半年未再发。

【按语】　本例患者近半年尿频尿急、尿道灼热刺痛反复发作，伴有会阴部酸痛，小便黄赤有泡沫，双下肢沉重。患者为中年男性，病程日久，平素喜嗜饮酒及肥甘厚味，湿热下注膀胱，湿热瘀滞；加之毒邪从下焦侵入，以致热毒蕴结膀胱。治以清利膀胱、化湿降浊。《证治准绳·杂病》中言："淋病之因……大纲有二：曰湿，曰热。"患者乃阴虚阳亢之躯，内热郁盛，加之体内浊湿趋之下焦，湿裹结热注于膀胱精室，困阻精室气血运行，故见尿频尿急，尿道灼痛，小便黄赤；湿性重浊，善趋于下，患者脾虚肾亏，一身之气、水液周转不济，久之湿邪郁积于下焦，故见双下肢沉重；阴虚津亏，不能荣润肌肤口舌，则见口唇咽干；会阴部为肝经循行之处，患处多气血瘀结不畅，而见会阴部酸胀刺痛。舌红，苔黄厚腻，脉沉滑，均是膀胱湿热阻滞之象。

《诸病源候论·诸淋证候》中说："诸淋者，由肾虚而膀胱热故也。"方中以知母、黄柏为君药，具有苦寒泻肾、清火除病因的特性。知母性味甘润，有生津润燥之功效，《东垣试效方》将其称为"治肾水膀胱不足"的良药；黄柏则具有燥湿祛肾中浊气的作用，与知母搭配使用，可澄本清源，共同发挥热去津液自复的功效；赤芍清热凉血，散瘀止痛，协助知母清热生津，并可散瘀以防入络；苦参则具有清热解毒，杀虫利尿的特性，因势利导，使湿热随小便而出，合"治湿不利小便，非其治也"之意，共用为臣药。炒杜仲补肝肾，强筋骨；西洋参补气养阴，清热生津；湿热久留易耗伤正气，倍加黄芪，取"补气利水"之意。郭军教授常用6～30g生黄芪，与西洋参协同增效，利水导湿浊之邪从小便而出，另其可补气养血以防苦参苦寒伤肾。诸药合用，共奏清热降火利湿之功，佐以益气补虚，标本兼顾。本方通补兼施，清补相济，以达祛病之效。

2. 心火炽盛证

【初诊】　患者边某，男，39岁，于2018年6月9日初诊。

［主诉］　尿频、尿痛3月余。

［现病史］　患者3个月前出现尿频、尿痛，尿色深黄，尿道有灼热感，在当地医院诊断为"尿路感染"，经常规抗感染治疗后效不佳。3天前食辛辣刺激后尿频加重，排尿时灼热刺痛。为求进一步中西医结合诊治来我科门诊。刻下症见：尿频、尿痛，尿道有灼热感，尿色深黄，伴胸闷心烦，口苦口干，口舌生疮，睡眠不佳，多梦

易醒,无恶寒发热,大便日 1 次,偏干。舌尖红,苔黄燥,脉洪数。

［既往史］ 否认冠心病、糖尿病、高血压等慢性病史,否认乙肝、结核等传染病史,否认输血、手术史,否认外伤史、冶游史。

［辅助检查］ 尿常规检查示白细胞(＋＋＋),隐血(＋),蛋白(＋－)。

［专科查体］ 外生殖器发育正常,阴毛呈男性分布,尿道外口未见红肿及分泌物。阴茎头色泽正常,无明显异常。龟头无溃疡、疱疹或其他异常皮肤病变,包皮可自如推缩。阴囊无肿胀、变色、压痛等明显异常。

［诊断］ ①中医诊断:淋证(心火炽盛证)。②西医诊断:尿路感染。

［治法］ 清心安神,利尿通淋。

［方名］ 清心通淋汤(自拟方)。处方:生地黄 15g,云茯苓 15g,车前草 15g,木通 3g,通草 3g,滑石(包煎)15g,萹蓄 15g,瞿麦 15g,黄连 6g,炙甘草 6g,7 剂,水煎服,日 1 剂,早晚分两次温服。乌灵胶囊,1 次 3 粒,每日 3 次。

【二诊】 患者于 2018 年 6 月 17 日二诊,诉服药 1 周后,症状明显减轻,排尿次数减少,但仍有灼热感、心烦及口稍干;夜寐好转,梦少,大便偏干。舌尖红,苔黄,脉数大。上方加炒白芍 10g,黄连加至 9g,7 剂。其余治疗不变。

【三诊】 患者于 2018 年 6 月 24 日三诊,诉排尿灼热感消失,疼痛明显减轻,仍感心情烦躁。上方加莲子心 10g,余同前,继服 14 剂。

【四诊】 患者于 2018 年 7 月 9 日四诊,诉自觉症状消失,复查血、尿常规正常。因患者 3 个月反复病痛,故以清心利湿通淋法继续治疗 1 个月,随访半年均未再犯尿频急涩痛之症,睡眠质量也得到改善,患者较为满意。

【按语】 淋之为病,小便频数,淋沥刺痛,溲之不尽或点滴难下。宋代严用和《重订严氏济生方·白浊赤浊遗精论治》曰:"思虑伤心,疲劳伤肾,心肾不交,精元不固,面少颜色,惊悸健忘,梦寐不安,小便赤涩,遗精白浊。"本例患者热淋初起为实证,热重于湿,居于上焦,心火亢盛之症突出。心火亢盛,下移膀胱,另外心火移热于小肠,《诸病源候论》有"若饮食不节,喜怒不时,虚实不调,则腑脏不和,致肾虚而膀胱热也",同言过食肥甘酒热之品,肝郁气滞化火皆可致淋。心居膈上,肾居膈下,心火下温肾阳,肾水上滋心阴,两者共济,机体方能维持正常运行。当心火过旺,下劫肾阴,肾水耗竭不能上济,心阴无源以资,与肾相表里之腑膀胱亦受热灼,而致开阖失司、水道不利,发为淋证。患者青年男性,平素生活压力较大,3 天前食辛辣刺激后病情加重,四诊合参,辨为心火亢盛证,见小便淋沥刺痛为心火下移,上炎则见口舌生疮、心烦失眠,治以清心、利湿、通淋,方选自拟方清心通淋汤加减。方中生地黄下滋肾阴、上清心火,木通降火利水,两者配伍,清心、利水而不伤阴;黄连清心降火,木通、通草相伍降火利水之力更强,此外加滑石、车前草、萹蓄、瞿麦增强清热利湿通淋之效;茯苓淡渗利湿,炙甘草调和诸药,二诊时加入炒白芍,与甘草合用共奏止痛之功。郭军教授强调,治疗时应注重清心、养心,同时要注重中医整体观念在治疗疾病中的作用，以“脑-心-肾-精室”轴为辨证核心，通补结合，正邪兼顾。除药物治疗外，嘱患者注意劳逸结合，清淡饮食，避免外感，调畅情志。

3. 脾胃湿热证

【初诊】 患者吕某某，男，47岁，于2018年6月3日初诊。

［主诉］ 排尿不畅3月余。

［现病史］ 患者3个月前出现排尿不畅，当地医院诊断为“前列腺增生合并尿路感染”，给予左氧氟沙星、阿莫西林等抗生素，以及口服宁泌泰胶囊、癃清片等治疗，疗效不佳，排尿困难，点滴而出，致患者心情较为低落。为求中西医结合诊治来我科门诊。刻下症见：排尿无力，点滴而出，尿液浊黄；伴神疲，自汗，活动后加重，腹胀，偶感疼痛，大便干结，2日1行。舌暗红，苔黄，脉滑细数。

［既往史］ 否认冠心病、糖尿病、高血压等慢性病史，否认乙型肝炎、结核等传染病史，否认冶游史。

［辅助检查］ 尿常规白细胞20～30个/HP；泌尿系超声检查前列腺增生(53ml)伴钙化。

［专科查体］ 阴毛呈男性分布，外生殖器发育正常，睾丸质地、大小正常，阴茎头外露，无红肿、溃疡及其他异常病变，尿道口无异常分泌物。

［诊断］ ①中医诊断：淋证(脾胃湿热证)。②西医诊断：尿路感染；前列腺增生。

［治法］ 健脾祛湿，清热通淋。

［方名］ 知柏通淋方(自拟方)。处方：关黄柏15g，知母15g，肉桂(后下)3g，熟地黄15g，山茱萸15g，怀山药30g，云茯苓15g，牡丹皮15g，泽泻15g，瞿麦20g，萹蓄草20g，车前草20g，石韦15g，甘草4g，党参10g，白术10g。14剂，水煎服，每日1剂，早晚各1次温服。

【二诊】 患者于2018年6月18日二诊，诉服药后小便可自行排出，但仍不甚通畅，有尿不尽感；腹部胀痛大减；大便仍2日一行，排出不爽。尿常规白细胞10～15个/HP。上方加酒大黄6g通便，14剂，煎服法同前。

【三诊】 患者于2018年7月1日三诊，诉排尿现已基本通畅，尿无力较前明显好转，但尿频、尿等待、尿分叉现象仍存在；偶觉腹部、会阴部坠胀不适；大便每日1次，排出顺利。尿常规正常。继服前方。其后随访半年，疾病无复发。

【按语】 尿路感染属中医“淋证”范畴，临床上主要表现为排尿异常。《金匮要略》中就有“淋之为病，小便如粟状，小便弦急，痛引脐中”的论述，与西医所讲淋病全然不同。“淋”首见于《黄帝内经》，临床多表现为尿频、尿急、尿痛，甚或有发热及腰痛。本病病因病机错综复杂，郭军教授将脾胃湿热作为淋证的主要病机之一。

中医之淋证，致病之由繁多，外邪、内伤、七情皆可致淋，导致小便异常。本例患者脾肾虚衰，无力推动水液运行，并且州都开阖不利，湿浊内生，蕴而生热，故见排尿无力，点滴而出，尿液浊黄之症；湿热久郁于体内，影响脾胃生理功能，脾不统血，血溢脉外致形成瘀血，而致溲之变。脾肾为气之本，《类经·摄生类》中有"人之有生，全赖此气"。本源虚损，脏腑功能衰退，加之气虚不能推动气血上荣，故见神疲气虚，倦怠无力；湿热瘀阻脏腑脉络，不通则痛，可见腹部胀痛隐隐；脾为后天之本，先天与后天相互资生，运化无力可见大便干结。舌暗红，苔黄，脉滑细数皆是脾胃湿热之象。

本型为脾胃湿热，治宜健脾祛湿，清热通淋。方中熟地黄、山药共用为君，熟地黄为补虚之要药，与山药同用可补益精髓；山药补脾肾之气、养脾肾之阴，合"先天生后天，后天济先天"之意。山茱萸微温而不热，平补阴阳，与君合用补益肝肾，从而推动气血运行；茯苓、泽泻利水渗湿以通淋；牡丹皮活血化瘀，畅运血行；瞿麦利尿通淋，破血通经，《本经》言其"主关格诸癃结，小便不通"，还可补养肾气；萹蓄草、车前草、石韦利尿清热通淋；肉桂能鼓舞气血；黄柏、知母取其苦寒之性制约温补之燥热，并祛血中瘀热；甘草补脾益气，调和诸药，共为佐使。诸药合用，脾肾之气得补，气血运行得通。郭军教授还强调遣方用药时需辨明轻重主次，合理配伍方药，严格把握用法用量，方为治病救人之道。

4. 肝胆湿热证

【初诊】 患者乔某，男，58岁，于2019年3月20日初诊。

[主诉] 尿频、尿急伴腰胁胀痛4月余。

[现病史] 患者4个月前过度饮酒后出现尿频、尿急，尿道灼热疼痛，尿色黄赤。当地某医院诊断为"急性前列腺炎"，给予抗生素、非甾体抗炎药对症治疗后好转。期间症状反复发作，自行服用抗炎药物后效不佳，故来我科门诊寻求中医药治疗。刻下症见：尿频、尿急，尿道灼热，伴胁部胀痛，口干口苦，急躁易怒，失眠多梦，睾丸坠胀不适，小便黄赤短涩，大便臭秽。舌质红，苔黄厚腻，脉弦滑。

[既往史] 高血压病史4年，血压最高可达168/98mmHg，目前规律口服美托洛尔、倍他洛尔等药，血压控制良好。烟酒史30余年。否认糖尿病、心脏病等病史，否认乙型肝炎、结核等传染病史，否认手术史、冶游史。

[辅助检查] 尿常规检查显示白细胞(+)，隐血(+)，蛋白(+)。

[专科查体] 外生殖器发育正常，阴毛呈男性分布，尿道外口无红肿及分泌物，阴茎头色红。

[诊断] ①中医诊断：淋证(肝胆湿热证)。②西医诊断：尿路感染。

[治法] 疏肝利胆，清热通淋。

[方名] 清肝通淋方(自拟方)加减。处方：栀子15g，黄芩10g，北柴胡15g，生

地黄 10g，泽泻 10g，白花蛇舌草 15g，云茯苓 15g，龙胆草 6g，通草 5g，当归 10g，7 剂，水煎服，日 1 剂，早晚各 1 次温服。乌灵胶囊，1 次 3 粒，每日 3 次。

【二诊】　患者于 2019 年 3 月 27 日二诊，诉治疗 1 周后，症状明显减轻，排尿次数减少，仍尿道灼热，小便黄赤，睾丸坠胀感消失，腰胁胀痛改善，口稍干，夜寐好转。舌尖红，苔薄黄，脉滑数。停用乌灵胶囊，继续给予上述汤剂治疗 10 天。

【三诊】　患者于 2019 年 4 月 7 日三诊，诉治疗后诸症均得到明显改善，近期因工作压力增大致情绪不佳，夜晚辗转反侧，难以入睡。上方去龙胆草、泽泻，加白芍、枳壳各 10g，煅龙骨、煅牡蛎各 15g。继予治疗 14 天。

【四诊】　患者于 2019 年 4 月 21 日四诊，诉症状消失。复查血、尿常规正常。因患者反复发作，故以疏肝利胆，利湿通淋法继续治疗 1 个月，随访半年尿频、尿急等症未再反复，患者较为满意。

【按语】　《证治准绳·杂病·淋》云："初起之热不一，起因皆得传于膀胱而成淋，如不先治其所起之本，只从未流胞中之热施治，未为善也。"引起淋证的病因众多，不可局限于肾与膀胱，应整体与局部并重，达"伏其所主，先其所因"之意。此案为外邪合内因而致肝胆湿热内盛，壅滞下焦精室，聚于膀胱脉络，开阖、气化失常。患者平素喜嗜肥甘厚味，烟酒史 30 余年，秽浊之邪壅塞中焦肝胆，甚则下趋肾与膀胱，酿成湿热之证。且足厥阴肝经绕阴器，过少腹，肝胆郁热，循经下注，故见腰胁部胀痛，睾丸坠胀不适，排尿异常。肝主疏泄，疏泄失职，气机郁逆而上，而见口苦急躁。辨证主要在"热毒""湿浊"，用自拟方"清肝通淋方"加味既能解其热毒，又能利其湿浊；湿热得解，膀胱开阖、气化自利，诸症悉除，病告瘥也。

方中药用龙胆草利肝胆湿热，亦可解口苦之象；黄芩、栀子苦寒，助龙胆草清热燥湿；生地黄甘苦而寒，用以清热；通草、泽泻清热利湿，使湿热之邪随小便而去，给邪出路；柴胡疏肝清热，引药入肝，并可升举下注之热邪；茯苓利水渗湿；白花蛇舌草清热解毒，活血利尿止痛；当归活血和血，防苦寒发散药物伤血；甘草调和诸药。综上所述，郭军教授认为治疗淋证及其他男科疾病，需始终贯彻"脑-心-肾-精室"轴理论，在此基础上四诊合参，辨病辨证，从而更好调节患者的气血阴阳平衡。对于本病来说，还应嘱患者畅情志，调饮食，少食辛辣刺激之品，注意多饮水、勤排尿，只有通过心理、行为等疗法综合施治，才能更好治疗男科疾病。

5. 正虚邪恋证

【初诊】　患者钱某，男，48 岁，于 2019 年 6 月 8 日初诊。

［主诉］　尿急、尿痛伴尿分叉 5 个月余。

［现病史］　患者 5 个月前出现尿频、尿急、尿痛，无发热恶寒，自行服用诺氟沙星等抗生素治疗，症状可缓解，但停药后易复发。曾在当地医院诊断为"前列腺炎"，具体检查不详，其间症状反复发作，长期服用抗生素导致耐药，故来我科门

诊寻求中医治疗。刻下症见：尿急、尿道隐痛，尿分叉、尿无力；精神差，面色萎黄，乏力，耳鸣，伴恶寒发热，腰部酸痛，手足心热。舌红，边有瘀斑，苔黄腻，脉细涩。

［既往史］ 糖尿病病史 10 年，最高血糖 12.7mmol/L，长期口服降糖药物二甲双胍，血糖控制较平稳；否认冠心病、高血压等病史，否认传染病史、冶游史。

［辅助检查］ 尿常规示白细胞(++)，隐血(+)。

［专科查体］ 外生殖器发育正常，阴茎头外露，阴毛呈男性分布。

［诊断］ ①中医诊断：劳淋(正虚邪恋证)。②西医诊断：泌尿系感染。

［治法］ 扶正祛邪，利湿通淋。

［方名］ 扶正通淋方(自拟方)。处方：黄芪 30g，生地黄 10g，怀山药 20g，山茱萸 15g，云茯苓 20g，肉苁蓉 10g，杜仲 20g，蒲公英 30g，金银花 30g，女贞子 15g，墨旱莲 30g，白芍 20g，瞿麦 30g，小蓟 30g，甘草 6g。7 剂，水煎服，一日 1 剂，早晚温服。

【二诊】 患者于 2019 年 6 月 15 日二诊，诉治疗后尿急、尿道隐痛明显缓解，余症均得到改善，但仍感排尿无力。在前方基础上加刺五加 15g，继续给予 7 剂。

【三诊】 患者于 2019 年 6 月 22 日三诊，诉诸症状均明显改善，仍有轻微排尿不适，夜晚睡眠不安。上方去小蓟、杜仲，加煅龙骨、煅牡蛎各 30g。14 剂，巩固疗效。

【四诊】 患者于 2019 年 7 月 7 日四诊，诉症状消失。复查血、尿常规正常。因患者 7 个月反复病痛，故以健脾益肾、化瘀通淋法继续治疗 1 个月。随访半年，未再犯尿急涩痛之症，患者较为满意。

【按语】 泌尿系感染为一种常见且多发的疾病。在中医理论中，肾与膀胱相表里，肾气的盛衰直接关系到膀胱的气化与开阖功能。郭军教授认为，劳淋病机本质乃脾肾亏虚。脾、肾为先后天之本，脾肾亏虚，湿热在下焦精室蕴结，使膀胱气化、开阖失司。淋证多日久不愈，热伤阴，湿伤阳，继致肾虚；肾虚日久，湿热秽浊邪毒容易侵入膀胱，引起淋证的反复发作。本例患者正气亏虚，无以抵抗外邪，湿热邪气侵及膀胱，故采用自拟方“扶正通淋方”，以扶正祛邪、利湿通淋。方中黄芪重用至 30g，补益身体正气，且其兼有利水之效，一举两得；生地黄滋阴清热活血；山药、山茱萸补益脾肾，调和阴阳，温润不伤正气，亦无留邪之弊；茯苓利水渗湿；杜仲、肉苁蓉补肾，滋养先天之本，澄本清源；蒲公英、金银花清热解毒，且具有抗炎功效；女贞子、墨旱莲二者为清凉平补之品，可补益肝肾；白芍养血止痛；瞿麦、小蓟利湿通淋兼活血化瘀；甘草调和诸药，共奏扶正祛邪、利湿通淋之功。

郭军教授认为，淋证治疗上主要针对其虚实病机，行气、利湿、活血、健脾补肾；然各种病机可相互转化，由实转虚或因虚致实，亦可呈现为虚实夹杂的特点。故在临床治疗过程中，应时刻关注病证的虚实变化，辨病与辨证相结合，灵活选方用药。此外，劳淋一般长期反复发作，久病易伤体内正气，致邪恋难离；并根据中医“久病入络”“久病多瘀”的理论，该病在发展演变中不可避免地出现“瘀阻”状态，致“瘀阻精室”。因此，需要重视活血化瘀法的应用，可加用活血之品如三七、川芎等。平时还需关注生活方式的改变，当饮食有节、舒畅情志、避免劳累，同时保持外阴清洁，以及适当运动，以增强机体抗病能力，清除可能导致疾病的不利因素，有利于各类型淋证的治疗和康复。

第七章　泌尿系结石

泌尿系结石作为临床常见疾病，发病时可单侧或双侧腰背部突发剧烈绞痛，甚至血尿，易复发。泌尿系结石可发生在肾、输尿管、膀胱及尿道等各个部位，但受生理构造的影响，肾结石及输尿管结石最为常见。中医多将其按"石淋""尿血"等辨证施治。其病位在肾与膀胱，但与肝、脾等脏关系密切。郭军教授认为，石淋的发生多因湿热下注膀胱，久蕴灼炼成石，气滞血瘀而成；或肾气虚弱，阴阳失调，膀胱气化不利，蒸化失司所致。其中肾虚、湿热、瘀阻是关键。此外，结石为有形之邪，阻滞脏腑或脉道、溺窍，损伤脉络，且不通则痛，多引起排尿不畅、刺痛、尿血等症状。西医多采用物理、手术排石法，患者依从性较低，但见效快。因此，中医治疗当在此基础上精准施治，衷中参西，如中药联合体外冲击波碎石法，对于疼痛明显的患者，亦可联合针灸使用，以疏通经络，改善泌尿系统功能状态。

1. 湿热蕴结证

【初诊】　患者李某，男，43 岁，于 2021 年 3 月 1 日初诊。

［主诉］　突发左侧腰背部绞痛 6 小时。

［现病史］　患者 6 小时前无明显诱因出现左侧腰背部剧烈绞痛，伴尿痛、尿频及肉眼血尿。于当地医院急诊就诊，行泌尿系超声检查示，右侧输尿管上段轻度扩张，中段可见 0.6cm×0.7cm 的强回声团伴声影，考虑输尿管结石，给予双氯芬酸钠镇痛。为求进一步中西医结合诊疗来我科门诊。刻下症见：神志清，精神差，声音洪亮，面色红赤，痛苦面容，饮食、夜眠差，未解大便，无发热。舌质红，苔黄腻，脉滑数。

［既往史］　既往体健。

［辅助检查］　尿常规隐血(4＋)。他院泌尿系超声检查示(2021-03-01)，右侧输尿管上段轻度扩张，中段可见 0.6cm×0.7cm 的强回声团伴声影，考虑输尿管结石。

［专科查体］　腹部平软，未见胃肠型及蠕动波，腹壁静脉无曲张，肝脾肋下未触及，全腹未扪及包块，右侧肾区压痛(±)、叩击痛(＋)，右侧腹直肌外缘与肋弓交点处与髂前上棘水平腹直肌外缘处压痛(＋)，左侧未见明显异常。墨菲征(－)，膀胱区叩击痛(±)，腹部移动性浊音(－)，肠鸣音 4 次/分，双下肢无水肿。

［诊断］　①中医诊断：石淋(湿热蕴结证)。②西医诊断：右侧输尿管结石。

［治法］　清热利湿，利尿止痛。

［方名］　三金排石汤(自拟方)加减。处方:广金钱草 30g,鸡内金(研末冲服)15g,海金沙(包煎)15g,瞿麦 15g,萹蓄 15g,滑石(包煎)12g,川牛膝 10g,车前子(包煎)15g,白茅根 15g,延胡索 20g,枳壳 10g,虎杖 10g,小蓟 10g。7 剂,水煎服,一日 1 剂,早晚各 1 次温服。

【二诊】　患者于 2021 年 3 月 8 日二诊,诉服药后尿量、排尿次数明显增多,排尿时稍有刺痛,腰背部绞痛较前缓解,期间出现肉眼血尿 5 次,多饮水后缓解。复查泌尿系超声示,右侧输尿管扩张,中下段探及 0.6cm×0.4cm 的强回声光团伴声影。原方加生薏苡仁 30g,茯苓 10g,以健脾利水渗湿,促进结石排出。继服 7 剂。嘱多饮水、增加活动量。

【三诊】　患者于 2021 年 3 月 15 日三诊,诉服药后尿量增多,排尿时刺痛感消失,腰背部绞痛较前明显减轻,期间肉眼血尿 3 次,多饮水后可消失。复查泌尿系超声示,右侧输尿管扩张,膀胱入口处探及 0.4cm×0.4cm 的强回声光团伴声影。舌淡红,苔薄黄,脉滑。效不更方,继服 7 剂。嘱增加饮水和活动量。

【四诊】　患者于 2021 年 3 月 22 日四诊,诉尿频、尿急,排尿时刺痛感消失,腰背部疼痛不甚,未见肉眼血尿。泌尿系超声复查示,右侧输尿管无扩张,未见明显强回声光团伴声影。舌淡红,苔薄白,脉滑。尿常规隐血(2+),余无异常。嘱增加饮水及活动量。1 周后复诊。

【五诊】　患者于 2021 年 3 月 29 日五诊,诉结石排尿时排出。泌尿系超声复查未见异常。患者已临床治愈,遂停药。嘱患者日常增加饮水量,勤排尿,不憋尿,适当运动,定期行泌尿系超声复查。嘱改变不良生活习惯,以降低结石的复发。

【按语】　泌尿系结石属中医淋症“石淋”“砂淋”范畴。祖国医学认为,“石淋症”是由湿热之邪蕴结下焦,火熬尿浊,日久结砂,阻滞停留于肾系,以小便难,痛不可忍,溲黄赤、浑浊,或如砂石为特征的一类疾病,其中湿热蕴结、砂石阻滞气机是本病病机。临床上治则以清热利湿通淋为法,同时根据不同兼证灵活加减,对症下药。本例患者为结石活动期,梗阻于输尿管,水道受阻,阻塞气机;血络瘀阻,不通则痛,血溢脉外,则血尿;砂石从小便道出,则出现尿频、尿急、尿痛等症状。拟用三金排石汤加减,方用金钱草性甘、淡,平,归肝、胆、肾、膀胱经,清利湿热、化石通淋,为君药。《中药大辞典》中有金钱草“清热、利尿、消肿、解毒”;《现代实用中药》中有金钱草“解热、止血、利尿”;《安徽药材》中有金钱草“治膀胱结石”。海金沙性味咸寒入膀胱经,具有清热利尿通淋止痛功效;鸡内金性味甘平,入膀胱经,善通淋化石,二者共为臣药。《中药大辞典》中有海金沙“清热解毒,利水通淋”;《中药学》中有鸡内金“有化坚消石之功”;《本草再新》中有鸡内金“理气利湿”。以上三药合称“三金”,相互协同,化石通淋作用显著。牛膝性善下行,小蓟散瘀止血,二者合用,既能利尿通淋,又能逐瘀通经;萹蓄、瞿麦、滑石性滑利窍,能清膀胱湿热而利水通淋；枳壳、延胡索合用行气止痛；诸药合用，既可通淋排石以治其标，又可清利下焦湿热疗其本。药证合拍，疗效显著。

郭军教授认为，结石横径小于 1cm，局部停留时间小于 2 周，肾功能无损害者，首选中医中药排石。针对湿热下注型石淋强调以下 3 点。①急则治其标。《中藏经》云："砂淋者……其痛不可忍。"针对疼痛剧烈者首要目标为缓解疼痛、阻滞石淋的进展，采用"急则治标"的原则。②针药结合。针刺治疗本病止痛效果显著。治疗时先以针灸治其标，可选肾俞、膀胱俞、气海、三阴交、阴陵泉等穴疏通经络，缓解疼痛，后服中药标本兼治，利水排石，活血通经。③选择恰当的治疗方式。若结石过大，梗阻严重，须紧急处理。若结石较大，可先行体外冲击波碎石或手术排石，术后配合中药治疗，避免肾绞痛、血尿、术后感染等并发症出现。

2. 下焦瘀滞证

【初诊】 患者马某，男，60 岁，于 2020 年 8 月 15 日初诊。

［主诉］ 间断右侧腰背部酸胀疼痛 7 天。

［现病史］ 患者自诉 7 天前无明显诱因出现右侧腰背部酸胀疼痛，疼痛向外阴部放射，伴肉眼血尿，尿频，尿急。多饮水后症状减轻。为求系统治疗，来我科就诊。行泌尿系超声示，右肾有直径约 1.2cm 的结石。现症见：神志清，精神差，饮食、睡眠一般，大便正常；右侧腰背部疼痛，尿频、尿急，偶见肉眼血尿，无发热。舌质暗红，有瘀斑瘀点，苔薄白，脉弦涩。

［既往史］ 既往体健。

［辅助检查］ 泌尿系超声示，右肾见一结石，直径约 1.2cm，左侧未见明显异常。尿常规示，白细胞(2＋)，隐血(3＋)。

［专科查体］ 全腹部平软，未见胃肠型及蠕动波，腹壁静脉无曲张，肝脾肋下未及，全腹无压痛、反跳痛及肌紧张，双肾区叩击痛(±)，腹直肌外缘处压痛(±)。墨菲征(－)，膀胱区叩痛(－)，移动性浊音(－)。

［诊断］ ①中医诊断：石淋(下焦瘀滞证)。②西医诊断：右肾结石。

［治法］ 行气活血，通淋排石。

［方名］ 金铃化瘀排石汤(自拟方)。处方：先行体外冲击波碎石(ESWL)治疗，术后服用金铃化瘀排石汤：川楝子 10g，醋延胡索 20g，生白芍 10g，炒白术 15g，赤芍 10g，桃仁 10g，醋乳香 10g，醋没药 10g，滑石(包煎)15g，冬葵子 10g，瞿麦 10g。7 剂，水煎服。嘱忌辛辣，每日饮水量 3000ml 以上。

【二诊】 患者于 2020 年 8 月 22 日二诊，诉肉眼血尿明显好转，偶有尿频、尿急，精神转佳。舌暗红，有瘀斑瘀点，脉弦涩同前。复查泌尿系超声示，右肾结石直径约 0.7cm。原方活血行气基础上加金钱草 30g，石韦 10g，海金沙 20g 以增强利尿排石通淋之效，继服 7 剂。

【三诊】　患者于2020年8月29日三诊，诉血尿好转，尿频、尿急症状消失，余未见特殊不适。舌淡红，苔薄白，脉弦。复查泌尿系超声示，右侧输尿管中段结石，直径约0.7cm，右肾轻度积水。效不更方，继服7剂。

【四诊】　患者于2020年9月5日四诊，诉因为剧烈腰痛，于当地医院行泌尿系超声检查，考虑输尿管下段结石，再次(2020年8月31日)行体外冲击波碎石(ESWL)治疗，术后疼痛症状消失，今日复查泌尿系超声未见明显结石。舌淡苔薄白，脉象和缓。嘱患者多饮水、勤排尿，定期(6个月后)复查。如有不适及时来院就诊。

【按语】　《素问·气厥论》有“胞移热于膀胱……则癃，溺血”的记载。隋朝巢元方《诸病源候论》有“石淋者，淋而出石也，肾主水，水结则化为石……肾为热所乘，热则成淋……砂石从小便道出，肾者水道涩痛，令闷绝”。明代徐春甫《古今医统》曰：“膀胱乃州都之官……气行而水自化也。”认为石淋形成是由于气机失调致使邪热内生，聚而成砂，阻遏络脉，下焦血瘀。该患者平素嗜食辛辣肥甘之品，损耗脾胃，使水津不布，湿热内生，流注下焦，灼液生石。本例患者为活动期结石，梗阻于尿路，气机阻滞，腹部胀满；不通则痛，血络瘀滞，溢于脉外，则血尿，甚则尿急、尿痛。故本方用川楝子、延胡索、白芍疏肝解郁，行气止痛；白术燥湿利水；桃仁、醋乳香、醋没药活血理气止痛；滑石、冬葵子、瞿麦清热、利尿、通淋。全方合用，共奏行气活血、清热利尿、通淋排石之效。

综上，郭军教授认为，湿热砂石结合，一则阻碍水液运行，停聚于内，致湿邪内生，湿性重浊黏滞，故腰背部酸胀困重；二则阻遏气机，阻滞经络关节，经脉不通，阳气布达受阻，不通则痛，故患者腰痛难忍；砂石阻于脉络，血液运行不畅，气滞血瘀，脉络受损、湿郁久而化热，入血动血等原因，引起患者血尿。张锡纯《医学衷中参西录》中亦有记载“若所结砂石小者，可用药化之，若砂石大于桃核、杏仁以上……用西人之法……犹可于险中稳也”。ESWL术后的患者证型可较术前发生变化，病症主要矛盾由砂石阻滞之痛症转变为气滞血瘀之血证，辨证论治，行气活血成为治疗下焦瘀滞型石淋碎石术后的基本原则。本方用药多破消之品，若患者本气血不足，或年老，恐于元气有伤，可原方基础加黄芪以补助气分，黄芪性湿，方中赤芍亦可解热散瘀，一举两得。

3. 肾气亏虚证

【初诊】　患者胡某，男，70岁，于2020年6月1日初诊。

[主诉]　间断腰背部疼痛伴肉眼血尿6年。

[现病史]　患者自诉6年前因左侧输尿管结石，于当地医院行输尿管镜取石术。半年后复查双肾CT示，左肾盂、肾盏内可见多发高密度钙化影，大者直径约0.7cm，左肾盏部分扩张；右肾肾盏内见点状高密度钙化影，考虑双肾多发结石。

腰部胀痛，时发时止，劳累后易出现，近日出现阳事不举。刻下症见：神志清，精神差，饮食可，睡眠一般，双侧腰背部胀痛，时发时止，腰膝酸软，劳累后加重，便溏，饮水量少时可见肉眼血尿，无发热。近期无体重下降。舌淡苔白，脉沉弱。

［既往史］ 既往体健。

［辅助检查］ 泌尿系超声示，左肾集合系统可见多发结石，最大者直径约0.9cm，右肾集合系统可见多发结石，直径约0.6cm。

［专科查体］ 全腹平软，未见胃肠型及蠕动波，无腹壁静脉曲张，肝脾肋下未及，双侧肾区叩击痛（+），腹直肌外缘处压痛（±）。墨菲征（－），膀胱区叩痛（－），移动性浊音（－），肠鸣音4次/分。

［诊断］ ①中医诊断：石淋（肾气亏虚证）。②西医诊断：肾结石。

［治法］ 排石通淋，补肾益气。

［方名］ 芪参固中排石汤（自拟方）加减。处方：黄芪15g，党参10g，熟地黄10g，怀山药10g，当归身10g，山茱萸3g，陈皮10g，柴胡10g，牡丹皮10g，泽泻10g，云茯苓10g，川牛膝10g，炙甘草6g。7剂，水煎温服。嘱忌辛辣，多饮水，适量运动。

【二诊】 患者于2020年6月8日二诊，诉精神转佳，腰膝酸软改善，偶有肾绞痛及肉眼血尿。舌淡苔薄白，脉沉。复查泌尿系超声示，左肾集合系统可见多发结石，最大者直径约0.7cm，右肾集合系统可见多发点状强回声。膀胱内可见强回声伴声影，直径约0.5cm。原方加醋延胡索15g以活血、理气、止痛。7剂，煎服法同前。嘱适当多饮水。

【三诊】 患者于2020年6月15日三诊，诉自觉症状减轻，无乏力，偶见腰膝酸软。偶发腰背部疼痛及肉眼血尿，肾绞痛症状消失。舌淡苔薄白，脉沉。复查泌尿系超声示，双肾轻度积水，可见多发结石，直径最大者约0.7cm。右侧输尿管膀胱入口处结石，直径约0.5cm。效不更方，继服7剂。

【四诊】 患者于2020年6月22日四诊，诉服药期间，先排出结石1枚，因腰背部疼痛明显，于2020年6月25日行左侧输尿管结石体外冲击波碎石(ESWL)治疗，术后有少许结石排出，现肉眼血尿症状消失，无腰背部疼痛。今日复查泌尿系超声、尿常规，未见异常。嘱忌辛辣，多饮水，适量运动。定期(6个月)复查。

【按语】 泌尿系结石，中医称为“石淋、砂淋”等。巢元方的《诸病源候论》记载：“若饮食不节……致肾虚而膀胱热也。”若肾气亏虚膀胱气化无力，功能失司，加之体内湿热之邪侵袭，致水道不利，小便的生成、排出皆被影响。肾气不足无力推动，尿液集聚膀胱，化热煎熬为砂石。《诸病源候论》曰：“诸淋者，由肾虚而膀胱热故也。”可见本病是由肾虚，膀胱气化不利、湿热之蕴结成石而成。故其本为肾虚，气化失司，其标乃湿热蕴结膀胱。巢元方的《诸病源候论》亦有记载：“诸淋者，由肾虚而膀胱热也……”治当究其病因，观其体制，视其缓急，明其虚实，辨证施治。结石虽然为湿热之邪所致，但应辨其标本缓急，且须顾及脾胃，因此治当清热利湿、排石通淋，补肾益气。故用自拟方“芪参固中排石汤”治之，以补益肾气、理气止痛、健脾守中，起到一举三得之效。方中重用黄芪为君以健脾补中、益气利尿；党参益气健脾；熟地黄滋肾阴，益精髓；山茱萸补养肝肾，固秘精气；山药补脾养胃益肾；皆为臣药。云茯苓、牛膝等俱为佐药，共奏补肝肾、利尿通淋，引血下行之效。因此，补益正气就成为治疗肾气不足型石淋的基本原则。

综上，郭军教授认为，肾气亏虚型石淋当以补肾益气为主，同时顾护胃气。肾为先天之本，脾胃为后天之本，此病在肾，先天之本已亏，因此在治疗中必须注意顾护后天以养先天，故需要保养脾胃，防止苦寒清利药物过多，伤伐全身正气。《素问・五脏别论》云：“……五脏皆察气于胃……”若胃气衰败，则百病难治。治疗石淋肾气亏虚证亦应遵循这一原则，当脾胃健运，气血得充时，有利于结石的排出。而且体有壮弱、岁有老幼、地域有别，不能不分，因此在治疗中应多选用性味平和、不易伤胃之品，并从选药用量方面悉心辨证而用。

4. 肾阴不足证

【初诊】　患者殷某，男，73 岁，于 2020 年 4 月 6 日初诊。

［主诉］　间断左侧腰背部疼痛伴尿痛、尿淋漓 1 年余。

［现病史］　患者自诉 1 年前无明显诱因出现左侧腰背部疼痛，性质为刺痛，伴尿痛，小便淋漓不尽。在当地医院行泌尿系超声检查诊断为左肾盂结石，大小为 0.9cm×0.7cm。此后病情反复发作，未予重视。患者诉平素眩晕耳鸣，腰膝酸软，五心烦热，夜间休息差；近期无体重下降。舌红少苔，脉细数。

［既往史］　既往有“高血压病、冠心病”病史，规律服药治疗，现血压控制良好，否认其他病史。

［辅助检查］　泌尿系超声示，左肾盂结石，大小为 0.9cm×0.7cm。

［专科查体］　全腹平软，未见胃肠型及蠕动波，腹壁静脉无曲张；肝脾肋下未及，全腹未扪及（包块）和异常；墨菲征（－），膀胱区叩痛（－），移动性浊音（－），左侧肋脊角叩击痛（＋），左侧腹直肌外缘处压痛（±），右侧未见异常。肠鸣音 4 次/分。余未见明显异常。

［诊断］　①中医诊断：石淋（肾阴不足证）。②西医诊断：左肾结石。

［治法］　利尿排石，滋阴补肾。

［方药］　左归丸《景岳全书》加减。处方：熟地黄 10g，山药 10g，山茱萸 10g，枸杞子 10g，菟丝子 10g，鹿角胶（烊化）1 块，龟甲胶（烊化）10g，金钱草 30g，海金沙（包煎）15g，川牛膝 10g，王不留行 10g。7 剂，水煎服，一日 1 剂，早晚各温服 1 次。

【二诊】　患者于 2020 年 4 月 13 日二诊，诉腰背痛、尿痛减轻，小便淋漓症状较前缓解;头晕耳鸣,五心烦热,腰膝酸软较前改善,偶有夜寐不安。原方基础上加夜交藤10g,远志10g,以宁心安神益智。7剂,煎服法同前。

【三诊】 患者于2020年4月20日三诊,诉服上方后腰痛、尿痛症状减轻,偶见肉眼血尿,未述其他特殊不适。复查泌尿系超声示:结石位于输尿管中段,左肾轻度积水。效不更方,继服7剂。

【四诊】 患者于2020年4月27日四诊,诉腰痛、尿痛症状较前明显减轻,无肉眼血尿,未见其他不适。再次行泌尿系超声复查未见明显结石影,建议行中腹部、盆腔CT检查,患者拒绝,要求继服中药治疗。效不更方,继服7剂。

【五诊】 患者于2020年5月5日五诊,诉结石于排尿时排出,此次来院表示感谢。腰痛、尿痛症状消失,小便淋漓症状消失,夜寐安。嘱其多饮水,半年后复查泌尿系超声。如有不适及时来院就诊。

【按语】 泌尿系结石形成机制多样,若肾气亏虚致膀胱气化无力,功能失司,兼内有湿热之邪侵袭则致水道不利,影响小便的生成、排泄。此为淋证的基本病机,石淋亦是如此。肾气不足无力推动,尿液在膀胱集聚,日久化热,煎熬为砂石。《诸病源候论》曰:“诸淋者,由肾虚而膀胱热故也。”由此可见肾虚是本证的根本病因;气化不利、湿热内蕴结为沙石是本病的标。《景岳全书》记载:“药以治病……气味之有偏也……”淡渗利尿、苦寒辛香、甘腻滋阴久服皆会耗伤阴液,损及脾胃。若不及时纠正,必然邪未去而正已伤,事倍而功半。故方用左归丸加减治之,一则滋阴补肾,二则健脾利水,一举两得。本医案方中重用熟地黄为君药,以滋肾阴、益精髓、补真阴之不足。用山茱萸补养肝肾;龟板胶滋阴潜阳;怀山药补脾滋肾;鹿角胶温壮肾阳,补益精血,配入本方中,有“阳中求阴”之义,皆为臣药。枸杞子、菟丝子合用精血并益,肝肾共补;金钱草、海金沙、川牛膝、王不留行合用清热解毒,利尿通淋,俱为佐药。由此得知,排石不能单纯用强攻之剂,应根据患者体质及临床症状之变化,灵活运用。

综上,郭军教授认为,泌尿结石老年患者,本阴液枯涸,肾阴不足,加之久受清热通淋苦寒之剂,迁延不愈,攻伐太过,以致阴亏更甚,阴虚则热,故在辨证时需辨其为寒为热,为石为血,分别治之。遣方用药时应以滋阴养血,补益肝肾为主,兼以少量利尿通淋之品。肝肾充盈,利于鼓动结石排出,一则治其标,二则治病求本,可标本兼治,一方两用。结合本患者情况,滋阴补肾、通淋化石,故取效。因此,在治疗本病时,应综合考虑患者的基本情况,辨证论治,标本兼治,切不可攻伐太过,顾此失彼。《验方新编》有云:“核桃肉煮粥多食,治石淋甚效。”故针对类似本案老年、久病或多次复发患者,可将核桃肉小火炒制微黄,煮粥或研末服用以预防再发。

第八章　泌尿生殖系统肿瘤

一、膀胱癌

膀胱癌是指发生在膀胱黏膜上的恶性肿瘤，是泌尿系统最常见的恶性肿瘤，也是全身十大常见肿瘤之一。包括膀胱尿路上皮癌、膀胱鳞状细胞癌、膀胱腺癌，其中最常见的是膀胱尿路上皮癌，占90%以上。膀胱癌在中医古籍中属"尿血""淋证""癃闭"等范畴。多表现为镜下或肉眼血尿，或脓尿，或小便困难，或小便涩痛，或排出组织异物。其治疗目前主要以手术及灌注化疗为主，但是术后辅助化疗的患者仍有较高的局部复发及远处转移的概率。郭军教授根据临床膀胱癌治疗经验，认为本病病机不外乎邪正虚实，正气不足而邪气踞之，最终成为积聚癥瘕。故在治疗上，对于早期或术后患者，多以扶正气为主，兼以祛除邪实，其中以湿热、瘀血为著；对于发展阶段非手术治疗者，首当祛除邪实结块，以急则治其标也，现分别整理验案三则。

1. 湿热下注证

【初诊】 患者马某，男，65岁，于2021年8月15日初诊。

［主诉］ 膀胱癌术后5个月，排尿时灼热疼痛1月余。

［现病史］ 患者2021年3月出现尿血，膀胱镜检查示膀胱右侧壁2.3cm×1.9cm菜花状肿物，遂行诊断性电切术，术后病理示膀胱浸润性乳头状尿路上皮癌，高级别分化。术后行吡柔比星30mg膀胱内灌注化疗2个疗程，因剧烈呕吐而未能继续化疗。1个月前再次出现尿血，尿道灼痛，复查膀胱镜发现肿物复发，大小2.6cm×2.3cm，行膀胱部分切除手术，术后病理同前，患者拒绝行化疗及膀胱灌注等治疗，遂求中医诊治。刻下症见：尿急、尿频、排尿时灼热疼痛，腰背酸痛，下肢水肿，急躁易怒，心烦口渴，夜寐不安，纳呆食少，大便干，3日一行。舌质红，苔黄腻，脉沉滑数。

［既往史］ 否认高血压、糖尿病等慢性病史，近半年体重较前下降3kg。

［专科查体］ 双侧肋脊角对称，无隆起，无压痛，双肾未扪及。沿双侧输尿管走向区域无压痛，未扪及肿块。耻骨上膀胱区不充盈，轻微压痛。

［辅助检查］ 2021年7月10日于当地医院查膀胱镜，肿物大小2.6cm×2.3cm。

[诊断] ①中医诊断:癥积(湿热下注证)。②西医诊断:膀胱癌术后。

[治法] 清热利湿,散结消癥。

[方名] 八正散(《太平惠民和剂局方》)加减。处方:车前子(包煎)15g,瞿麦10g,萹蓄10g,滑石(先煎)18g,栀子仁9g,木通9g,酒大黄6g,白花蛇舌草30g,蒲公英15g,炒神曲15g。7剂,水煎服,每日1剂,早晚分服。

【二诊】 患者于2021年8月23日二诊,诉排尿时灼热疼痛及食欲较前略有改善,大便稍干燥,2日一行,余症未变。舌质红,苔黄腻,脉沉滑数。上方继服7剂,煎服法同前。

【三诊】 患者于2021年8月31日三诊,诉服药后尿急、尿频、排尿时灼热疼痛较前减轻,下肢水肿好转,食欲渐佳,大便正常;仍急躁易怒,心烦口渴,夜寐不安,腰背酸痛。舌质红,苔薄黄腻,脉沉滑数。原方基础上车前子增至30g以利尿消肿,并加龙胆草、黄连各6g以清心肝火热,因大便及食欲正常,故去酒大黄、炒神曲。14剂,煎服法同前。嘱饮食清淡,少食辛辣油腻食物。

【四诊】 患者于2021年9月15日四诊,诉精神尚可,尿急、尿频、排尿时灼热疼痛较前好转,已无下肢浮肿,时有急躁易怒,心烦口渴,夜寐不安等,舌淡红,苔薄黄,脉沉滑小数。效不更方。14剂,煎服法同前。

【五诊】 患者于2021年9月30日五诊,诉已无尿急、尿频、排尿时灼热疼痛,以及无急躁易怒、夜寐不安等症状;近日时有心烦口渴,腰背酸痛。舌淡红,苔薄黄稍干,脉细滑小数。上方车前子减至20g,去龙胆、黄连,加生地黄15g,麦门冬10g以滋养津液,14剂,煎服法同前。

【六诊】 患者于2021年10月15日六诊,诉无尿急、尿频、排尿时灼热疼痛等症状,心烦口渴、腰背酸痛较前好转。舌淡红,苔薄黄,脉细滑。上方去滑石,生地黄加至30g。14剂,煎服法同前。

此后,患者坚持服药,2022年2月15日复查膀胱镜未见复发。肝肾功能正常。末次就诊时间是2022年3月25日,诸症未见复发,小便每日约6次,夜尿每晚1次,体重较前增加2kg。

【按语】 本例患者系湿热毒邪蕴结日久,癌毒深重所致。患者虽以手术切除肿瘤病灶,但下焦湿热毒邪留恋难除,故应治以清利湿热为主。患者为膀胱癥块手术切除后,又以化疗药物膀胱灌注辅助抗肿瘤治疗,故未选用蜈蚣、壁虎、山慈菇等攻伐之品。患者初诊尿急、尿频、排尿时灼热疼痛,下肢水肿,伴急躁易怒,心烦口渴,夜寐不安,纳呆食少,大便干,3日一行,结合舌脉,属湿热下注证,以八正散加减。二诊时患者诉排尿时灼热疼痛及食欲较前略有改善,大便稍干燥,2日一行,余症未变,说明前八正散加减之清热利湿法奏效,故守方不变,继服。三诊时患者诉服药后尿急、尿频、排尿时灼热疼痛较前进一步减轻,下肢水肿好转,食欲渐佳,大便正常,但仍急躁易怒,心烦口渴,夜寐不安,腰背酸痛,考虑患者下焦湿热渐清，心肝之火复起，故将车前子增至30g，加龙胆、黄连以清心肝火热，因患者大便及食欲正常，故去酒大黄、炒神曲等消食通便之药。四诊时患者尿急、尿频、排尿时灼热疼痛较前好转，已无下肢水肿，时有急躁易怒，心烦口渴，夜寐不安等，考虑为下焦膀胱湿热基本痊愈，余热盘踞中上二焦，前方奏效，效不更方。五诊时患者出现心烦口渴，为湿热去而阴液伤，故加生地黄、麦门冬滋阴以顾护津液。白花蛇舌草、蒲公英均有清热解毒散结功效，故辨病论治，加以散结消癥。本病湿热毒邪深重，病程迁延，难求速效，须在保证患者坚持服药的情况下，守方守法，久久为功。

综上，郭军教授认为膀胱癌属临床疑难杂症，患者往往经历手术或化疗，故多虚实夹杂，治疗当明辨病机病位，精准用药，切不可一味求快，用药过猛，重伤其正气。治疗本案时，一则重视脾胃，患者饮食较差时，用药非但难效，反而会重伤脾胃，故而当先调脾胃，待患者食欲渐佳时方可清利湿热；二则重视患者病机变化，明辨标本虚实，患者初诊以膀胱湿热为主时，予以清利下焦湿热之品，随着治疗的进行，患者膀胱湿热渐清，心肝之火显现，故当改用清肝泻火之药，时时精准判断，对证用药。

2. 瘀血内阻证

【初诊】　患者赵某，男，72岁，于2018年4月13日初诊。

［主诉］　尿血1月余。

［现病史］　患者于外院诊断为膀胱癌，行经尿道膀胱肿瘤电切术，术后病理报告示膀胱癌(浸润性尿路上皮癌)。术后行膀胱灌注羟基喜树碱8次，治疗后，尿血症状未见明显缓解，伴小腹坠胀疼痛。患者于2018年3月10日又因尿血至医院检查，膀胱镜示左侧输尿管口外上方有珊瑚状肿物，约1.8cm×1.5cm×1.1cm，患者因年老体弱，无法耐受手术，为求进一步中西医结合治疗遂求诊于郭军教授门诊。刻下症见：血尿，时而尿中夹有血块，排尿困难，小腹坠胀疼痛，眠差，口唇色紫，大便偏干，三日一行。舌暗红有瘀斑，苔白，脉沉细涩。

［既往史］　否认高血压、糖尿病病史；近半年体重较前下降5kg。

［专科查体］　双侧肋脊角对称，无隆起，无压痛，双肾未扪及。左侧输尿管口外上方压痛。耻骨上膀胱区不充盈，无压痛。

［辅助检查］　膀胱镜(2018年3月10日)检查肿物大小1.8cm×1.5cm×1.1cm。活检病理(2018年3月10日)浸润性尿路上皮癌。

［诊断］　①中医诊断：癥积(瘀血内阻证)。②西医诊断：膀胱癌术后。

［治法］　化瘀止血，散结消癥。

［方名］　桃红四物汤(《医宗金鉴》)加减。处方：桃仁6g，红花10g，生地黄15g，白芍10g，当归10g，川芎6g，醋延胡索9g，酒大黄6g，仙鹤草30g，三七粉(冲

服)6g，生蒲黄(包煎)10g，醋五灵脂 6g，瞿麦 10g，萹蓄 10g。7 剂，水煎服，一日 1 剂，早晚分服。

【二诊】 患者于 2018 年 4 月 21 日二诊，诉血尿、排尿困难及大便偏干较前略有改善，余症未变。舌暗红有瘀斑，苔白，脉沉细涩。上方继服 14 剂，煎服法同前。

【三诊】 患者于 2018 年 5 月 6 日三诊，诉服药后血尿、排尿困难及大便偏干较前减轻，小腹坠胀疼痛好转，仍眠差，舌暗红有瘀斑。苔薄白，脉沉细涩。原方基础上加酸枣仁 18g，柏子仁 10g 以养血助眠。14 剂，煎服法同前。嘱饮食清淡，少食辛辣油腻食物。

【四诊】 患者于 2018 年 5 月 21 日四诊，诉血尿、排尿困难及大便偏干较前好转，已无小腹坠胀疼痛，偶见入睡困难，梦多。舌暗红有瘀斑，苔薄白，脉沉细涩。效不更方。14 剂，煎服法同前。

【五诊】 患者于 2018 年 6 月 5 日五诊，诉血尿、排尿困难及大便偏干等症状基本消失，近日因自觉纳差，食谷不香。舌淡红有瘀斑，苔白腻，脉沉细涩。上方去醋延胡索、酒大黄、生蒲黄、醋五灵脂，加炒白术 10g，生麦芽 15g，生谷芽 15g，以健脾开胃消食。14 剂，煎服法同前。

【六诊】 患者于 2018 年 6 月 20 日六诊，诉已无血尿、排尿困难等症状，大便正常，食欲渐佳。舌淡红有瘀点，苔白腻，脉沉细。上方去瞿麦、萹蓄，因患者偏瘦，加生山药 15g，莲子肉 10g，白花蛇舌草 30g，山慈菇 10g，以健脾益气、散结消癥。14 剂，煎服法同前。

此后，患者坚持服药，2019 年 5 月 19 日复查膀胱镜肿物 0.7cm×1.1cm×0.8cm，较前缩小。肝肾功能正常，无明显不适症状。末次就诊时间是 2019 年 5 月 25 日，诸症未见复发，体重较前增加 4kg。

【按语】 本例患者系年长气衰、日久瘀血成毒阻滞膀胱而发肿瘤。“气为血帅，血为气母”，气衰则无力推动血行，血液瘀阻膀胱经脉，日久死血离经妄行故而出现血尿，瘀血阻滞膀胱尿道故见排尿困难、小腹坠胀疼痛。初诊时患者血尿、排尿困难、小腹坠胀疼痛等下焦瘀血阻滞症状典型，病势紧急。《内经》云：“急则治其标，缓则治其本。”故方以桃红四物为主加减，以桃仁、红花、当归、川芎、醋延胡索活血化瘀；酒大黄活血兼通便，仙鹤草、三七粉、生蒲黄、醋五灵脂补虚兼活血止血；瞿麦、萹蓄利尿通经；生地黄、白芍滋阴养血。二诊时患者诉血尿、排尿困难及大便偏干较前略有改善，此为方药对症，然血瘀日久难能速效，须以缓图，故效不更方，继以服之。三诊时患者眠差，故加酸枣仁、柏子仁养心补血安神。五诊时患者诉血尿、排尿困难及大便偏干等症状基本消失，但自觉纳差，食谷不香，此为脾胃受损之象，恐活血化瘀之药攻伐太过损伤后天之本，故去醋延胡索、酒大黄、生蒲黄、醋五灵脂，加炒白术、生麦芽、生谷芽以健脾开胃。六诊时患者血尿等症状基本痊愈，故转而治本，以生山药、莲子肉健脾扶正，白花蛇舌草、山慈菇软坚散结以消癥治癌。

六诊后，经过调理及巩固预防治疗，患者纳眠可，精神佳，二便调，复查肿物较前缩小，随后患者定期至郭军教授门诊巩固治疗。

郭军教授认为，膀胱癌血瘀之出血，初学者见血而畏之，未辨证而一味收涩止血，若遇气血亏虚者可见效病痊，若遇瘀血阻滞，死血妄行者则南辕北辙，草菅人命。古人有"见血休止血，见痢休止痢，见咳休止咳"三说，此之谓也。尤其对于肿瘤患者，识证准确，用药大胆，方能挽救患者于水火之中。对于膀胱癌瘀血阻滞证的患者，多因年迈，以虚实夹杂证居多，故活血时当辅以健脾益气生血类药物，注意顾护患者后天之本，方能减轻癌症患者的痛苦，发挥中医药治疗癌症的优势。

3. 脾肾两虚证

【初诊】 患者李某，男，81 岁，于 2018 年 5 月 21 日初诊。

［主诉］ 无痛性肉眼血尿 3 月余。

［现病史］ 患者 2018 年 2 月无明显诱因出现尿血，外院行膀胱镜示膀胱顶部多发肿瘤，大者 2.8cm×2.5cm×2.3cm，小者如绿豆大小共 10 多个，呈菜花样改变。病理结果示乳头状癌。因年龄较大，患者及家属拒绝行手术及放化疗治疗。为求中药治疗，就诊于郭军教授门诊。刻下症见：间歇性血尿，尿中夹有血块，时有小腹隐痛，腰背酸痛，神疲乏力，畏寒肢冷，纳呆食少，双下肢水肿，便溏，1 日 2 行，体重下降 5kg。舌淡红，苔薄白，脉沉细无力。

［既往史］ 否认高血压、糖尿病等慢性病史。近半年体重较前下降 5kg。

［专科查体］ 双侧肋脊角对称，无隆起，无压痛，肾未扪及。沿双侧输尿管走向区域无压痛，未扪及肿块。耻骨上膀胱区不充盈，压痛。

［辅助检查］ 膀胱镜（2018 年 2 月 10 日）膀胱顶部多发肿瘤，大者 2.8cm×2.5cm×2.3cm，小者如绿豆大小共 10 多个，呈菜花样改变。病理（2018 年 3 月 2 日）为乳头状癌；CEA＞410U/L。

［诊断］ ①中医诊断：膀胱癥积（脾肾两虚证）。②西医诊断：膀胱癌。

［治法］ 补脾益肾，散结消癥。

［方名］ 四君子汤（《太平惠民和剂局方》）合加味肾气丸（《济生方》）加减。处方：党参 10g，炒白术 10g，云茯苓 15g，炙甘草 6g，熟地黄 15g，山茱萸 10g，生山药 15g，泽泻 10g，制附片（先煎）6g，肉桂 6g，车前子（包煎）15g，杜仲 10g，三七粉（冲服）3g，仙鹤草 30g，炒扁豆 10g。7 剂，水煎服，一日一剂，早晚分服。

【二诊】 患者于 2018 年 5 月 29 日二诊，诉尿血，尿中夹有血块，小腹隐痛略有改善，余症未变。舌红，苔薄黄，脉数，上方继服 14 剂，煎服法同前。

【三诊】 患者于 2018 年 6 月 12 日三诊，诉服药后尿血，尿中夹有血块，小腹隐痛较前减轻；腰背酸痛，神疲乏力，双下肢水肿及便溏较前好转；仍畏寒肢冷，纳呆食少。舌淡红，苔白，脉沉细无力。原方基础上加巴戟天 10g，鹿角 6g 以温补肾阳，加炒神曲 15g，炒麦芽 15g 以开胃消食。14 剂，煎服法同前。嘱饮食清淡，少食辛辣油腻食物，适当运动。

【四诊】 患者于 2018 年 6 月 27 日四诊，诉尿血、尿中夹血块、小腹隐痛等症状较前好转。舌淡红，苔薄白，脉沉细无力。效不更方，14 剂，煎服法同前。

【五诊】 患者于 2018 年 7 月 13 日五诊，诉尿血、尿中夹血块、小腹隐痛等症状基本恢复正常，食欲渐佳，畏寒肢冷较前好转。舌淡红，苔薄白，脉沉细。上方去三七粉，继服 14 剂。

【六诊】 患者于 2018 年 7 月 28 日六诊，诉无尿血、尿中夹血块、小腹隐痛等症状，饮食正常，畏寒肢冷进一步减轻。舌淡红，苔薄白，脉沉细。上方去车前子，仙鹤草增至 60g，熟地增至 30g，加白花蛇舌草 30g，半枝莲 10g 以对症治疗癥积。继服 14 剂。

【七诊】 患者于 2018 年 8 月 12 日七诊，诉病情稳定，精神明显好转，体力增加，无尿血、尿中夹血块、小腹隐痛等症状，体重较前增加 2kg。舌淡红，苔薄白，脉沉缓。效不更方，继服 14 剂。

此后，患者坚持服药，末次就诊时间是 2019 年 9 月 27 日，诸症未见复发。2019 年 9 月 21 日复查膀胱镜膀胱肿块无增大，CEA＞100U/L，余生化检测指标正常，无明显不适症状。

【按语】 此病例为老年膀胱癌患者，以间歇性血尿、尿中夹有血块及小腹隐痛为主要临床表现，病机为脾肾亏虚。初诊时患者间歇性血尿，尿中夹有血块，时有小腹隐痛，为肾气不固、膀胱气化不利、血液不循常道运行所致；腰背酸痛，畏寒肢冷，为肾阳不足、温煦及濡养功能下降；纳呆食少，双下肢水肿，便溏，神疲乏力，为脾阳不足、运化失常。结合舌脉，为脾肾亏虚，气血运行失常，日久结为癌毒，故以党参、炒白术、云茯苓、炙甘草、炒扁豆健脾益气，顾护后天之本；以熟地黄、山茱萸、生山药、杜仲、制附片、肉桂温补肾气，以滋先天之源；泽泻、车前子、三七粉、仙鹤草利尿通经，补虚化瘀止血。三诊时患者诸症减轻，仍畏寒肢冷，纳呆食少，故加巴戟天、鹿角增强温补肾阳之力，加炒神曲、炒麦芽增强开胃消食之功。五诊时患者诉尿血、尿中夹血块、小腹隐痛等症状基本消失，食欲渐佳，畏寒肢冷较前好转，考虑患者瘀血减轻，故去三七粉恐损伤脾胃。六诊时患者已无尿血、尿中夹血块、小腹隐痛等症状，饮食正常，畏寒肢冷进一步减轻，考虑下焦瘀滞已除，上方去车前子，增加仙鹤草、熟地黄用量以加大扶正之力；同时，加白花蛇舌草、半枝莲以对症治疗癥积。七诊后患者病情趋于稳定，体重较前有所增加，复查肿瘤未见恶化，随后患者定期至郭军教授门诊巩固治疗。

郭军教授认为，膀胱癌形成的基本病因是正气亏虚、邪毒内蕴，同时外邪侵袭、七情不遂、饮食不节、过劳久病、脏腑功能失调等因素，均可导致膀胱癌的发生。在诸多病因中，“正虚”是膀胱癌发生的根本，“邪毒”是发病的必要条件，正气亏虚，抗邪无力，不能祛邪外出，则“邪毒”扩散；邪毒耗散正气，损伤脏腑功能，使脉络失养，又会加重正虚，尤其对于老年患者，更应着重顾护正气，力争做到祛邪而不伤正。

二、肾　癌

肾细胞癌，俗称肾癌，在我国泌尿生殖系统肿瘤中发病率居第二位，仅次于膀胱肿瘤，且呈逐年上升趋势，对人类健康构成严重威胁。目前，西医治疗肾癌的方法主要包括手术、化疗、放疗、生物治疗、热疗及靶向治疗等。研究显示，中药参与联合治疗肾癌可提高患者治愈及好转率，提高生命质量。肾癌在中医常被归类于“尿血”“癥积”“肾积”“中石疽”等范畴。早在《灵枢・百病始生》篇中就有关于腰部病变的描述，而《疡医大全》则详细描绘了肾癌的一些症状。古今多数医家认为肾虚邪实是导致肾癌发病的主要原因。脾肾亏虚、湿热毒蕴、瘀血内阻等因素被认为是肾癌发生的基本机制，以此衍生的清热解毒、活血化瘀，以及补益脾肾等治法已取得了一定的疗效。通过综合应用中医的辨证论治和西医先进的治疗手段，可以更全面、系统地应对肾癌的发病机制，提高治疗效果，提高患者的生命质量。

1. 痰瘀毒互结证

【初诊】　患者王某，男，48 岁，于 2015 年 7 月 20 日初诊。

［主诉］　腰痛 3 月余，伴间歇性尿血 1 个月余。

［现病史］　患者从事电脑工作，常年久坐，缺乏运动锻炼，体态肥胖，饮食不规律。3 个月前因腰痛明显于医院检查，后确诊为右肾肾癌，2015 年 5 月 17 日对患侧肾行部分手术切除，术后 1 个月仍感腰部不适，小便中带血，2015 年 7 月 13 日复查 CT 左肾未见明显异常，右胃术后改变，患者欲求中医药治疗，遂来我院就诊。刻下症见：腰痛，按之则疼痛加重，间断尿血，排尿不畅，颜色呈鲜红色，小便有异味，偶头晕，乏力，渴不多饮，口苦口黏，阴囊潮湿，胃纳欠佳，眠差多梦，大便日两行，质黏。舌淡红，苔中根部黄腻，脉滑数。

［既往史］　高尿酸血症病史。否认高血压、糖尿病等其他病史，平素烟酒嗜好，否认药物及食物过敏史。

［辅助检查］　患者 2015 年 5 月 15 日因腰痛于当地医院超声检查发现右肾占位病变，后至北京某三甲医院行腹部 CT 示右肾盂处占位性病变，考虑肾癌可能。术后病理示透明细胞型肾细胞癌（右肾）。

［专科查体］　双侧肾区压痛（＋），右侧明显，双下肢未见水肿。

［诊断］　①中医诊断：癌病（痰瘀毒互结证）。②西医诊断：肾癌术后。

［治法］　清热利湿，消痰化瘀，解毒抗癌。

［方名］　龙胆泻肝汤（《医方集解》）合当归芍药散（《金匮要略》）加减。处方：

龙胆草 10g，黄芩 10g，柴胡 10g，栀子 10g，通草 6g，车前子(包煎)10g，当归 10g，赤芍 10g，川芎 10g，丹参 20g，生地黄 10g，黄柏 10g，苍术 15g，土茯苓 30g，白茅根 30g，大蓟 10g，小蓟 10g，山慈菇 9g，白花蛇舌草 10g，红豆杉 10g，甘草 6g。14 剂，水煎服，一日 1 剂，早晚分服。

【二诊】 患者于 2015 年 8 月 7 日二诊，诉服药后腰痛改善，尿血频次减少，血色变浅；头昏沉，乏力，口干，口苦，食欲一般，眠差，小便频，大便偏稀。舌苔黄腻，脉滑数。上方去栀子，加土鳖虫 9g，牡丹皮 10g。30 剂，煎服法同前。

【三诊】 患者于 2015 年 9 月 9 日三诊，服药后腰轻微酸痛，晨起时共出现 5～6 次尿血；口苦，纳可，眠欠佳，小便频，大便偏稀。舌苔黄腻，脉滑数。上方去生地黄、通草，加熟地黄 20g，黄芪 20g，白术 15g，茯神 20g。30 剂，煎服法同前。

【四诊】 患者于 2015 年 10 月 11 日四诊，诉服药后腰痛缓解，偶有晨起尿色偏红，纳可，眠一般，小便略频，大便基本正常。舌苔黄，脉滑数。上方去土鳖虫，加川牛膝 10g。30 剂，煎服法同前。

【五诊】 患者于 2015 年 11 月 13 日五诊，诉服药后腰轻微酸痛，未出现尿血，纳可，眠一般，二便基本正常。舌苔黄，脉滑数。上方去龙胆草，加鸡内金 15g。30 剂，煎服法同前。

【六诊】 患者于 2015 年 12 月 16 日六诊，诉来诊前 CT 复查较前无明显变化，肿瘤标志物未见明显升高。刻下症见：服药期间未出现尿血消失，腰痛乏力缓解，睡眠好转，精神状态显著提高，二便基本正常。嘱继服上方 30 剂，隔日服。

后患者每 3 个月定期于门诊复查 CT 及生化，用上方临证化裁，病情稳定，疗效满意。

【按语】 本例是肾癌的常见类型，即痰瘀毒互结证。痰、瘀、毒三者内盛，结滞于局部，形成癌肿。郭军教授认为，肾癌多由外感邪毒、饮食不当和情志失调多种因素引起，致脏腑功能失调，气机不畅，气血津液逆乱，聚而形成痰瘀，痰瘀不化，痰浊、败血等邪气在体内蕴结成毒，与秽浊合而为浊毒，浊毒积滞不化，胶着难愈，发展成为癌毒肿块，故痰瘀毒互结是此型肾癌的核心病机。《医林改错》言："肚腹结块，必有形之血。"瘀血结聚于肾，血液运行不畅，血不归经，不通则痛，故而肾癌会出现腰痛。肾癌的发展过程漫长复杂，痰瘀毒相互结滞停积在肾，阻碍了局部津气血的运行，痰毒与瘀血相互作用形成有形肿块附着在肾，吸收水谷精微以营养自身，久则伤及人体正气使人体乏力虚弱，更加无力驱邪外出。在治疗上主张先祛邪后扶正，针对痰瘀毒壅滞的病机，临床治疗多选用清热祛痰，凉血化瘀之品，如黄连、土茯苓、半夏、牡丹皮、赤芍等，可以有效缓解局部症状。癌肿宜缓消软坚，给予当归、丹参之类活血，勿滥用虫类攻伐之品。热毒弥漫，宜以黄芩、栀子之类清热解毒，但勿过多配用白花蛇舌草之类久服，防止寒凉败胃。培补正气以抗癌，是中医药优势所在，坚持"以人为本，扶正抑癌"的理念，在邪气去其大半之时，以黄芪、白术、人参之品益气健脾，培元固本，熟地黄、山药、黄精等补肾填精，少佐理气之陈皮、砂仁等，正所谓“正气存内，邪不可干”。同时，要注重静养休息，避免过度劳心劳力，是保证精气内守的具体措施。

初诊时综合患者的症状和舌脉，选用龙胆泻肝汤合当归芍药散加减。患者出现尿血可能由手术创伤所致，加白茅根、大蓟、小蓟行清热凉血之功；为增强散结抗癌之效加慈菇、白花蛇舌草、红豆杉；下焦湿热明显选方二妙散以加强清热祛湿止痒之功，邪毒灼伤阴液；患者出现阴虚内热之象，用生地黄配伍黄柏滋阴且退虚热，全方共奏清热凉血，除湿解毒之功。二诊患者服上方腰痛、尿血已明显好转，更加牡丹皮以增强清热凉血之力；恐药过于寒凉，于是去栀子；因癌病病程日久，瘀毒留存于肾，加土鳖虫以祛瘀通络。三诊患者尿血大幅减少，久病耗伤气阴，生地黄改熟地黄，加黄芪、白术以滋阴益气、培补中焦；因其睡眠不佳，加茯神宁心安神。四诊去土鳖虫之峻烈，代以川牛膝补虚的同时，又能引血下行。五诊上方去龙胆草之苦寒，加鸡内金护胃固津。六诊患者尿血消失，腰痛改善，因癌病余毒难完全祛除，遵内经愈后防复之旨，嘱定期随访，巩固疗效。本例病症方药相切，清热利湿、消痰化瘀、解毒抗癌及滋阴凉血相辅相成，明显改善了患者生活质量，疗效显著。

2. 脾肾阳虚证

【初诊】　患者李某，男，75 岁，于 2015 年 3 月 5 日初诊。

［主诉］　尿血伴低热 1 个月余。

［现病史］　患者于 2015 年初无明显诱因下出现尿血、低热，就诊于当地医院，并于 2015 年 2 月 2 日行上腹 CT 示，右肾下极占位性病变，考虑为肾癌，乳头状细胞癌可能性大。后行右肾根治性切除术，术后病理为右肾高级别乳头状肾细胞癌。后由于年龄因素未行放化疗，为寻求中医中药治疗，特来我院就诊。刻下症见：患者神清，精神欠佳，浑身乏力，右腰部困顿不适，腰膝酸软，手脚不温，畏寒怕冷，头晕，口干口渴，食欲缺乏，睡眠一般，排尿无力，尿频，便干难解。舌淡白苔腻，脉沉细无力。

［既往史］　有高血压、2 型糖尿病史、良性前列腺增生病史多年，长期服用降压、降糖药物。有磺胺类药物过敏，否认其他药物及食物过敏史。

［辅助检查］　肾功能肌酐 238μmol/L。尿常规尿蛋白(＋＋＋)。

［专科查体］　轮椅推入，面色苍白，浅表淋巴结未发现异常，肾区叩击痛(＋)，右下腹部压痛(＋)，双下肢中度凹陷性水肿。

［诊断］　①中医诊断：癌病(脾肾阳虚证)。②西医诊断：肾癌术后。

［治法］　补益脾肾，温阳止血，消瘀泄浊。

［方名］　肾着汤(《金匮要略》)合薏苡附子败酱散(《金匮要略》)加减。处方：茯苓 15g，干姜 9g，白术 15g，薏苡仁 20g，制附子 10g，败酱草 10g，川牛膝 15g，山药

20g，杜仲15g，菟丝子20g，人参10g，黄芪30g，当归10g，萆薢15g，五味子6g，红豆杉10g，甘草6g。14剂，水煎服，一日1剂，早晚各1次。

【二诊】 患者于2015年3月19日二诊，诉服上药无明显不适，乏力及右腰部困顿、不适较前减轻，纳差，睡眠可。舌淡苔白腻，脉沉细。复查肌酐195μmol/L，尿蛋白(＋＋＋)。还需加强祛湿化浊之力，故上方去败酱草，加蛇床子10g，苍术12g，厚朴15g，陈皮10g。21剂，煎服法同前。

【三诊】 患者于2015年4月12日三诊，诉腰痛缓解，食欲转佳，仍乏力、容易发困、尿频。舌淡苔白腻，脉沉细。复查肌酐158μmol/L，尿蛋白(＋＋)，故在上方基础上加为黄芪50g，去杜仲。14剂，煎服法同前。

【四诊】 患者于2015年4月28日四诊，诉诸症基本如前，复查肌酐124μmol/L，尿蛋白(＋＋)，上方加乌药10g，益智仁10g。14剂，煎服法同前。

【五诊】 患者于2015年5月13日五诊，诉腰痛、尿频已缓解，纳眠可，大便基本正常。复查肌酐106μmol/L，尿蛋白(＋)。上方去蛇床子，加鸡血藤20g，红景天20g。30剂，煎服法同前。

此后，患者在上方的基础上，坚持服用中药治疗调理1年，患者及家属对疗效十分满意，且经CT复查并未出现癌细胞转移。

【按语】 肾为生气之根，肾阳充盛，可温煦脏腑形体，从而使各种功能旺盛，精神振奋，生机勃勃；若肾阳衰弱，其推动作用减弱，不能将精微物质布散至全身脏腑组织。肾阳虚弱，无力化气，进而停留于肾，这些病理产物聚于肾组织久而产生结块，形成癌肿。郭军教授认为，正气亏虚是染癌之基，肾虚不能摄血而溺血。腰为肾之府，肾虚则腰背痛，湿热结毒，日久气滞血瘀而形成肿物包块，肾癌发生最重要的病因病机是肾气虚衰，外邪入侵。正如《素问遗篇·刺法论》中说“真气不正，故有邪干。正气存内，邪不可干。邪之所凑，其气必虚”。郭军教授针对虚证，提出扶正祛邪应整体、动态看待，顺着病情发展的趋势，诱导人体阴阳自和的观点。《医宗必读》曰：“积之成者，正气不足，而后邪气踞之。”肾着汤原治腰部冷痛、小便自利的太阴虚寒兼有水饮之证，在此治疗肾癌，是考虑到患者年事高、阳衰气少，补肾药物多阴柔滋腻或辛温破气，用以补脾益肾，可取显效。脾为后天之本，人参、黄芪补脾益气，后天而滋先天，使人体正气冲盛，邪气无从所起。少佐补肾药物，肾为先天之本，阴阳之根，当阴阳平补为宜，山药、五味子滋阴益肾，杜仲、菟丝子温肾助阳，阳得阴助而生化无穷，阴得阳升而泉源不竭。薏苡附子败酱散方出自张仲景《金匮要略》，用大剂量薏苡仁健脾利湿消痕，败酱草清热解毒利湿，小剂量附子温阳化湿，寒温并用，清热利湿消积。组方严谨，扶正与祛邪并举，相辅相成，即所谓“正胜邪自去，邪祛正自安”。

二诊患者食欲稍增，是邪气退却的表现，舌苔白腻，更用苍术、厚朴等燥湿健脾，驱除中焦秽浊之气，有推陈出新之效。三诊患者腰痛明显好转，病情稳定，去杜仲，增加黄芪用量以补元气的虚损。四诊诸症基本从前，老年男性多膀胱虚寒，加乌药、益智仁暖下焦助气化。五诊时腰痛好转，精神转佳，以上方去蛇床子，加红景天、鸡血藤益气散瘀养血，解周身乏力。后坚持服用中药治疗调理1年后，疗效满意。总之，肾癌的治疗，要全面分析，综合判断，紧紧抓住此病的主要病机，根据肾本身的生理特点，合理利用补法，且要密切关注现代对中医"癌毒"理论的研究，谨慎选择解毒抗癌中药。既要发挥中医的特色，又要结合现代对中医中药的研究，才能在肾癌的治疗过程中取得良好效果。

3. 阴虚毒蕴证

【初诊】　患者许某，男，58岁，于2011年6月22日初诊。

[主诉]　肾癌术后乏力2个月余。

[现病史]　患者早年曾在玻璃厂当工人，平素好烟酒，身体尚可，后因出现血尿到当地医院检查，超声及CT检查显示左肾有占位性病变，疑似肾癌，于2011年4月13日行左肾根治性切除术及区域淋巴结清扫术，术后病理为左肾透明细胞Ⅱ级，诊断为左肾透明细胞癌T1N0M0。术后一般情况可，后给予靶向药物治疗，自诉仍有腰酸乏力，双腿无力，烦热等症状，特来就诊。刻下症见：腰酸乏力，偶尔心悸，潮热盗汗，心烦失眠，头晕，小便色黄，排尿无力，无尿频、血尿，大便偏干，呈细条状。舌红无苔，脉细数。

[既往史]　高血压病史10年，平素规律服用降压药物，血压控制尚可。否认糖尿病及其他疾病史。

[辅助检查]　2011年4月超声，肾实质性占位2.0cm×2.4cm×3.2cm。来诊前1周血肌酐值为139μmol/L，尿常规未见明显异常。

[专科查体]　双侧肾区叩击有轻微疼痛，皮肤淋巴结未见明显异常，血压、体温在正常范围，双下肢未见明显水肿。

[诊断]　①中医诊断：癌病（阴虚毒蕴证）。②西医诊断：肾癌术后肾功能不全。

[治法]　滋阴补肾，清热除烦，扶正解毒。

[方名]　知柏地黄丸（《医宗金鉴》）合酸枣仁汤（《金匮要略》）加减。处方：知母10g，黄柏10g，生地黄12g，山茱萸12g，牡丹皮9g，川牛膝12g，茯苓15g，酸枣仁15g，山药15g，黄芪30g，鲜芦根30g，车前草12g，半枝莲12g，白花蛇舌草12g，夜交藤12g，红花6g，地龙10g，远志10g，陈皮9g，煅牡蛎30g，煅龙骨20g，甘草9g。14剂，水煎服，一日1剂，早晚各1次。

【二诊】　患者于2011年7月6日二诊，诉潮热、头晕好转，盗汗消失，睡眠质量转佳，小便较前畅快，大便偏稀，日1行。查血肌酐示130μmol/L，守上方继续巩固治疗。14剂，煎服法同前。

【三诊】 患者于2011年7月20日三诊，诉无明显潮热症状，腰酸乏力好转，二便调，舌红苔薄白，脉濡。查血肌酐92μmol/L，肾功能明显好转。上方去知母、夜交藤、远志、煅龙骨、煅牡蛎，加鸡血藤30g。30剂，煎服法同前。

【四诊】 患者于2011年8月21日四诊，诉尚有轻微腰酸，其余无明显不适，纳可眠佳，精神可，二便正常；全身体检未发现转移病灶，血肌酐104μmol/L。嘱规律服用六味地黄丸，注意饮食，定期随诊。

1年后患者复查病情未见恶化，精神佳，二便正常。

【按语】 肾癌患者由于先天禀赋不同，体质呈现出阴阳偏盛偏衰的特点，且所处病期不同、病程长短不一，故出现不同程度的阳虚、阴虚证型。阴虚毒蕴型肾癌患者常见血尿，或者尿中夹有血丝，还会出现腰痛，腰膝酸软，潮热盗汗，口干咽燥，五心烦热，形体消瘦；舌红少苔或甚至光剥无苔，脉细等典型的阴虚症状。此时，应遵循张景岳的"壮水之主，以制阳光"，给予生地黄、山茱萸、淮山药、女贞子、旱莲草等药，恐过于滋腻，而少用龟板、鳖甲滋养肾阴，以调整失衡之阴阳，阴阳平衡、气血调畅则正气自复。郭军教授善用"阴中求阳""阳中求阴"之法，补肾阴常配伍一定剂量的肉苁蓉、肉桂等药，加强温阳作用，临床收效良好。此外，肾癌多有湿热浊瘀凝聚，临床还需根据湿、热、痰、瘀之偏盛，选择黄连、半夏、半枝莲、夏枯草等药物清热解毒，攻邪外出，散结消肿。

此患者基本证型为阴虚毒蕴，阴虚则生热，上扰心神，初诊见腰酸乏力，潮热盗汗，心烦失眠，头晕，耳鸣，大便偏干；舌红苔薄，脉细均为肝肾阴虚之症，治宜养阴清热、解毒抑癌，故初诊拟知柏地黄丸合酸枣仁汤加减。二诊患者阴虚之症尽数缓解，是药至病所，效不更方。三诊虚热去，睡眠转佳，故上方去知母、夜交藤、远志、龙骨、牡蛎，加鸡血藤养血扶正，避免邪气进犯。四诊患者状况良好，为减少经济负担，嘱服六味地黄丸，并定期复诊，至今病情稳定。该患者术后血肌酐偏高，睡眠较差，郭军教授认为，此为痰毒未清，留扰血脉，化热伤阴，影响心神所致，以知柏地黄丸为底方，滋阴护正，合酸枣仁汤养阴清热除烦标本同治，再加上一些利水、解毒抑癌的药物，驱邪扶正兼施，效如桴鼓。现代医学也已证明六味地黄丸系列方及部分利水通淋的中药，有降低血肌酐、改善血脂代谢和血液循环作用，可延缓肾衰竭的进展。本方中山药、山茱萸、牛膝滋补肝肾，养益正气；生地黄、牡丹皮滋阴而退虚热；山药、黄芪健脾益气。阴虚血热，病久必瘀，红花、地龙、车前草消瘀泄浊；半枝莲、白花蛇舌草清热解毒抑癌；夜交藤、远志、炒枣仁养心安神除烦。

三、睾丸肿瘤

相比较前列腺癌，睾丸恶性肿瘤较为少见，其发病率低，发病隐匿，多见于中青年。相关研究表明，本病的发病有明确的地域、种族等差异，但具体发病机制尚未明确，可能与遗传、生活方式、职业等因素相关。本病发病早期的典型症状为睾丸进行性、无痛性增大，多为单侧发病。阴囊超声可进行初步诊断。关于本病的治疗，相关专家已达成共识，即睾丸根治性切除术结合其他治疗方案，如放疗、化疗等。中医认为，本病的发病与“肝、脾、肾”三脏相关，“肝肾亏虚，湿热内蕴”为其病因病机。

1. 热毒蕴结证

【初诊】　患者李某，男，38 岁，于 2021 年 4 月 1 日初诊。

［主诉］　发热伴左侧阴囊肿胀疼痛 6 天，加重 2 天。

［现病史］　患者于 2021 年 1 月发现左侧阴囊内肿块，无明显疼痛等不适感，一直未予重视及治疗。6 天前劳累后左侧阴囊出现肿胀、轻微疼痛，且与 3 个月前相比肿块增大，未予重视。2 天前肿痛更甚，伴坠胀不适。为求进一步诊治来我院就诊。查体触及左侧睾丸有一约 3cm 肿块；超声示左侧睾丸下方实性占位，约 30mm×20mm。建议患者进行手术，患者同意 1 周后手术。刻下症见：左侧阴囊坠胀疼痛，疼痛向左腹股沟区放射，小便色黄，尿道灼热，口干口苦，饮食一般，夜寐差。舌质红，苔薄黄，脉数。

［既往史］　既往体健。平素嗜食辛辣肥甘之品。

［辅助检查］　阴囊超声示左侧睾丸下方实性占位，约 30mm×20mm。肿瘤标志物甲胎蛋白(AFP)56ng/ml，人绒毛膜促性腺激素(HCG)5.79U/L。

［专科检查］　左侧睾丸触及一肿块，直径约为 3cm，轻微触痛，肿块质地硬，活动度良好，透光试验(－)。

［诊断］　①中医诊断：子岩病(热毒蕴结证)。②西医诊断：左侧睾丸恶性肿瘤。

［治法］　清热解毒，消肿溃坚，活血止痛。

［方名］　仙方消毒饮(自拟方)加减。处方：蒲公英 15g，紫花地丁 15g，紫背天葵 12g，白芷 10g，赤芍 10g，当归身 10g，广陈皮 10g，皂角刺 15g，天花粉 15g，浙贝母 10g，金银藤 15g，生甘草 10g。7 剂，水煎服，一日 1 剂，早晚餐后温服。嘱患者多饮水。忌辛辣刺激饮食。

【二诊】　患者于 2021 年 4 月 13 日二诊，诉左侧阴囊坠胀疼痛稍缓，尿频、尿道灼热症状较前缓解，尿色清亮，口干口苦较前改善，饮食可，夜寐安。舌淡红，苔薄黄，脉弦。左侧睾丸可触及一肿块，直径约为 3cm，轻微触痛，肿块质地硬，活动度良好，透光试验(－)，余无特殊。血、尿常规检查未见异常。复查甲胎蛋白(AFP)50ng/ml；人绒毛膜促性腺激素(HCG)4.57U/L。术前诊断为左侧睾丸占位，排除手术禁忌证后，患者在腰麻下行左侧睾丸根治性切除术，手术顺利完成。术后病理标本示左侧睾丸及肿块，切面呈灰白色，质韧，编织状结构，结合 HE 染色形态及免疫组化结果，考虑为平滑肌瘤。原方加地肤子12g，白鲜皮10g以清热利湿，消肿止痛祛风止痒。7剂，煎服法同前。

【三诊】 患者于2021年4月20日三诊，诉服药后左侧阴囊坠胀疼痛较前明显好转，偶有不适，小便频数、尿道灼热症状明显缓解，尿色清亮，饮食夜寐可。舌淡红，苔薄白，脉平。复查AFP 46ng/ml；HCG 2.36U/L。上方继服7剂。

【四诊】 患者于2021年4月27日四诊，诉左侧阴囊坠胀疼痛基本消失，无口干口苦，大、小便正常，饮食夜寐可。舌淡红，苔薄白，脉平。查体未见明显异常。上方去白鲜皮、地肤子。继服7剂。

【五诊】 患者于2021年5月5日五诊，诉无特殊不适，饮食佳，夜寐安，大、小便正常。舌淡红，苔薄白，脉弦。查体阴囊处可见手术瘢痕，左侧睾丸、附睾查体未见明显异常。遂原方去紫花地丁、蒲公英。继服7剂。3月后复查阴囊超声复诊未见明显异常；AFP 36ng/ml；HCG 1.29U/L。

【按语】 据医典记载，睾丸癌当属于中医“子岩”“疝子”“肾囊痈”等范畴。《外科精要》云：“囊痈，湿热下注也。”文中指出，囊痈为病，与肝脾肾三脏密切相关，或三经湿热浊气下注，流入渗道，或湿热毒邪直接侵袭肾囊，均可引发本病。关于本病的治疗，重在调摄，不药可也。若本病发展至后期，湿热邪毒聚集渐盛，囊肿甚，而囊自裂开。若阴囊肿痛兼小便秘滞，除湿为主，佐以滋阴；若肿痛已退，小便利者，除湿滋阴药兼治；若脓未成，则以托里排脓为主，滋阴佐之；若脓成则针之，兼以滋阴；若脓液清稀或久不收口，则用大补之剂或附子饼灸以托里排脓。子岩多因湿热毒邪蕴结，发为疮疡痈肿所致。湿热之邪蕴于肌肤，营卫不和，气血凝滞，气不通则肿，血不通则痛；湿热毒邪流注阴囊，故局部焮热肿痛；热毒与正气相搏，故发热，耗伤津液，故口干、便秘；舌红、苔黄、脉数有力均为湿热象。

综上，郭军教授认为，本案属于子岩热毒蕴结之证。患者罹患“睾丸癌”3个月，此次因劳累出现症状，患者本因病气血损耗，加之劳则气结，郁而化热，邪注下焦，蕴结附睾，故见阴囊增大疼痛，甚则痛引少腹。方用郭军教授临床常用经验方仙方消毒饮加减化裁。蒲公英、紫背天葵、紫花地丁、金银藤清热解毒化瘀，消肿排脓散痈，白芷、赤芍散瘀止痛，当归、广陈皮气血并行，皂角刺消肿托毒排脓，天花粉、浙贝母清热生津，诸药合用，使气血得行，营卫自通，毒邪无滞，脓液尽排。

2. 阴虚火旺证

【初诊】 患者王某，男，40岁，于2020年4月5日初诊。

[主诉] 确诊“睾丸癌”3年，右侧阴囊肿痛伴耳鸣遗精1个月余。

[现病史] 患者3年前发现右侧睾丸增大，于当地医院阴囊彩超检查发现右侧睾丸体积增大，形态欠规整，内可见约3.4cm×2.6cm实性肿物回声，确诊为“睾丸癌”，患者拒绝手术，给予非手术治疗。1个月前无明显诱因出现右侧睾丸增大

重坠，质地坚硬如石，皮温稍高，兼见少腹胀痛，头昏耳鸣，腰膝酸软，失眠多梦，消瘦倦怠，阳痿遗精，偶有低热。今为求中医药治疗来我科门诊。刻下症见：神志清，精神差，饮食、夜休差，大小便正常，偶有低热，体重未见明显减轻。舌红少苔，脉细数。

［既往史］　既往无特殊。

［辅助检查］　阴囊超声检查右侧睾丸鞘膜积液；血常规白细胞 8.8×10^9/L；尿常规未见明显异常。查甲胎蛋白（AFP）67ng/ml；人绒毛膜促性腺激素（HCG）16.15U/L，乳酸脱氢酶（LDH）596U/L。

［专科查体］　右侧阴囊、附睾明显增大，质硬，触痛，痛引少腹，肤色暗红，皮温稍高。

［诊断］　①中医诊断：子岩病（肝肾阴虚证）。②西医诊断：睾丸恶性肿瘤。

［治法］　滋阴降火，解毒化瘀。

［方名］　知柏地黄丸（《医宗金鉴》方）加减。处方：熟地黄 10g，山茱萸 10g，怀山药 10g，云茯苓 10g，牡丹皮 10g，半枝莲 10g，土茯苓 10g，盐黄柏 10g，盐知母 10g，泽泻 10g，炙鳖甲 30g，龙葵 10g，京三棱 10g，山慈菇 10g，醋延胡索 15g，荔枝核 12g，小茴香 6g。7 剂，水煎服，早晚 2 次餐后温服。嘱患者多饮水，忌辛辣刺激饮食。

【二诊】　患者于 2020 年 4 月 12 日二诊，诉服药后右侧阴囊较前明显缩小，疼痛减轻，仅有压痛，小腹胀痛症状基本消失，无发热，头晕耳鸣，腰膝酸软症状较前改善，饮食、夜休尚可，大便正常，小便略有不利。舌质淡红，脉细数。原方基础加萹蓄 10g，车前子（包煎）10g，黄芪 30g，麸炒白术 10g 以清热利尿，益气消肿。继服 7 剂。

【三诊】　患者于 2020 年 4 月 19 日三诊，诉服药后右侧阴囊体积较左侧略大，无压痛，偶有腰膝酸软，头晕耳鸣，饮食、夜休可，大小便正常，无发热。舌淡红，脉细。复查 AFP 49ng/ml，HCG 9.83U/L，LDH 395U/L。上方去车前子、萹蓄，继服 7 剂。

【四诊】　患者于 2020 年 4 月 26 日四诊，诉服药后右侧阴囊基本恢复正常，无压痛，无重坠感，无小腹胀痛，饮食、夜休可，大小便正常，无发热。舌质淡红，苔薄白，脉弦。效不更方，调整炙鳖甲 10g，延胡索 10g，小茴香 3g，荔枝核 9g。继服 7 剂。

【五诊】　患者于 2020 年 5 月 2 日五诊，诉服药后未有特殊不适，查体右侧阴囊未见明显异常，饮食、夜休可，大小便正常，无发热。舌质淡红，苔薄白，脉弦。建议复查阴囊超声，患者拒绝。复查 AFP 38ng/ml，HCG 4.36U/L，LDH 306U/L。嘱患者多饮水，忌辛辣刺激饮食。

【按语】　李中梓《医宗必读》有“积之成者，正气不足……而后邪气踞气”。宋代文献《仁斋直指附遗方论》有“癌或上高下深，岩穴之状，颗颗累赘……外症令人昏迷”。六淫不正之气，脏腑功能失调，正气不足，乘虚内侵，与郁气、积血相合，日久不散，发为岩肿。癌肿病因病机特点是本虚而标实，正气亏虚为本，气滞、痰凝、血瘀或阴毒结聚为标。本病在治疗上则遵循“局部与整体相结合”“扶正与祛邪相统一”“标本缓急相兼顾”三项基本原则。其中，扶正即扶正固本，培育正气，是治疗本病的重要原则，驱邪即消除局部的岩毒，使局部气血阴阳恢复平和；其次，本病早期虽以局部症状为主，但这是全身整体病变的局部表现，全身病变的发展状态也会影响局部的治疗效果；在本病的治疗中，以扶正祛邪为则，但若在治疗过程中出现严重并发症，则应及时对症处理。

综上，郭军教授认为，久病伤阴，患者头昏耳鸣，腰腿酸软，失眠多梦，消瘦倦怠，阳痿遗精，偶有低热均为肝肾阴虚之症。治宜“补益肝肾，滋阴降火治其本，解毒化瘀，软坚散结治其标”。方选知柏地黄丸(《医宗金鉴》方)加减化裁。方中熟地黄、山茱萸滋阴补肾，益精填髓；云山药补虚涩精固肾；泽泻泻热利水渗湿，并防熟地黄滋腻留邪；牡丹皮、山茱萸合用，补而不滞；茯苓渗湿健脾，合泽泻泻肾浊，合山药充后天；黄柏、知母共奏滋阴泻火之效；半枝莲、土茯苓利尿消肿散结，清热解毒除湿；龙葵、三棱、山慈菇清热解毒，化瘀散结；炙鳖甲滋阴补肾，软坚散结；全方共奏清热解毒，滋阴降火，化瘀散结之效。

3. 气血两虚证

【初诊】 患者王某，男，85 岁，于 2020 年 3 月 1 日初诊。

[主诉] 左侧阴囊肿痛伴皮肤破溃 10 天。

[现病史] 患者半年前无明显诱因出现左侧阴囊反复增大，最大时直径 8～9cm，皮色红，皮温稍高，偶有隐痛。于当地行睾丸穿刺活检，诊断为“睾丸癌”，建议手术治疗，患者及家属拒绝。10 天前出现左侧阴囊肿胀疼痛，痛引少腹，皮色暗红，阴囊局部皮肤破溃流脓，色淡黄，偶有排尿时疼痛，未诉其他不适，今日为求中医药治疗来我科门诊。刻下症见：神清，精神差，阴囊表面凹凸不平，形体消瘦，神疲乏力，少气懒言，腰膝酸软，活动后阴囊坠痛加剧，二便调。舌淡，苔薄白，脉沉弱。

[既往史] 糖尿病病史 30 余年，规律服用二甲双胍片，血糖控制平稳；高血压病史 20 余年，最高血压达 180/110mmHg，规律口服吲达帕胺片治疗，血压未规律监测；2015 年行心脏支架置入术。

[辅助检查] 阴囊超声示左侧睾丸鞘膜积液；血常规白细胞 8.2×10^9/L；尿常规 BLD(1＋)，WBC(1＋)，GLU(2＋)。查 AFP 96ng/ml；HCG 131.8U/L，LDH 508U/L。阴囊分泌物细菌培养(2020 年 2 月 20 日外院)未见细菌生长。阴囊分泌物行抗酸染色(2020 年 2 月 20 日外院)阴性。

［专科查体］　左侧阴囊肿胀，阴囊触痛，色暗红，皮温略高；附睾增大，触诊质硬，阴囊底部可见一直径约 1cm 破溃口，有少量淡黄色分泌物渗于敷料。

［诊断］　①中医诊断：子岩病（气血两虚证）。②西医诊断：睾丸恶性肿瘤。

［治法］　益气养血，解毒散结。

［方名］　八珍汤（《医彻》方）加减。处方：党参 10g，炒白术 10g，云茯苓 10g，当归身 10g，熟地黄 10g，生白芍 10g，川芎 10g，半枝莲 10g，土茯苓 10g，莪术 6g，京三棱 10g，土鳖虫 10g，龙葵 10g，砂仁 10g，炒鸡内金 15g，炙甘草 6g。7 剂，水煎服，一日 1 剂，分早晚餐后温服。因患者阴囊破溃，给予阿莫西林克拉维酸钾片 0.2g/次，每日 2 次，服用 1 周以预防感染。忌辛辣刺激饮食。

【二诊】　患者于 2020 年 3 月 8 日二诊，诉服药后阴囊表皮已不红，肤温无明显升高，脓性分泌物渐少，食量稍增，仍觉乏力，寐安。故原方加黄芪 30g 以增强补中益气之功。继服 7 剂。

【三诊】　患者于 2020 年 3 月 15 日三诊，诉服药后，左侧阴囊肿胀较前好转，体积较前明显变小，直径约 4cm，触诊柔软，阴囊破溃口缩小，直径约 0.5cm，偶见少量渗出。复查 AFP 76ng/ml，HCG 116.3U/L，LDH 426U/L。纳、寐可，二便如常。效不更方，继服 7 剂。

【四诊】　患者于 2020 年 3 月 22 日四诊，诉左侧阴囊肿胀坠痛较前明显好转，阴囊破溃已收口，局部干燥，无渗出。舌质淡红，苔稍黄，脉沉。继用原方 7 剂。

【五诊】　患者于 2020 年 3 月 29 日五诊，诉左侧阴囊基本恢复正常，无特殊不适。查体：左侧附睾体积稍大，未见明显破溃，肤温不高，色淡红，触诊无压痛；余未见明显异常。舌质淡红，苔薄白，脉沉。继用原方 7 剂。3 个月后复查 AFP 49ng/ml，HCG 26.3U/L，LDH 259U/L。嘱不适随诊。

【按语】　《外科证治全生集·子痈》有“肾子作痛，下坠而不升上，外现红色者，迟则成溃，溃烂致命”之说。《华佗神医秘传》书中亦有相同记载，强调子痈溃烂成脓，若不及时治疗，危及生命。《外科全生集》则对子痈和囊痈这两种疾病进行区别：若睾丸单纯肿胀则为囊痈，若肿胀兼有硬痛，则为子痈。《灵枢·痈疽》则对子痈的病因病机及证候进行阐述：“痈者，其上皮薄以泽。此其候也……热胜则肉腐，肉腐则为脓，然不能陷，骨髓不为焦枯，五脏不为伤，故命曰痈。”《诸病源候论》则指出，饮食不节、情绪失调等原因皆可引起六腑不和，六腑主表，不和则生痈。荣卫者，气血也，若气血亏虚，腠理则开，机体感寒，客于表，留于脉。血得寒则涩，涩而不行，壅遏不通。气蕴积则生热，寒热搏结不散，聚积成痈。六腑主表，故痈成于浮浅皮薄处，热胜于寒，则伤肉而败肌，血肉腐坏成脓。因其患在表，邪未入里，故骨髓不焦枯，脏腑不伤败，因此可治愈。本案患者为老年男性，确诊“睾丸癌”半年，属中医子岩病，证属气血两虚。患者病程日久，已气血两亏，故脓液稀薄，气血失于濡养，故疮面新肉不生，愈合缓慢。面色无华，神疲乏力，纳少，舌质淡，舌苔薄白，脉沉细无力均为气血亏虚之症。

综上，郭军教授认为，患者老年男性，既往消渴病病史多年，久病气阴耗损，气血亏虚，不能滋养阴囊，故阴囊肿胀破溃化脓，难以收口。治宜益气养血、托里排脓、解毒散结。本方由四君子汤合四物汤加减而成。其中党参、白术、茯苓、炙甘草补益脾气；当归、熟地黄、白芍、川芎补血养血；菟丝子、续断、牛膝补益肝肾；熟地黄、女贞子、枸杞子、地骨皮、龟板养血滋阴；半枝莲、土茯苓解毒消肿，清热利湿；龙葵、莪术、土鳖虫、三棱化瘀散结；砂仁、炙鸡内金健脾和胃。全方共奏益气养血，解毒散结之效。

四、阴茎癌

阴茎癌是一种罕见的泌尿系统肿瘤，在男性恶性肿瘤中占比低于1%，常见发病年龄为50—70岁。阴茎癌的病因尚未完全清楚，包茎、吸烟、炎症刺激、性伴侣数量和人乳头瘤病毒感染等均是促进阴茎癌变的因素，其中最主要的危险因素为人乳头瘤病毒感染和阴茎畸形（主要为包皮过长、包茎）。阴茎癌的西医治疗主要以手术切除病灶为主，同时辅以放化疗联合治疗。其中，阴茎癌手术治疗常分为原发病灶切除和腹股沟盆腔淋巴结转移灶清扫两种。中医多将阴茎癌归属于“肾岩翻花”的范畴，认为多因肝肾素亏，或郁虑忧思，相火内灼，水不涵木，肝经血燥，络脉空虚所致。针对阴茎癌晚期及阴茎癌术后康复阶段，中医中药的干预具有一定优势。

1. 肝肾阴虚证

【初诊】 患者张某，男，63岁，于2019年10月11日初诊。

［主诉］ 阴茎癌术后6月余，切口处疼痛3个月余。

［现病史］ 患者主因“发现冠状沟红肿性结节3个月”于2019年3月22日就诊于当地医院，诊断为“阴茎癌”，并行“阴茎部分切除术”，术后病理为“高分化鳞状细胞癌”。近3个月出现切口处肿胀疼痛，遂来我院求诊。刻下症见：阴茎切口持续性隐痛，腰酸，下肢无力，双目干涩，耳鸣，常悲伤欲哭，时有精神恍惚，潮热、寐差，纳可，大便干，2～3日一行，小便如常。舌光红无苔，脉沉细数。

［既往史］ 高血压病史12年，口服硝苯地平控释片，1次30mg，一日1次，目前血压控制稳定。否认其他慢性病史，近半年体重减轻4kg。

［辅助检查］ 2019年10月11超声检查，阴茎癌术后改变，未见肿块、增大的淋巴结。

［专科查体］ 阴毛呈男性分布，阴茎切口处略肿胀，色暗红，无渗出，无糜烂、结节、结痂，未触及增大的淋巴结。阴囊无脱屑、皲裂及肿胀；睾丸大小尚可；睾丸

硬度正常，无压痛，双侧附睾无结节及肿痛；精索无增粗、压痛、结节与静脉曲张。

［诊断］　①中医诊断：肾岩翻花（肝肾阴虚证）。②西医诊断：阴茎癌术后，高血压。

［治法］　补益肝肾，养心安神。

［方名］　六味地黄丸（《小儿药证直诀》）合甘麦大枣汤（《金匮要略》）加减。处方：熟地黄 15g，山药 15g，山茱萸 10g，茯苓 15g，泽泻 12g，牡丹皮 10g，醋鳖甲（先煎）10g，炒杜仲 10g，白花蛇舌草 30g，半枝莲 12g，小麦 20g，炙甘草 10g，大枣 15g，火麻仁 10g。14 剂，水煎服，每日 1 剂，分早晚两次温服。如意金黄散，外涂患处，1 日 1 次。

【二诊】　患者于 2019 年 10 月 25 日二诊，诉切口处疼痛减轻，睡眠明显改善，潮热减轻，但仍耳鸣，腰膝酸软。舌红少苔，脉沉细。前方去鳖甲，加菊花 10g，桑寄生 10g。14 剂，煎服法同前。如意金黄散，外涂改为隔日 1 次。嘱患者适度运动，保持心情舒畅。

【三诊】　患者于 2019 年 11 月 8 日三诊，诉切口处有间断疼痛，偶有腰酸，大便不干，日一次，舌脉如前。前方去火麻仁，加怀牛膝 10g。14 剂，煎服法同前。停用如意金黄散。

【四诊】　患者于 2019 年 11 月 22 日四诊，诉切口处无疼痛，无明显腰酸，寐安，但动辄汗出，情绪稳定。舌质淡胖，苔薄白，脉细。前方加黄芪 30g，防风 10g，煅牡蛎 20g。14 剂，煎服法同前。

【五诊】　患者于 2019 年 12 月 6 日五诊，诉切口处无疼痛，寐安，夜尿 0～1 次，无明显腰酸、乏力，无明显汗出，大便正常，情绪较平稳。舌淡红，苔薄白，脉细。前方不变，14 剂，煎服法同前。随访 1 年，未复发，患者病情稳定。

【按语】　患者年迈，肾阴不足，无以涵养肝木，故肝阳易亢，见耳鸣；肝经血少，不荣则切口及胁肋部疼痛；阴虚血少，筋肉失养、血脉不充，故腰酸腿软、脉细；阴津亏虚失于濡养，故口眼干涩、大便干结不畅；虚火上扰心神，则不寐、悲伤欲哭、精神恍惚，舌红，脉数。

郭军教授认为，中医中药作为一种重要的治疗手段，需辨证与辨病相结合，方可达到提高临床疗效、减轻手术及放化疗不良反应、提高生活质量的目的。郭军教授指出，本病例属于祖国医学中的“肾岩翻花”，术后主要病机是脏腑功能失调、气血不足，辨为肝肾阴虚证。李中梓在《医宗必读》中有“积之成也，正气不足，而后邪气踞之”，阐明了脏腑虚弱是积聚产生内因。朱震亨在《格致余论》对“岩（西医的癌症）”的病因病机做了“……忧怒抑郁，朝夕积累”的阐述，强调长期情志不畅对肿瘤形成的影响。治宜补益肝肾、养心安神。整个治疗过程应以中医的辨证论治为基础，重视中医思维，勿盲目使用抗癌类中药。除此之外，郭军教授强调心神同调，考虑到手术对患者性生活满意度有较大影响，因此要重视关注此类患者的不良情绪，如焦虑和抑郁等，必要时同步治疗。

本患者予以六味地黄丸合甘麦大枣汤加减以补益肝肾。方中熟地黄、山药、山茱萸、杜仲滋补肝肾；半枝莲清热利湿兼抑癌；白花蛇舌草清热解毒抗癌；小麦养心除烦；甘草补益心气，和中缓急；大枣益气和中，润燥缓急；牡丹皮、醋鳖甲滋阴降火，软坚散结；泽泻利湿而泄肾浊；茯苓淡渗脾湿，并助山药之健运，与泽泻共泻肾浊，助真阴得复其位，使全方补而不滞。外用如意金黄散，以加强局部清热解毒、消肿止痛之功。二诊后虚热渐祛，热扰心神之不寐，潮热减轻，故去鳖甲；耳鸣加用菊花取杞菊地黄丸之义，加桑寄生补肝肾、强筋骨。三诊大便已调，减火麻仁，仍腰酸加用怀牛膝。四诊患者卫气不固，汗出明显，故取玉屏风散之意，加黄芪、防风以益气固表止汗，煅牡蛎加强敛汗固表之功。五诊患者不适症状基本消退，固守原方，巩固疗效。整个治疗过程强调身心同调、整体与局部同治、内服与外用结合，收到较好疗效。

2. 气血两虚证

【初诊】 患者李某某，男，71 岁，于 2010 年 5 月 10 日初诊。

［主诉］ 阴茎癌术后神疲乏力 3 年余。

［现病史］ 患者主因“龟头反复溃疡 1 年余”于 2007 年 3 月 6 日就诊于当地医院，诊断为阴茎癌，并行手术治疗。术后患者出现神疲乏力、气短，且症状逐年加重，遂来我院就诊。刻下症见：患者神疲乏力，面色㿠白，气短，动辄汗出，寐差，食欲缺乏，便溏，每日 2 次。舌质淡白、苔白，脉细而无力。

［既往史］ 2 型糖尿病病史 9 年，口服二甲双胍、阿卡波糖控制血糖。否认其他慢性病史，近 1 年体重减轻 2kg。

［辅助检查］ 2010 年 5 月 10 日超声检查示阴茎癌术后改变，未见增大的淋巴结。

［专科查体］ 阴毛呈男性分布，阴茎切口愈合良好，无红肿、渗出，无结节，未触及增大的淋巴结。阴囊无脱屑、皲裂及肿胀；睾丸大小、硬度正常，无压痛，双侧附睾无结节及肿痛；精索无增粗、压痛、结节与静脉曲张。

［诊断］ ①中医诊断：肾岩翻花（气血两虚证）。②西医诊断：阴茎癌术后；2 型糖尿病。

［治法］ 益气补血，扶正固本。

［方名］ 八珍汤（《正体类要》）加减。处方：人参 10g，熟地黄 15g，炒白术 15g，茯苓 15g，川芎 10g，当归 12g，白芍 10g，黄芪 10g，半枝莲 10g，浮小麦 30g，酸枣仁 15g，炙甘草 10g。14 剂，水煎服，每日 1 剂，早晚温服。

【二诊】 患者于 2010 年 5 月 24 日二诊，诉动辄汗出明显改善，神疲乏力、面色㿠白、气短较前改善，食少纳差略缓解，大便仍稀、不成形，每日 2 次，寐差。前方去浮小麦，加山药 15g，莲子 15g，合欢皮 15g。14 剂，煎服法同前。

【三诊】 患者于 2010 年 6 月 7 日三诊，诉神疲乏力、面色㿠白、气短较前继续改善，食少略缓解，间断腹胀，大便略成形，每日 1～2 次，睡眠略改善。前方黄芪减半，加焦三仙 30g，砂仁 6g。14 剂，煎服法同前。

【四诊】 患者于 2010 年 6 月 21 日四诊，诉已无明显神疲乏力、气短，食欲接近正常，无明显腹胀，大便成形，每日 1～2 次，睡眠可。原方 30 剂，煎服法同前，巩固疗效。随访 1 年，患者病情平稳。

【按语】 郭军教授认为，气血两虚是阴茎癌后期的主要病机之一，癌毒日久极易耗气伤津，致全身气血津液亏乏，脏腑功能失调，导致人体正气日益衰微。脾胃气虚则气血生化无源，终至五脏虚衰、气血亏虚。同时，手术治疗一方面易导致机体皮肉、筋骨、经络、脏腑受损，造成失血、疼痛等，脏腑功能失调，气血亏耗；另一方面，对于部分高龄患者，手术易导致机体气血严重耗损。本例患者神疲乏力、面色㿠白、气短、动辄汗出、食少纳差、便溏，舌淡、苔白、脉细而无力，均为气血两虚的表现。

气血两虚者治疗中应以扶正、补益气血为主，切勿滥用峻下攻伐之品，以免更伤正气，加重病情，故以八珍汤为主方加减，以达到补益气血之功。八珍汤由四君子汤合四物汤组成，可平补气血，补而不燥，补而不滞，为补气血之名方，旨在“调畅营卫，滋养气血，能补虚损”。吴昆《医方考》记载：“血气俱虚者，此方主之。人之身，气血而已……气旺则百骸资之以生，血旺则百骸资之以养。形体既充，则百邪不入，故人乐有药饵焉。”

患者初诊方剂以人参、熟地黄益气养血；炒白术、茯苓补气健脾渗湿，助人参益气健脾；当归、白芍养血和营，助熟地黄滋阴养血。佐以川芎活血行气，使熟地黄、当归、白芍补而不滞；黄芪味甘，芪归配伍，补气生血，气旺血生；半枝莲解毒抗癌之效；酸枣仁安神助眠；浮小麦益气止汗；炙甘草益气和中，助气血化生。二诊患者已无汗出，去浮小麦，加山药、莲子以增强健脾止泄之功，加合欢皮以平肝养血、滋阴安神，改善睡眠。三诊患者间断腹胀，考虑患者体弱，大量补益之剂致使壅塞，故黄芪量减半，加焦三仙消积健脾和胃，加砂仁加强益气健脾之功，使补而不滞。整个治疗过程以益气补血为本，扶正固本，故疗效较好。

第九章 精索静脉曲张

精索静脉曲张(筋瘤)系精索静脉回流受阻或瓣膜失效,血液回流引起蔓状静脉丛迂曲扩张,形成阴囊血管性团块。中医将其归于"筋瘤"范畴。郭军教授认为,精索静脉曲张引起血流淤滞,导致气血运行不畅,睾丸失于濡养,使精子无法正常发育,并以"脑-心-肾-精室"为轴心理论,结合特色药物,综合调节脑、心、肾的生理功能,以复精室之用,使精索血脉通畅,达到"整体与局部同治"的目的。在其理论指导下,治疗精索静脉曲张时,应根据"瘀"的程度及其兼症,分别给予不同的治法,如活血通络、活血益气等。这些特色用药,甚合"脑-心-肾-精室"轴理论的用药原则。

1. 精室瘀热证

【初诊】 患者赵某,男性,36 岁,于 2020 年 5 月 12 日初诊。

[主诉] 阴囊坠痛 1 年余,加重 1 周。

[现病史] 患者 1 年前无明显诱因间断出现左侧阴囊坠胀疼痛,未就诊及服用相关治疗药物,近 1 周无明显诱因坠痛症状加重,就诊我科门诊。刻下症见:嘱患者行标准 Valsalva 动作时可触及左侧精索静脉曲张,精索粗肿,阴囊潮湿,小便黄赤灼热,大便黏滞。舌苔黄有瘀斑,脉弦滑数。

[既往史] 否认高血压、糖尿病等慢病史;否认阴囊局部外伤史及手术史。

[辅助检查] 当日在我院行阴囊彩色超声示,双侧睾丸大小、形态正常,包膜光滑,实质回声均匀,内未探及明显异常回声,双侧睾丸内血流信号未见明显异常;左侧精索静脉内径 0.24cm,管腔显示清晰,内径可见扩张,走行迂曲。患者行 Valsalva 试验,可见反流信号显示;右侧精索静脉内径 0.20cm。血尿常规(—)。

[专科查体] 阴毛分布正常,外生殖器发育可,触诊双侧睾丸、附睾大小及形态质地正常,未见明显异常,左侧精索静脉触及曲张Ⅰ度。

[诊断] ①中医诊断:筋瘤(精室瘀热证)。②西医诊断:Ⅰ度精索静脉曲张。

[治法] 清热活血,化瘀止痛。

[方名] 藤膝方(自拟方)加减。处方:牡丹皮 10g,生地黄 20g,当归 10g,白芍 10g,忍冬藤 10g,川牛膝 10g,延胡索 10g,莪术 10g,香附 10g,路路通 10g。14 剂,水煎服,一日 1 剂,早晚分服。嘱患者忌食辛辣,忌饮酒,暂停房事,适度锻炼,勿久坐久站。

【二诊】 患者于 2020 年 5 月 26 日二诊,诉疼痛症状明显减轻,小便色黄、大便黏腻亦较前好转。舌红，苔稍腻，瘀斑不显，脉细数。守上方去延胡索、香附，加熟地黄 15g，黄精 10g，枸杞子 15g 以滋阴除热。续服 14 剂，煎服法同前。

【三诊】 患者于 2020 年 6 月 9 日三诊，诉疼痛症状较前稍有缓解，二便调，纳眠可。舌红，苔薄，脉数而稍弱。在上方基础上，加党参 10g 以增补其气。续服 14 剂，煎服法同前。

【四诊】 患者于 2020 年 6 月 23 日四诊，诉疼痛症状消失，余无不适。舌淡红苔薄脉平。患者行 Valsalva 试验时触诊其左侧精索静脉曲张已不明显。继服上方 14 剂以巩固疗效。

【按语】 患者以左侧阴囊坠胀疼痛为主诉就诊，阴囊触诊可及迂曲静脉团，属血瘀日久阻滞脉络，气血运行不畅，不通则痛。阴囊潮湿，乃湿瘀化热之象，瘀热搏结易伤阴，在舌象和脉象上则表现为舌苔黄腻有瘀斑，脉弦滑数。该患者证为气血不畅、瘀热相搏，选用清利化瘀汤加减，方中牡丹皮善清血中热毒，通利血脉，合白芍瘀热并消；当归、莪术加强活血化瘀之力；生地黄清热凉血；延胡索、香附行气止痛。全方重在清利湿热、活血祛瘀，使瘀热分消、筋脉和畅，达到瘀热去气血畅而痛自消之目的。机体正常的新陈代谢依赖气血津液在人体各通道内有规律地流通，若通道瘀滞不通，则气血循环受阻，代谢功能紊乱，百病由生。瘀血是精索静脉曲张的主要病理产物，而瘀血的生成又可进一步加重精索静脉曲张，从而形成恶性循环。若瘀血去，则络脉通，气血运行调畅，阴囊坠痛等症可随之改善。同时，气的舒郁关乎发病，若气机条达，则经脉通畅；反之，则气机郁滞，气血运行失畅，经脉不通，瘀阻脉络，故临床中理气与活血化瘀并重。

具体临证中，针对该病患者，应兼顾诸症，治疗时可在主方基础上辨证加减以施治。若患者伴有腰酸或腰痛，畏寒，四肢欠温，舌淡苔白，脉沉，可辅以温补肾阳之品，加淫羊藿、肉苁蓉、附子等；若患者伴有阴囊潮湿或局部灼痛，舌红苔黄腻，脉滑，可辅以清利湿热药如知母、黄柏、车前草、淡竹叶等；若阴囊疼痛明显，舌暗边有瘀点苔白，脉涩，可辅以消瘀通脉之三棱、莪术；若患者伴心情抑郁、阴囊胀痛等症随情绪波动变化，舌淡暗苔薄白，脉弦，可辅以疏肝理气药如柴胡、延胡索、荔枝核、川楝子等。

综上所述，郭军教授认为，瘀血既是精索静脉曲张的病理产物，又成为该病的致病因素，故提出治疗精索静脉曲张时需辨证加用或重用活血化瘀之药，在治疗中将活血化瘀法贯穿始终。但临床中在运用此法之时，需配合理气之品，以使气机畅达，气行则血行，两法并重。

2. 精室寒凝证

【初诊】 患者王某某，男，31 岁，于 2021 年 9 月 20 日初诊。

［主诉］ 左侧阴囊隐痛不适半年，加重 3 天。

［现病史］ 患者半年前受寒后出现阴囊隐痛发凉，遇冷加重，未就诊及服药治疗，近3天劳累后觉症状加重，就诊我科门诊。刻下症见：阴囊坠胀、隐痛发凉，痛引少腹，面色㿠白，形寒肢冷，口唇紫绀，小便清长，大便正常，纳寐可。舌淡苔白，脉沉弦。

［既往史］ 否认高血压、糖尿病等慢病史；否认阴囊局部外伤史及手术史。

［辅助检查］ 当日在我院行阴囊彩色超声示，双侧睾丸大小、形态正常，包膜光滑，实质回声均匀，内未探及明显异常回声，双侧睾丸内血流信号未见明显异常；左侧精索静脉内径0.3cm，右侧精索静脉内径0.28cm，管腔显示清晰，内径可见扩张，走行迂曲。Valsalva试验，可见反流信号显示；血尿常规(－)。

［专科查体］ 阴毛分布正常，外生殖器发育可，双侧睾丸、附睾大小及形态正常，未触及其余明显异常，站立位能触及阴囊表面扩张突出的静脉。

［诊断］ ①中医诊断：筋瘤(精室寒凝证)。②西医诊断：Ⅱ度精索静脉曲张。

［治法］ 温经散寒，通络止痛。

［方名］ 乌药通疝汤(自拟方)。处方：乌药10g，青皮6g，小茴香10g，荔枝核10g，橘核10g，肉桂6g，吴茱萸6g，槟榔10g。14剂，水煎服，一日1剂，早晚分服。嘱患者忌食生冷，勿久坐久站。

【二诊】 患者于2021年10月8日二诊，诉服药后诸症减轻，阴囊不适伴冷感亦有缓解。舌淡苔白稍腻，脉弦紧。上方加炮附子6g，干姜6g以暖肝壮阳、促进肝脉血液循环。14剂，煎服法同前。

【三诊】 患者于2021年10月22日三诊，诉服药后疼痛及收缩不适感基本缓解。舌淡苔白，脉弦。站立位未触及阴囊表面扩张突出的静脉。遵“治慢性病贵在守方”之旨，守方续服14剂。

【四诊】 患者于2021年11月5日四诊，诉症状几无。舌淡苔薄白，脉平。触诊双侧精索静脉未及明显曲张，后嘱患者上方续服1个月，以巩固疗效。

【按语】 本案患者为寒凝精室证，故有阴囊疼痛及收缩不适感，治以温经散寒通络。方选乌药通疝汤，该方中乌药辛温，行气疏肝，散寒止痛；青皮疏肝理气；小茴香、肉桂、吴茱萸散寒止痛；荔枝核、橘核行气以缓痛；槟榔行气通滞。诸药合用，行气活血，温经散寒，使下元虚寒得温，气滞得散，则小腹疼痛可缓。

精室虚寒筋瘤发病诱因多为受凉饮冷与情志不畅。患者感寒湿之邪，寒凝精室血脉，不通则痛；或中寒伤脏，外寒入内，与素体阳虚相应，寒遏体阳；情志不畅，经气受抑，致阳虚不振，无力升达，致中焦阴寒内生，阳气不得温煦肾子则痛。气机不畅、阳失温煦为病机关键。补阳之品以温养药物为主，如小茴香、肉桂、乌药等。温阳宜柔润而不宜燥烈，且要兼顾补阴补血，于“阴中求阳”。对于因虚寒所致疼痛者，不可一味温补，应当标本兼顾，攻补兼施，既当补益气血，又应疏通瘀滞，滋养与温通并用，通补结合，使不足之气血得补，瘀滞之气血得行。

综上所述，郭军教授认为，治疗精索静脉曲张应分期分段论治，疾病初期应视证而用活血化瘀通络之药，慎予补益之药，治则以通为用；疾病后期应逐步减少通络药，转而加用补益之药，治则以补为用。虽然用药思路有所变化，但活血化瘀法需贯穿该病的治疗始终。此外，针对寒痛重者增干姜等以温中祛寒；腹痛甚者可加香附行气止痛；睾丸痛甚者，可加青皮、橘核疏肝理气。

3. 精室瘀浊证

【初诊】 患者郑某，男，41岁，于2021年2月21日初诊。

［主诉］ 左侧阴囊坠胀疼痛10余年，术后加重2周。

［现病史］ 患者诉反复左侧阴囊坠胀疼痛10余年，行左侧精索静脉曲张高位结扎术后复发疼痛加重2周，纳眠尚可，二便正常。舌淡暗、边有瘀点，苔白，脉沉弦。

［既往史］ 否认高血压、糖尿病等；否认阴囊局部外伤史，否认精索静脉曲张手术之外的其他手术史。

［辅助检查］ 当日在我院行阴囊彩色超声示，双侧睾丸大小、形态正常，包膜光滑，实质回声均匀，内未探及明显异常回声，双侧睾丸内血流信号未见明显异常；左侧精索静脉术后改变，右侧精索静脉内径0.17cm；血尿常规（－）。

［专科查体］ 阴毛分布正常，外生殖器发育可，双侧睾丸及附睾未触及明显异常。

［诊断］ ①中医诊断：筋瘤（精室瘀浊证）。②西医诊断：精索静脉曲张术后。

［治法］ 化瘀泄浊，通络止痛。

［方名］ 血府逐瘀汤（《医林改错》）加减。处方：当归12g，生地黄12g，桃仁10g，红花10g，枳壳12g，赤芍12g，萆薢10g，泽泻10g，柴胡12g，生甘草6g，桔梗10g，牛膝12g，川芎12g。共14剂，一日1剂，早晚饭后半小时温服。

【二诊】 患者于2021年3月7日二诊，诉左侧阴囊坠痛较前减轻，余无不适。舌淡暗、边有瘀点，苔白，脉沉弦。上方加生黄芪20g益气。14剂，煎服法同前。

【三诊】 患者于2021年3月21日三诊，诉左侧阴囊坠胀较前有缓解，稍觉乏力，便溏，日2～3行。舌淡暗，苔白，脉沉弦。上方加干姜10g，生白术15g，党参12g以温中健脾益气。14剂，煎服法同前。

【四诊】 患者于2021年4月6日四诊，诉左侧阴囊胀痛基本消失，纳眠可，二便调。舌淡红，苔薄白，脉弦。守前方共14剂，煎服法同前。后门诊复诊两次，阴囊坠胀疼痛等症状基本消退，守前方服1个月，以固疗效。

【按语】 精索静脉曲张的发生主要与先天因素、生活作息等因素有关，精室瘀浊是本例患者的主要病机，“化瘀泄浊，通络止痛”是治疗过程中的重点。精索静脉曲张的发生与气血关系密切，一是肝藏血而调气，气不行则血不畅，瘀血渐生，瘀血生则阴血无以充养，二者互为因果；二是瘀血湿浊阻滞经络，气血运行、传化的通道受阻，毒从中生。在临床中，常见虚与瘀浊合并存在，气虚不足则推动无力，血脉循行缓滞，留而成瘀浊；肾阳亏耗，脉道失于温煦，寒凝血瘀浊聚；肾阴暗耗，阴液不足，化血乏源，血脉亏少，血行艰涩，发为瘀血。发病过程中，瘀浊虽为病理产物，瘀浊阻滞日久也终成致病因素，影响络脉功能。

方中桃仁破血行滞，红花活血祛瘀止痛，赤芍、川芎活血祛瘀，萆薢、泽泻泄浊利湿，牛膝活血通经止痛并引血下行，生地黄、当归养血益阴清热，桔梗、枳壳、柴胡理气行滞，甘草调和诸药。诸药合用，使血活瘀化浊泄络通，则诸症可愈。

综上所述，郭军教授认为，精索静脉曲张术后反应和并发症与中医所述气血失调瘀浊阻滞颇为相似，根据此思路，可加活血通络泄浊之品，同时配合理气补气之药以防伤正。现代研究显示，活血通络泄浊中药有改善微循环、加速吸收渗出和出血、减轻组织水肿的作用，临床中应用有助于减轻手术并发症。

4. 肝肾亏虚证

【初诊】 患者陈某，男性，31 岁，于 2021 年 7 月 20 日初诊。

［主诉］ 双侧阴囊坠痛 2 年。

［现病史］ 患者诉 2 年前出现阴囊坠胀或隐痛，持续加重，牵及少腹、会阴，久立久行后疼痛加重，平卧休息可稍减轻。刻下症见：睾丸坠胀隐痛，腰膝酸软，神疲体倦，头晕乏力，双目干涩，畏寒肢冷，性欲较前减退，阳痿早泄，纳眠、二便尚可。舌质淡红，苔薄白，脉沉弱。

［既往史］ 否认高血压、糖尿病等慢病史；否认阴囊局部外伤史及手术史。

［辅助检查］ 当日彩色超声检查示，左侧精索静脉曲张，内径 0.29cm。

［专科查体］ 阴毛分布正常，外生殖器发育可，左右睾丸各 14ml，质地可，附睾大小正常，睾丸及附睾无触痛且未触及结节，左侧精索静脉可触及曲张成团。

［诊断］ ①中医诊断：筋瘤（肝肾亏虚证）。②西医诊断：Ⅲ度精索静脉曲张。

［治法］ 补益肝肾。

［方名］ 滋补肝肾汤（自拟方）加减。处方：熟地黄 15g，山药 15g，山茱萸 12g，玄参 10g，麦门冬 10g，益母草 15g，制何首乌 10g，枸杞子 12g，女贞子 9g，牡丹皮 10g，覆盆子 10g，桑椹子 15g。14 剂，水煎服，一日 1 剂，分早晚温服。

【二诊】 患者于 2021 年 8 月 4 日二诊，诉睾丸坠胀疼痛感较前缓解，仍有腰膝酸软，性欲改善不显。舌质淡，苔薄白，脉沉弱。上方加淫羊藿 12g，巴戟天 12g，续断 10g，盐杜仲 12g 以兴阳。续服 14 剂，煎服法同前。

【三诊】 患者于 2021 年 8 月 18 日三诊，诉腰酸、性欲较前好转，阴囊坠胀疼痛不适明显减轻。舌质淡，苔薄白，脉平，尺部沉取有力。触诊左侧精索静脉曲张，上方加菟丝子 15g。继服 14 剂。

【四诊】　患者于2021年9月2日四诊，诉不适症状基本消失，守上方继服30剂巩固疗效。嘱其平素勿久坐久立，适度运动，勿过劳。

【按语】　此案患者查超声提示精索静脉曲张，症状为阴囊坠胀疼痛，腰膝酸软，性欲减退阳痿早泄；又据舌淡红苔薄白，脉沉弱，辨证为肝肾亏虚。肝血不足而筋脉薄弱，肾精亏虚则筋脉失养，气虚血弱，气血运行不畅，日久致局部经脉瘀阻，瘀血阻络，则见精索静脉曲张，阴囊坠胀疼痛。初诊以自拟滋补肝肾汤以补益而强精止痛，方中覆盆子、桑椹子益肾填精；合熟地黄、山茱萸、枸杞子、女贞子、何首乌养肝血，滋肾精，滋水涵木，肝血充足肾精盈满自可濡养受损筋脉；玄参、麦门冬生津以滋经络；牡丹皮、益母草活血通络除瘀血；山药健补脾肾助运化。二诊患者精索静脉曲张症状缓解，守上方加淫羊藿、巴戟天兴阳起痿，盐杜仲、续断壮腰止痛，"腰为肾之府"，壮腰补肾并能强精。加菟丝子以增益精补肾之功。

若临床上辨证瘀血重者，加三棱、莪术、川牛膝、丹参等；兼有肾精不足者，加金樱子、沙苑子等；兼有肾阳不足者，加仙茅、淫羊藿、巴戟天等；合并有肾阴亏损者，加熟地黄、山茱萸；兼有气血不足者，加当归、黄芪等；合并有肝郁气滞者，加柴胡、川楝子等；痰浊凝滞重者，加法半夏、陈皮等；夹有寒滞肝脉者，加乌药、小茴香等。

综上所述，郭军教授认为，先天禀赋不足、肝肾亏虚等因素，导致气血不和、筋脉失养而诱发精索静脉曲张。其病因病机是肾虚、肝郁、血瘀，可表现出睾丸坠胀疼痛，颇符"不荣则痛"与"不通则痛"之理。若肾气亏虚，气化推动无力，或肝郁气滞，血液不能正常运行，停留络脉则成瘀血而致精索静脉曲张，在治疗上以补益肝肾为法。

5. 气虚下陷证

【初诊】　患者高某某，男，34岁，于2021年10月20日初诊。

［主诉］　左侧阴囊坠痛3年，加重半个月。

［现病史］　患者诉3年前出现左侧阴囊坠痛不适，遇劳加重，休息减轻，曾在他院诊断为左侧精索静脉曲张Ⅲ级，并行左侧精索静脉高位结扎术。近半月来患者又出现阴囊坠痛加重，休息后减轻，劳累后加重。刻下症见：阴囊坠胀疼痛，阴囊皮肤青筋暴露，状若蚯蚓，伴神疲乏力，气短懒言，纳呆便溏。舌淡红，脉缓无力。

［既往史］　否认高血压、糖尿病等慢病史；否认阴囊局部外伤史。

［辅助检查］　当日彩色超声检查示，左侧精索静脉曲张，内径0.35cm；血尿常规检查(—)。

［专科查体］　阴毛分布正常，外生殖器发育可，左侧阴囊可触及曲张的精索静脉，双侧睾丸容积16ml，双侧附睾未扪及异常。

［诊断］　①中医诊断：筋瘤(气虚下陷证)。②西医诊断：Ⅱ度精索静脉曲张。

[治法] 补脾益气，升提止痛。

[方名] 补中益气汤(《脾胃论》)加减。处方：黄芪 15g，炙甘草 10g，人参 10g，当归 15g，陈皮 6g，升麻 6g，柴胡 12g，白术 15g，生姜 3 片，大枣 6 枚，橘核 10g，荔枝核 10g。14 剂，一日 1 剂，水煎服，早晚各服 1 次。

【二诊】 患者于 2021 年 11 月 4 日二诊，诉阴囊坠胀、乏力气短明显减轻。效不更方，守方续服 14 剂，煎服法不变。

【三诊】 患者于 2021 年 11 月 18 日三诊，诉不适症状基本消失，大便基本正常。上方加菟丝子 15g。续服 30 剂，以巩固疗效。

【四诊】 患者于 2021 年 12 月 18 日四诊，诉无不适，阴囊坠痛未复发。嘱患者勿久坐久立，适度运动，勿过劳，忌熬夜。

【按语】 本案患者中气下陷，助湿生热，下注结于精索，阻碍局部血行，而致阴囊坠胀，疲劳则重。治以补脾益气、升提举陷为法，以补中益气汤加减治之。方中黄芪、人参、炙甘草、升麻、柴胡益气升提；白术、陈皮、大枣、生姜温脾阳，助脾运；当归生血活血；橘核、荔枝核行气止痛。患者病已多年，手术损伤人体正气，导致气虚血瘀，应重视复脾胃之气机，益气活血以改善手术局部的血运。复诊时症状明显改善，守前方继续服用。该方具有补脾益气、升提举陷之功，使下焦瘀血得化，气血恢复升行，则坠胀、疼痛不适等症状缓解。

治疗中，若伴食欲缺乏、乏力、倦怠者，加山药、茯苓；情志不畅、肝郁气滞者，加柴胡、川楝子等；懒言乏力，兼有气虚者，加党参、生黄芪等；阴囊潮湿，兼有湿邪者，加薏苡仁、车前草等；性欲低下，兼有肾阳虚者，加巴戟天、淫羊藿、肉苁蓉等；腰膝酸软、耳鸣，兼有肾阴虚者，加熟地黄、山茱萸等。

综上所述，郭军教授认为，该病病位为肝脾肾，脾肾亏虚为本，而肝郁气滞为标，气血难以正常运行，络脉瘀血积聚，旧血不能去除，从而难以生成新血。郭军教授常以基础方示人以法，得之于方而忘之于方，随证灵活加减变化，此谓“不难于得方而难得用方之医”，传承中医当活学活用。

第十章　其他疾病

一、膀胱过度活动综合征

膀胱过度活动综合征是一种以尿频、尿急症状为特征的证候群，常伴有夜尿症状，可伴或不伴有急迫性尿失禁，其明显影响患者的日常生活和社会活动，已成为困扰人们的一大疾病。近年来随着我国进入老龄化社会，以及糖尿病与神经系统损害性疾病的增长，由此继发的相关疾病——膀胱过度活动综合征的发生率也逐年上升。中医无本病记载，根据临床表现归为“淋证”范畴，属于本虚标实，肝、脾、肾本虚为本，湿热下注为标。治疗重点在于调理肝、脾、肾，兼祛湿化浊。郭军教授治疗膀胱过度活动综合征具有丰富的临床经验，现总结部分病例如下。

1. 下焦湿热证

【初诊】 患者王某，男，25 岁，于 2020 年 6 月 12 日初诊。

［主诉］ 尿急 3 天。

［现病史］ 患者为某互联网公司研发人员，平素喜食辛辣，久坐熬夜，不喜锻炼，常常加班至深夜。3 天前由于公司聚餐饮酒后出现尿急、尿道口灼热、排尿次数增加，以及小腹与后腰部坠胀、酸痛，无尿痛、无排尿不畅，无肉眼血尿，曾于附近医院行尿动力学检查后显示逼尿肌过度活动（DO）存在，确诊膀胱过度活动综合征，未予相关治疗，遂前来就诊。刻下症见：患者痛苦面容，面色红赤，声音洪亮，患者尿急、尿道口灼热、排尿次数增加，小腹及后腰部坠胀、酸痛，纳差，眠一般，大便黏腻。舌红，苔黄腻，脉滑数。

［既往史］ 否认高血压、糖尿病、冠心病史，近期无体重下降。

［辅助检查］ 尿常规检查未见异常；泌尿系超声检查未见异常。

［专科查体］ 外生殖器发育正常，阴毛呈男性分布，包皮不长，龟头显露，颜色正常，睾丸、附睾、精索未见明显异常。肛门指检前列腺质地可，未扪及结节，无压痛。

［诊断］ ①中医诊断：淋证（下焦湿热证）。②西医诊断：膀胱过度活动综合征。

［治法］ 清热利湿。

［方名］ 八正散加减（出自《太平惠民和剂局方》）。处方：小通草 10g，广金钱

草 30g，灯心草 2g，萹蓄 15g，瞿麦 15g，滑石 12g，车前子（包煎）15g，虎杖 15g，枳壳 10g，川牛膝 10g，延胡索 10g，生栀子 10g，7 剂，水煎服。嘱饮食清淡、限酒，多饮水，每日服药后饮水 500 毫升。

同时行针刺治疗取中极、合谷、阴陵泉、太冲、外关、膀胱俞及阿是穴，针刺得气后采用泻法，行针时反复提插、捻转，留针 15～30 分钟，以疏通经络，缓解疼痛。患者针刺 30 分钟后自觉小腹等疼痛较前明显缓解。

【二诊】 患者于 2020 年 6 月 19 日二诊，诉服药后小便量明显增多，尿道口灼热明显好转，多饮水后自行缓解。舌红，苔薄黄偏腻，脉滑数。前方有效，在湿热清利基础上，增加云茯苓 10g，薏苡仁 30g，以健脾利湿。继服 7 剂。

【三诊】 患者于 2020 年 6 月 26 日三诊，诉初诊时的症状全部消除。患者此时已达到临床治愈的标准，停用药物。嘱患者改变以往好食辛辣肥甘之品的习惯，降低疾病的复发概率。

【按语】 本案例尿频病与膀胱湿热相关，湿热之邪流注于膀胱，则出现尿频、尿急等症状。方中滑石善能滑利窍道，清热利湿、利水通淋，《药品化义》谓之“体滑主利窍，味淡主渗湿”；小通草可上清心火，下利湿热，使湿热之邪从小便出，二者共为君药。萹蓄、瞿麦、车前子为臣，三者均为清热利湿通淋常用的要药。生栀子可清泻三焦的火热、通利水道，增加君药、臣药清热利湿通淋的功效；虎杖可泄热通便，可让湿热从大便而出；灯心草清热通淋；甘草调和诸药，缓急止痛，是为佐使药。

郭军教授在临床中采用针刺疗法治疗膀胱过度活动综合征具有较好的临床疗效，尤其是缓解患者的尿频、尿急等下尿路症状临床疗效显著。“急则治标”，临床诊治膀胱过度活动综合征时可先行针刺疗法治标，疏通经络，缓解疼痛。针刺处方的主穴为中极、合谷、外关；配穴为膀胱俞、水道、京门及阿是穴。中极是膀胱的募穴，膀胱俞是膀胱的脏腑之气在后背部输注的部位，针刺中极穴、膀胱俞两穴，构成“俞募配穴”，促进膀胱功能恢复，以便于津液正常输布、代谢。合谷为手阳明大肠经原穴，是大肠的原气在腕部的输注部位，由于肺和大肠相表里，泻合谷与肺通调水道之功相辅相成，同时协调肺经气机，且合谷作为临床针麻常用穴位，镇痛效果显著。外关为手少阳三焦经的络穴，泻此穴加强三焦的通道功能；肾俞为肾之背俞穴，具有温补肾气、充养先天之本的作用，对肾虚及泌尿生殖系疾病疗效甚佳；水道穴为足阳明脉气所发，位于下焦，膀胱之所，为水道之所出，能行水利尿，善治小便不利等水液输布排泄失常性疾病。京门为肾之募穴，有通调水道之作用，并主治腰腹疼痛。如此经络气机通畅，通则痛消。以上诸穴同用，可调膀胱的气机，发挥通利小便的作用。后继服中药标本兼治，活血通经，利水通尿，巩固临床疗效。

2. 肝气郁结证

【初诊】 患者李某某，男，35 岁，于 2021 年 1 月 10 日初诊。

［主诉］　尿频、尿急1年，加重1周。

［现病史］　患者平素工作压力大，家庭不和谐，逐渐出现尿频、尿急等症状，患者未引起重视，未采取相关治疗。1周前由于赶项目熬夜后尿频、尿急症状加重，偶小便自溺，咳嗽或者爬楼梯后加重；平素腰膝酸软。刻下症见：患者焦虑面容，面色㿠白，声音低，尿急、尿等待，排尿次数多，小腹及后腰部坠胀、酸痛，情绪郁闷，善太息，胸胁时胀痛，纳差，眠差，大便可。舌暗苔少，脉弦，沉取无力。

［既往史］　否认高血压、糖尿病、冠心病史，近期无体重下降。

［辅助检查］　尿常规未见异常；泌尿系超声未见异常。

［专科查体］　外生殖器发育正常，阴毛呈男性分布，包皮不长，龟头显露，颜色正常，睾丸、附睾、精索未见明显异常。肛门指检前列腺质地可，未扪及结节，无压痛。

［诊断］　①中医诊断：淋证（肝气郁结证）。②西医诊断：膀胱过度活动综合征。

［治法］　疏肝解郁，行气固尿。

［方名］　翘芍方（经验方）加减。处方：贯叶连翘10g，郁金15g，北柴胡15g，白芍15g，菖蒲5g，巴戟天15g，黄芪10g，青皮10g，香附10g，瓜蒌10g，芡实12g，益智仁15g。14剂，水煎服，一日1剂，早晚各1次。

【二诊】　患者于2021年1月24日二诊，诉服药后胸胁胀痛好转，情绪较前舒畅，尿频、尿急较前好转；但睡眠仍不佳，入睡困难。观其舌脉，舌仍淡，苔薄，脉弦。患者肝气渐通，故于原方中加酸枣仁15g，续服14剂。嘱患者适量运动。

【三诊】　患者于2021年2月8日三诊，诉睡眠明显好转，偶尿急、尿频，偶腰酸，情绪佳，胸胁胀痛消失。患者疗效较好，二诊方中增加杜仲10g，14剂巩固疗效。

【四诊】　患者于2021年2月25日四诊，诉睡眠明显好转，无尿急、尿频，偶腰酸，情绪佳，胸胁胀痛消失。患者疗效较好，三诊方中去瓜蒌、青皮，14剂巩固疗效。

【按语】　本案例尿频病与肝郁肾虚相关，中医理论中“肝主情志”，司疏泄，水液的输布依赖肝主疏泄功能正常。清朝《读医随笔》中有“凡肝经郁勃之人，于欲事每迫不遇，必待一泄，始得舒快……肝以疏泄为性，既不得疏于上，而陷于下，遂不得不泄于下”。患者就诊时，自觉压力大，情绪郁闷，善太息，胸胁时胀痛，脉弦，此为肝气郁滞之象。肝气郁滞、肝血暗耗，肝肾同源，逐渐肾气亏虚，故患者出现腰膝酸软；肾气亏虚，肾开阖功能受到影响，肾与膀胱相表里，继而出现膀胱气化功能异常，出现尿频、尿急等下尿路症状；舌暗苔少，脉弦，沉取无力，为肝郁肾虚的舌脉之象。郭军教授认为，随着现代人们生活节奏的增快、生活压力的增加，情志因素致病在临床上日益多见。因此，在临床工作中要注重心理情志因素的影响，除在药物治疗上注重疏肝之品的使用，还需要重视对患者心理的疏导，给患者一些日常调护建议，比如建议患者适当增加运动，以有氧运动为主，可跑步、打羽毛球、打乒乓球；同时也可建议患者伴侣多一些耐心、多陪伴。

本方中贯叶连翘性寒，归心、肝经，长于清热凉血，清心解郁；白芍养血柔肝，养肝体，达肝用；贯叶连翘与白芍两药合用，共为君药。北柴胡、青皮、香附疏肝行气兼行血；郁金清肝解郁。加巴戟天、淫羊藿补肾壮阳；菟丝子补肾固精，以期止泄之功。同时加石菖蒲开心窍、益心智、安心神，同时以黄芪补气升阳、益气固本，以制泄精之忧。诸药合用，以疏肝补肾为主，兼以清心固精，共奏止泄、治泄之功。服用上述汤药后患者肝气渐通，肾气也逐渐恢复，但患者睡眠欠佳，入睡困难，考虑患者肝气虽通，然肝血未复，肝血不足，无法涵养心血，故加入甘补酸敛的酸枣仁，补肝血养心血、安神助眠。

3. 肾气亏虚证

【初诊】 患者李某，男，45 岁，于 2019 年 10 月 12 日初诊。

[主诉] 尿频、尿急 5 年，加重 2 周。

[现病史] 患者 5 年前开始出现尿频、尿急，每天数十次，每天总尿量正常，就诊于当地医院肾病科，服用“补肾收敛之品”的中药（具体不详），用药后效果不佳，上述症状反反复复，但患者并未予以重视。2 周前患者受凉后上述症状加重，前往我科治疗。刻下症见：患者尿频、尿急，每天数十次，小便自溺，饮水较多后清长；平素易疲劳，头晕、头痛，下肢发凉，腰膝酸软。冬日怕冷明显，纳可，大便溏，晨起必一行。舌淡苔薄白，脉沉细。

[既往史] 否认高血压、糖尿病、冠心病史，近期无体重下降。

[辅助检查] 查尿常规未见异常；泌尿系超声未见异常。

[专科查体] 外生殖器发育正常，阴毛呈男性分布，包皮不长，龟头显露，颜色正常，睾丸、附睾、精索未见明显异常。肛门指检前列腺质地可，未扪及结节，无压痛。

[诊断] ①中医诊断：淋证（肾气亏虚证）。②西医诊断：膀胱过度活动综合征。

[治法] 补肾益气，缩泉止尿。

[方名] 金匮肾气丸（《金匮要略》）和缩泉丸（《魏氏家藏方》）加减。处方：五味子 10g，熟地黄 15g，山药 15g，山茱萸 10g，茯苓 15g，泽泻 10g，牡丹皮 6g，黑附子 10g，肉桂 6g，益智仁 10g，炒芡实 15g，乌药 10g。14 剂，水煎服，一日 1 剂，早晚各 1 次。

【二诊】 患者于 2019 年 10 月 26 日二诊，诉服药后小便次数减少，鼻腔干燥，近日因食麻辣火锅后，出现口舌生疮，伴小便黄，大便干结。舌红，苔薄黄，脉细数。

一诊方中去黑附子、肉桂、乌药、芡实，加生栀子 10g，小通草 6g，生甘草 10g，竹叶 30g，生地黄 20g，熟大黄 6g。14 剂，煎服法同前。

【三诊】 患者于 2019 年 11 月 12 日三诊，诉无口舌生疮。大便一日 2～3 次，便稀、臭，排便后乏力，腰膝酸软。舌淡苔薄白，脉沉细。在二诊方中去生栀子、熟大黄、小通草，竹叶减量至 10g，加鹿角 6g，炙黄芪 12g，当归 9g，继服 14 剂。

【四诊】 患者于 2019 年 11 月 26 日四诊，诉服药期间无尿频、尿急，下肢发凉症状基本缓解，偶稍微腰膝酸软，大便偶偏稀，舌脉同前，继续服用三诊方 14 剂，以巩固疗效。

【按语】 本案例患者病程 5 年，缠绵不愈，久病及肾。肾主二便，肾气不固，膀胱气化失司，故患者就诊时出现尿频、尿急，合并下肢发凉、小便清长、大便溏等症状，再结合舌脉之象，为典型的肾气亏虚证。故初诊时以补益肾气、固涩止尿为法，在金匮肾气丸的基础上增缩泉丸。金匮肾气丸是为肾阳不足之证而设，故以补肾助阳为法，“益火之源，以消阴翳”，辅以利水渗湿。方用桂枝、附子温肾助阳；熟地黄、山茱萸、淮山药滋补肝、脾、肾三脏之阴，阴阳相生，刚柔相济，使肾之元气生化无穷；再以泽泻、茯苓利水渗湿，牡丹皮擅入血分，伍桂枝可调血分之滞。诸药合用，助阳之弱以化水，滋阴之虚以生气，使肾阳振奋，气化复常。二诊时，患者尿频减少，但因饮食失节，内郁化火，心火上炎，故见口舌生疮，郁热下移小肠，则致小便不利，故合用导赤散加生栀子，清泄心、小肠二经实火。三诊时，患者无口舌生疮，大便次数多、稀，疲乏感增加，故去掉清热通便之品，增加当归补血汤；四诊时患者症状消失，无尿频、尿急，疗效显著。

郭军教授认为，该患者肾气衰弱，分清泌浊失司，膀胱气化功能失司，多种病因叠加影响而致本病发生，故从因论治。发病时正值深秋寒露时节，受凉后症状加重，寒邪直中膀胱，膀胱气化不利，故有尿频、尿急；寒凝精室，清阳不升，清窍失养，故见头晕、头痛；寒为阴邪，易伤阳气，阳气受损，故有倦怠乏力、形寒畏冷。中医治疗以温阳散寒、补肾益气，给予金匮肾气丸和缩泉丸。方中肉桂辛温，温中散寒，附子大辛大热，温壮元阳；附子、肉桂合用破阴散寒，以祛久伏之寒邪；乌药温肾散寒止痛，可助附子温阳气、除寒邪。黄芪、当归，益气养血、补虚助血行；山药、熟地黄、芡实、茯苓，充养后天之本，滋养先天肾气，共同发挥健脾补肾之功。诸药合用，温、补、通并行，温中有补，补中有行。

4. 脾肾两虚证

【初诊】 患者张某，男，35 岁，于 2018 年 5 月 6 日初诊。

［主诉］ 尿频、尿急 2 年，加重 1 周。

［现病史］ 患者 2 年前因左侧输尿管结石，于当地医院行手术取石。术后半年复查超声未见异常，患者尿频、尿急，排尿不尽，自以为是手术后遗症，未引起重

视，1周前患者因连续熬夜3天导致上述症状加重，前来我科治疗。刻下症见：患者尿频、尿急、小便自溺；平素腰膝酸软，脘腹胀满，自觉四肢倦怠，且近来阳事不举，精神萎靡。舌淡苔薄白，脉沉细。

［既往史］ 否认高血压、糖尿病史，近期无体重下降。

［辅助检查］ 查尿常规未见异常；泌尿系超声未见异常。

［专科查体］ 外生殖器发育正常，阴毛呈男性分布，包皮不长，龟头显露，颜色正常，睾丸、附睾、精索未见明显异常。肛门指检前列腺质地可，未扪及结节，无压痛。

［诊断］ ①中医诊断：淋证（脾肾两虚证）。②西医诊断：膀胱过度活动综合征。

［治法］ 健脾益气，补肾通淋。

［方名］ 健脾涩土方加减。处方：灶心黄土12g，干地黄6g，白术20g，炙黄芪15g，炮附子（先煎）6g，黄芩15g，阿胶（烊化）9g，炙甘草6g，山药15g，芡实15g，茯苓20g，党参12g。14剂，水煎服，一日1剂，早晚各1次。

【二诊】 患者于2018年5月20日二诊，诉服药后疲劳感稍有缓解，大便开始转实，小便同前。舌苔脉象无明显变化。上方有效，说明健脾固摄获得一定成功，为防收摄太过，导致脉络壅滞，过犹不及，微调上方，加入川芎10g，继服14剂。

【三诊】 患者于2018年6月5日三诊，诉服药后尿频、尿急好转，小便黄，进食烤羊腿后口舌生疮，大便干，精神尚可。舌边尖偏红苔薄黄，脉沉。上方去炮附子，加黄连6g，淡竹叶12g，芦根12g，继服14剂。嘱忌辛辣、辛燥之品。

【四诊】 患者于2018年6月20日四诊，诉尿频、尿急明显缓解，余证均有不同程度之改善。嘱停中药汤剂，改服参芪十一味颗粒4周善后。随访半年，未再发生尿频、尿急。

【按语】 本案例的尿频病与脾肾两虚证有关。尿频疾病的本质是水液代谢异常。《素问·经脉别论》的“饮入于胃，游溢精气，上输于脾，脾气散精，上归于肺，通调水道，下输膀胱，水精四布，五经并行”。脾对水和液体代谢的影响主要体现在《内经》“脾气散精”。一方面，脾气将“饮入于胃”的水液向上输入于肺，并将水分散通过肺部以扩散整个身体；另一方面，脾对于水液有着直接的输布作用，《素问·至真要大论》中的“诸湿肿满，皆属于脾”，《素问·玉机真脏论》有“一灌四傍”的说法。脾受困，则水液代谢障碍，水液停聚，或为痰饮，或为水肿，因此尿液的形成和输送不可避免地受到影响，进而会引起排尿的各种问题。

本证在治疗原则上，必须补中健脾、补肾通淋，临床常用“健脾涩土方”加减。方中党参、茯苓、白术、炙甘草构成四君子汤，培补脾气；黄芪、芡实、山药增加健脾之功；阿胶为血肉有情之品，滋阴补血；灶心黄土收敛固涩，诸药合用，发挥健脾益气、补血、收敛之性。郭军教授指出，脾虚导致的疾病，往往病程日久，缠绵难愈，且全身症状比较明显。一般情况下，除了尿频、尿急，而会阴部其他征象不明显的时候，需要考虑全身症状进行综合判断，得出中医证型。如果全身脾虚证候比较明显，会阴局部或湿热，或血瘀，更需要整体辨证与局部辨证相结合。二诊加入川芎活血。最后，不用健脾常用药参苓白术丸善后，而是采用参芪十一味颗粒，是因为患者同时有腰膝酸软的情况，健脾补益中气，脾肾双补，一举两得。

5. 心肾阴虚证

【初诊】 患者方某，男，45 岁，于 2019 年 5 月 6 日初诊。

［主诉］ 尿频、尿急 3 个月，加重 3 天。

［现病史］ 患者尿频、尿急、尿等待，每天数十次，严重影响生活。既往就诊于当地社区医院，给予补肾收敛中药后（具体不详），症状稍缓解，但劳累后加重。症状常反复，自觉疗效不甚满意。今为求进一步诊治就诊于我科。刻下症见：尿频、尿急、尿无力，无尿痛，排尿时有灼热感，夜尿 8～10 次，入睡困难，眠浅易醒，醒后难以再次入睡，腰膝酸软，五心烦热，心悸，口咽干燥。舌红少苔，脉细数。

［既往史］ 否认高血压、糖尿病史，近期无体重下降。

［辅助检查］ 查尿常规未见异常；泌尿系超声未见异常。

［专科查体］ 外生殖器发育正常，阴毛呈男性分布，包皮不长，龟头显露，颜色正常，睾丸、附睾、精索未见明显异常。肛门指检前列腺质地可，未扪及结节，无压痛。

［诊断］ ①中医诊断：淋证（心肾阴虚证）。②西医诊断：膀胱过度活动综合征。

［治法］ 滋补心肾，固摄缩尿。

［方名］ 清心莲子饮（《太平惠民和剂局方》）合六味地黄汤（《小儿药证直诀》）加减。处方：莲子 15g，麦门冬 15g，生地黄 20g，山茱萸 15g，山药 15g，泽泻 9g，牡丹皮 10g，生栀子 10g，百合 15g，茯苓 10g，五味子 9g，车前子 15g。14 剂，水煎服，一日 1 剂，早晚各服 1 次。嘱忌辛辣、辛燥之品。

【二诊】 患者于 2019 年 5 月 21 日二诊，诉服药后小便次数减少，睡眠无明显变化，夜间脚心热，口舌生疮。舌红少苔，脉细数。调整一诊方，加淡竹叶 12g，酸枣仁 15g，继服 14 剂。

【三诊】 患者于 2019 年 6 月 10 日三诊，诉觉口黏，不欲饮水，睡眠好转，小便黄，腰膝酸软。舌淡苔薄白，脉沉细。即在二诊的基础上，去山茱萸，加黄连 6g，肉桂 3g，杜仲 12g，白术 12g，续服 14 剂。

【四诊】 患者于 2019 年 6 月 26 日四诊，患者服药期间无尿频、尿急，腰膝酸软好转；睡眠好转；舌脉同前。继续服用上述中药 14 剂，以固后效。

【按语】 本案例尿频病与心肾阴虚证相关。患者就诊时尿频、尿急、尿等待、腰膝酸软，考虑肾气不足；五心烦热，心悸，口咽干燥，考虑心阴不足；舌红少苔，脉细数为阴虚的舌脉之象，综合考虑最终辨证为心肾阴虚。病位主要在于心、肾，可累及肝、脾，心肾之间水火共济，能够保证脏腑之间阴阳平衡，如心火旺盛、思虑过度、受惊惶恐等，使心火内动、阴液耗伤、水火不济。《丹溪心法》曰："人之五脏六腑，俱各有精，然肾为藏精之府，而听命于心，贵乎水火升降，精气内持。若调摄失宜，思虑不节，嗜欲过度，水火不交。"心肾阴虚型尿频病在治疗上以"滋补心肾，固摄缩尿"为主要原则，选用清心莲子饮合六味地黄汤为治疗主要方剂。临床治疗上重点抓住，即泻心火、滋肾水为治疗要点。组方中运用莲子清心火而交通心肾，栀子、百合入心经、泻心火，以麦门冬、生地黄、山茱萸、山药滋阴补肾，以牡丹皮、地骨皮清虚热，以茯苓、车前子、泽泻利水泻浊，兼以五味子敛涩固缩。方中山茱萸酸温补肾精、山药补脾固肾，两药合用，体现了肾肝脾并补，重之在肾，将熟地黄改为生地黄，为本方加减修改的亮点，熟地黄偏于滋腻、厚重，与清火泻浊的治疗大法相违背，故改熟地黄为生地黄，去其滋腻之功，取其清火、滋阴之效，同种药物的生熟相宜、药性的巧妙转变，体现了中医药独特的诊疗方法。

二诊中加入淡竹叶清心热、利小肠，加入具有安神定志的酸枣仁调治睡眠。三诊时，患者服用汤剂1个月余，心火上炎，故见口舌生疮，郁热下移小肠，则小便黄，故加用黄连，清泄心经、小肠二经实火；肉桂引火下行，黄连配肉桂加强交通心肾之功，白术健脾祛湿，佐药物的滋腻之性，四诊时患者症状消失，无尿频、尿急，疗效显著。

二、阴囊湿疹

阴囊湿疹多发于阴囊，也可延及肛周，少数累及阴茎。急性期表现为阴囊潮红、肿胀、糜烂、渗出、结痂；慢性期表现为阴囊部皮肤浸润肥厚、粗糙、皱纹加深，大多干燥，有鳞屑或薄痂，或有部分色素脱失。部分患者治愈后反复发作，瘙痒难耐，严重影响工作生活。中医病名为"肾囊风"，亦可称"绣球风""肾脏风""肾脏风疮"等。郭军教授以"整体与局部同调"作为辨治特色，提出"脑-心-肾-精室"轴理论。在该理论指导下，将辨证论治与辨病论治相结合应用于临床，旨在古法今用，在传承的基础上创新，发挥祖国医学的治疗优势，以便取得较好临床疗效。

1. 肝经湿热证

【初诊】 患者张某，男，27岁，于2018年7月24日初诊。

[主诉] 阴囊及大腿内侧起红疹伴瘙痒2周，加重3天。

[现病史] 患者自2018年7月10日起，大腿内侧起粟粒样大小红疹及水疱，瘙痒明显，抓后渗出，汗出遇热则加重，每日频发，夜间尤甚。曾就诊于外院，给予

外用炉甘石洗剂及糠酸莫米松软膏，3 日后无渗出，瘙痒感减轻。3 日前饮酒且食用辛辣海鲜消夜，皮疹加重。现症见阴囊肿胀，皮肤潮红，大腿内侧红斑边界不清，散发粟粒样大小丘疹，抓后渗出，渗出液色黄质黏。患者觉患处灼热瘙痒刺疼，伴口干、口苦、易怒，心烦失眠，溲黄，便干。舌红，苔黄，脉滑数。

［既往史］　患者否认糖尿病、高血压等慢性病史；否认肝炎、结核等传染病病史；否认手术史、外伤史、输血史、药物食物过敏史。

［辅助检查］　真菌镜检(—)。

［专科查体］　阴囊肿胀，皮肤潮红，大腿内侧红斑粟粒样丘疹边界不清，渗出，少量淡黄色结痂。

［诊断］　①中医诊断：肾囊风(肝经湿热证)。②西医诊断：阴囊湿疹。

［治法］　清利肝经湿热。

［方名］　龙胆泻肝汤(《医方集解》)加减。处方：龙胆草 10g，黄芩 10g，栀子 6g，柴胡 8g，生地黄 12g，车前子 15g，泽泻 12g，当归 10g，通草 3g，野菊花 6g，连翘 15g，黄柏 12g，生甘草 3g。5 剂，水煎服，一日 1 剂，早晚各服 1 次。同时，用此方第 3 煎行局部外洗冷湿敷，每次 50ml，每次 3 分钟，每日 2 次。另外，用康复新液 5ml 冷湿敷阴囊及大腿内侧红肿处，每日 2 次，每次 5 分钟。嘱患者保持患处清洁，外用药前用生理盐水冲洗，避免肥皂刺激。另嘱患者忌食辛辣刺激。

【二诊】　患者于 2018 年 7 月 29 日二诊，诉内服、外用药后，阴囊肿胀基本消退和无渗出，阴囊及大腿内侧现为红斑基础上散发粟粒大小丘疹，白天瘙痒次数少，夜间仍痒，偶会痒醒。口干、口苦、易怒等症较前减轻，小便色清，大便每日 1 次，偏干。舌红，苔薄黄，脉滑数。观患者仍有口干、口苦、易怒等症状，且瘙痒心烦不得眠，为心肝火旺之象，故实则泻其子，加淡竹叶 6g，合欢花 10g 以增清心除烦，疏肝降火之效。10 剂，煎服法同前。

同时，皮损部位无渗出，肿胀消失，选用湿毒膏(西苑医院自制剂)，每天 2 次。

【三诊】　患者于 2018 年 8 月 8 日三诊，诉阴囊恢复正常皮色，大腿内侧斑片由红转暗，白天基本无瘙痒，夜间偶有瘙痒，睡觉安稳。晨起无口苦，小便清，大便日 1 次。舌红苔薄黄，脉滑。患者皮疹及症状基本消退，嘱其原方继服 1 周，症状如不反复即可停药。

【按语】　本案例为肝经湿热型阴囊湿疹，见《外科正宗》卷四，又名绣球风。陈氏谓："肾囊风乃肝经风湿而成，其患作痒，喜浴热汤，甚者疙瘩顽麻，破流脂水。"该患者平素口干、口苦、烦躁易怒，溲黄，便干，舌红，苔黄，脉滑数，乃一片湿热巨盛之象，加之夜眠晚，并食用辛辣腥发之物，促使病情迅速加重。

郭军教授认为，在现代社会中饮食不节者居多，肥甘厚味致使男性中湿热型体质常见。且睡眠晚，乃至心肝火旺。足厥阴肝经沿着大腿内侧(阴包、足五里、阴廉)，进入阴毛中，环绕阴部。因此，湿热相结于阴囊，可见局部皮肤灼红，上起红疹水疱，瘙痒流津，抓后糜烂等症。郭军教授认为，精室是内生殖器和外生殖器的总称，阴囊作为外生殖器的重要组成部分，其不适症状亦是精室失用的典型表现。在"脑-心-肾-精室"轴理论的指导下，调节脑、心、肾可促进精室症状的改善。

郭军教授在认同历代医家阴囊湿疹急性发作期以肝经湿热下注为患的同时，强调"整体与局部同调"作为辨治特色。因此，调湿热需顾及全身。临诊中患者不仅表现出阴囊潮热，汗多黏腻等局部表现，还包括以口干口苦、会阴区灼热疼痛，以及心烦失眠等的全身症状。在"脑-心-肾-精室"轴用药观的指导下，"野菊花-连翘-黄柏"组合可应用于此。野菊花轻扬上浮，而以其疏风散湿之性透达上焦。连翘轻灵宣透，《本草纲目》言其归"少阴心经、厥阴包络气分"，《药性论》中亦言其"主通利五淋，小便不通，除心家客热"，其清解心经邪热，导湿热浊邪由小便而出，给邪以出路。黄柏苦寒，清热燥湿；野菊花、连翘、黄柏三者分别与脑、心、肾相对应，以顾及整体观念，结合"头为精明之府"不耐湿热之扰，以及"诸痛痒疮，皆属于心"，清心利窍可止痒等用药思路，以脑、心、肾同调，治疗精室相关疾病。

郭军教授治疗肝经湿热证阴囊湿疹强调以下两点。①用药上利湿与清热并重，方用龙胆泻肝汤加减，方中车前草、泽泻利湿，栀子、黄芩、黄连清热，当归、生地黄凉血。并且在"脑-心-肾-精室"轴指导下，重视"心、肾、精室"在本病的发病影响，精准选药，"野菊花-连翘-黄柏"共奏宁心、清热、除湿之功。②阴囊部位皮肤娇嫩，肿胀渗出期切忌搔抓及热水刺激，可用中药煎汤外洗或冷湿敷。

2. 脾虚湿蕴证

【初诊】 患者方某，男，39 岁，于 2019 年 7 月 8 日初诊。

[主诉] 阴囊红斑丘疹瘙痒 1 个月。

[现病史] 患者 1 个月前因出差于成都 1 周，当地天气潮热，致使阴囊瘙痒起疹，抓后轻微渗出。回京后，症状未明显改善，皮疹延及会阴处，夜间瘙痒剧烈，夜眠不安。自用达克宁软膏外涂 1 周，症状未缓解，今于我科就诊。患者体胖，平素贪食冷饮，身困沉重，动辄则汗出，腹胀便溏；舌质淡，津液多，苔白腻，脉沉滑。

[既往史] 患者患重度脂肪肝，否认糖尿病、高血压等其他慢性病史；否认肝炎、结核等传染病病史；否认手术史、外伤史、输血史、药物食物过敏史。

[辅助检查] 无。

[专科查体] 阴囊及会阴处散发小米至绿豆大小红色丘疹，偶见个别水疱，伴抓痕血痂。

[诊断] ①中医诊断：肾囊风(脾虚湿蕴证)。②西医诊断：阴囊湿疹。

[治法] 健脾除湿。

[方名] 参苓白术散(《太平惠民和剂局方》)加减。处方：党参 12g，茯苓 15g，炒白术 10g，炒扁豆 10g，陈皮 6g，山药 20g，桔梗 6g，莲子 15g，炒薏仁 20g，砂仁

6g，白芷 10g，泽泻 15g，地肤子 10g，生甘草 3g。14 剂，水煎服，一日 1 剂，早晚各 1 次饭后服。嘱患者忌食辛辣生冷。另外，外用湿毒膏（西苑医院自制剂），每天 2 次。

【二诊】　患者于 2019 年 7 月 21 日二诊，诉服药后 1 周基本无新疹发生，瘙痒减轻，搔抓次数明显减少，白天基本不痒，夜间仍有瘙痒。阴囊及会阴部可见散在红色丘疹，及片状色沉。身困乏力较前好转，腹胀减轻，便溏，每日 1～2 次。夜眠安。舌质淡，苔白腻，脉沉滑。大暑将至，主气为太阴湿土，客气为少阴君火，暑湿、湿热之气交争，故于原处方之中加入藿香 10g，佩兰 10g 取芳香化湿之义。7 剂，煎服法同前。

继续外用湿毒膏（西苑医院自制剂），瘙痒明显时使用。避免搔抓。

【三诊】　患者于 2019 年 7 月 28 日三诊，诉服药后皮疹基本消退，留有淡褐色色素沉着，夜眠安。腹胀偶有发生，动辄汗出不明显，大便一日一行，质软。舌淡红苔白。遂嘱患者停药，忌辛辣生冷。

【按语】　本病例为脾虚湿蕴证阴囊湿疹。“湿”为其关键病因。但湿有内外之分。《素问·阴阳应象大论》曾云：“地之湿气感，则害皮肉筋脉。”强调了本病发作的关键外在诱导因素。又在《杂病源流犀烛·湿病源流》中曰：“其内因者，则本脾土所化之湿，火盛化为湿热，水盛化为湿寒。”说明内湿与脾胃的密切关系。郭军教授认为，脾虚湿热型湿疹的发病，非数日之功。患者体形肥胖，嗜食冷饮，脾阳不足，脾失健运，湿从内生，为明显脾虚湿盛体质。《内经》中“伤于湿者，下先受之”。即表明湿性疾病以下焦多见，素体脾虚，无以运化水湿，气机升降失常，湿随气趋下，侵袭下部之阴囊。加之患者外出感受湿热外邪，外湿与内湿相合，郁而化热，熏蒸于皮肤，形成本病。根据“脑-心-肾-精室”轴理论，在“整体与局部同调”辨证施治指导下，在健脾利湿的基础上，选用“白芷-茯苓-泽泻”分别对应可应用于此脑、心、肾的作用靶点。白芷性辛窜醒神，上走脑窍，以其通利之性可发挥燥湿祛浊之效，通达上中二焦；茯苓甘淡平主归心经，《医学衷中参西录》中言其“泻心下之水饮以除惊悸”且善“敛抑外越之水气转而下注”，同时以其宁心之性，缓解本病引起的情志不舒；泽泻甘淡，下入肾经，其泄浊通利小便可导邪而出。

郭军教授治疗脾虚湿蕴证阴囊湿疹强调以下两点。①基于“脑-心-肾-精室”轴的用药特色，白芷、茯苓、泽泻贯彻上中下三焦，又以三药色白，取类比象以归肺达表，驱散表邪。若兼见其人运化障碍，茯苓用量常增至 30～45g，可酌加四君子之类增健脾除湿之力，又因白芷辛温燥烈，不宜多用，兼头目昏沉，周身酸懒者至多不超过 20g。然湿邪日久可生热化燥，因泽泻甘寒平和，可酌加之至 15～20g。临证还需灵活运用。②体质类型决定对病邪的易感性和病变过程中的倾向性；体质因素参与并影响不同证候与病机的形成；体质特性影响着病程与转归。体胖之人的湿疹，多缠绵难愈，在临床中，胖人的大便多不成形，这些都指向体胖之人的治疗应倾向于健脾化湿，在组方中适当运用白术、草蔻、陈皮、山药、茯苓等运脾健脾化湿之品。

3. 血虚风燥证

【初诊】 患者李某，男性，72岁，于2018年12月6日初诊。

［主诉］ 阴囊瘙痒肥厚反复3年，加重1周。

［现病史］ 患者3年前秋季，阴囊处皮肤瘙痒无度，抓后起针尖至粟粒大小丘疹，色红，抓后出血。曾口服湿毒清胶囊，外用丁酸氢化可的松软膏治疗，2周后减轻。饮酒后加重，秋冬加重，春夏稍微缓解。近1周瘙痒剧烈，夜间瘙痒尤甚，间断入睡。继用前法治疗，无明显效果。刻下症见：阴囊皮肤苔藓样改变，伴抓痕血痂。患者体形消瘦，双下肢皮肤干燥，伴白色鳞屑，食欲不佳，大便无力，不干，精神倦怠，失眠健忘。舌质红，苔少，脉沉细。

［既往史］ 患者2型糖尿病10年，现以胰岛素控制血糖，晨起空腹血糖7.0mmol/L；否认高血压、冠心病等慢性病史；否认肝炎、结核等传染病病史；否认手术史、外伤史、输血史、药物食物过敏史。

［辅助检查］ 无。

［专科查体］ 双下肢皮肤干燥，伴白色鳞屑，阴囊皮肤苔藓样改变，伴抓痕血痂。

［诊断］ ①中医诊断：肾囊风(血虚风燥证)。②西医诊断：阴囊湿疹。

［治法］ 养血润燥。

［方名］ 当归饮子(《重订严氏济生方》)加减。处方：当归12g，熟地黄20g，赤芍15g，川芎10g，制何首乌10g，生黄芪30g，白蒺藜6g，荆芥10g，防风10g，酒大黄6g，郁金6g，炙甘草3g。7剂，水煎服，一日1剂，早晚各1次。

同时外用湿毒膏(西苑医院自制剂)与复方利多卡因乳膏1∶1混合，每天2次。

【二诊】 患者于2018年12月13日二诊，诉服药后瘙痒程度有所缓解，夜间仍偶会瘙痒至醒；精神倦怠、失眠健忘较前明显改善；大便无力之感仍在。舌质红，苔少，脉沉细。患者夜间痒醒，且皮损干燥脱屑，故上方加鸡血藤15g活血补血，蜈蚣2条息风止痒。14剂，煎服法同前。同时外用湿毒膏(西苑医院自制剂)，每日2次。

【三诊】 患者于2018年12月27日三诊，诉双下肢皮肤无白屑，阴囊皮肤变薄，瘙痒明显减少，未见抓痕，夜间偶有瘙痒，不影响睡眠。食欲可，大便1～2日1次，大便无力感消失。舌质红，苔薄白，脉沉。患者瘙痒感明显减轻，皮损减薄，故上方去蜈蚣。14剂，煎服法同前。

【按语】 本案例为血虚风燥证阴囊湿疹。患者年老体衰，平素纳少，脾胃气虚、生化不足，生血不利，则出现肌肤失濡的表现，可见双下肢皮肤干燥。加之患者病程3年，缠绵难愈，搔抓无度，见阴囊皮肤色暗，出现苔藓样改变。

郭军教授认为，本病患者气血生化乏源致血虚，血虚则血行不利致血瘀，血虚血瘀生风加重耗伤阴血，以致血燥。《妇人大全良方》言："夫偏枯者，其状半身不遂，肌肉枯瘦，骨间疼痛，神智如常，名曰偏枯……古人有云：'医风先医血，血行风自灭是也'。"故选用当归饮子加减治疗本证。《诸病源候论·虚劳病诸候》据仲景之意，提出了精虚络瘀的理论，后世医家不断丰富其内涵，如《金匮要略广注》则将其致病过程分为"血虚""滞血""干血"几部分，盖劳伤后导致血虚，引起经络气血运行不畅，导致瘀血，凝泣精室，发为本病。患者阴囊皮肤干燥粗糙，苔藓样改变，甚至皲裂，皮损瘙痒，夜间尤甚等，以"川芎-郁金-酒大黄"为组合的"脑-心-肾-精室"轴用药特色可资应用。川芎馨香而善清头目，《日华子本草》言其治"一切风，一切气，一切血"，乃气血同调，以当归饮子为主方，川芎可佐助当归通达血脉，又以之为血中气药，调畅周身气机以助血行；《本草纲目》谓郁金"治血气心腹痛"，《珍珠囊》亦言其"凉心"，以其清利血脉，畅达气机；酒大黄以酒之温缓其大寒之性，同时又增逐瘀通经之效，以其善入血分，《神农本草经》言其"下瘀血，血闭，寒热……推陈致新"。仲景之大黄䗪虫丸、桃核承气汤等皆以其为通利瘀血之要药，在本病的治疗上取得了较好效果。

郭军教授治疗血虚风燥证阴囊湿疹强调以下两点。①用药上讲究益气生血以充皮肤，养阴润燥以止痒，活血祛瘀以生新。在此基础上，"川芎-郁金-酒大黄"合用对于皮损肥厚的患者为宜，既符合"脑-心-肾-精室"轴和"整体与局部同调"的思路，同时也不至苦寒伤阴、耗血之弊等。②全蝎、蜈蚣等药，都为息风镇痉、解毒散结、通络止痛之品，善于攻毒疗疮，走窜通达力强，亦可应用于顽固性瘙痒剧烈的肥厚皮疹，然中病即止，不可久服。

三、阴茎硬结症

阴茎硬结症，指阴茎上出现硬结，可见阴茎背侧或腹侧，手可触及单个或多个小硬块，可见疼痛不适。西医认为多由外伤或炎症等因素导致阴茎白膜受损后瘢痕愈合而出现。中医称为"阴茎痰核"，其硬结处皮色不变，质地偏硬，属中医有形之痰邪，其中肝气郁结与脾运化水湿失司所致痰核最为常见，因其肝气郁结，克伐脾土，水湿不行，久结为痰核，宗筋亦属肝，痰湿聚于宗筋，日浅则痰核绵软，日久则痰核硬结。郭军教授临证近40年，对阴茎硬结症的诊治颇有心得，认为阴茎痰核辨治之要不离化痰散结，虽辨证有所不同，但均以消有形实痰为首要治则。下面采撷病例四则，共飨同道。

1. 宗筋痰凝证

【初诊】 患者徐某某，男，42岁，于2020年2月14日初诊。

［主诉］ 发现阴茎背侧团块样结节1个月。

［现病史］ 患者1个月前，夫妻性生活后偶然发现阴茎背侧出现直径约0.3cm的肿块样结节，质地较硬，勃起后明显，无压痛，遂到当地医院泌尿外科就诊，行局部彩色超声检查，提示阴茎白膜斑块，建议确诊为阴茎硬结症，并给予维生素E和氨苯甲酸治疗，患者自觉硬块减少不明显，现为求中医治疗就诊于我院门诊。刻下症见：阴茎背侧可扪及结节，质地稍硬，无皮肤红肿破溃，阴茎弯曲不明显，性交时自觉阴茎背侧不适，无尿频、尿急及排尿困难等症状。纳差，无口苦，善太息，性情急躁。舌红，苔薄白，脉弦涩。

［既往史］ 否认慢性病史，无传染性疾病史，无手术外伤史、输血史。无疫区接触史及冶游史。

［辅助检查］ 血常规(－)；尿常规(－)；局部彩色超声可见阴茎白膜斑块约0.3cm×0.3cm大小；X线检查未见钙化灶。

［专科查体］ 睾丸、附睾、精索均未触及明显异常，阴毛呈男性分布，外生殖器发育正常。阴茎背侧可扪及直径约0.3cm结节，质硬，活动度差，皮色皮温正常，阴茎勃起时疼痛(±)。

［诊断］ ①中医诊断：阴茎痰核(宗筋痰凝证)。②西医诊断：阴茎硬结症。

［治法］ 化痰散结，消肿止痛。

［方名］ 疏肝化结汤加减(自拟方)。处方：香附12g，白芥子10g，瓜瓤20g，当归10g，醋乳香10g，醋没药10g，炒白术15g，北柴胡12g，白芍20g，郁金10g，云茯苓20g，炙甘草6g。7剂，水煎服，一日1剂。嘱其忌辛辣、生冷、刺激之品。

【二诊】 患者于2020年2月23日二诊，诉服药后性交不适感消失，情绪较前改善，无排尿异常，仍感乏力、纳差。阴茎结节质地仍较硬，压痛不明显。舌质红苔薄白，脉弦涩。肝木克伐脾土，脾为气血生化之源，肝郁脾虚则见疲乏，脾运化失司则纳差，原方加砂仁6g，党参10g，陈皮6g，郁金改为6g。14剂，服法、禁忌同前。

【三诊】 患者于2020年3月7日三诊，诉服药2周后自觉阴茎背侧团块质地较前变软，情绪较前改善，纳可，食欲正常，仍觉乏力。上方炒白术加至20g，党参加至20g，以健脾补气。14剂，服法、禁忌同前。

【四诊】 患者于2020年3月23日四诊，诉因春节假期未规律服药，且饮食肥甘厚味，阴茎结节在勃起时疼痛，小便微黄，大便可。舌质红，苔薄黄，脉弦数。此为患者过食肥甘厚味，酿生热邪，与痰核搏结，故结节疼痛，结合舌脉可见热象，故上方加瞿麦10g，黄芩6g，栀子6g佐以泻热。14剂，建议患者遵医嘱规律服药，清淡饮食，保持心情舒畅。

【五诊】 患者于2020年4月7日五诊，诉服药后局部疼痛消失，硬结缩小，质地较前柔软，性生活如常。疲乏感明显下降，大便成形，不干。舌质红，苔薄白，脉缓。去上方瞿麦、黄芩、栀子，白术增至25g，继服14剂。嘱患者起居规律，饮食清淡，调理情绪。患者服药后未复诊，1个月后电话随访，患者阴茎硬结团块已不影响生活，效果满意。

【按语】 本案患者罹患的阴茎痰核为临床常见中医病症，通常是由于肝气郁结，脾运化水湿失司，导致痰湿自生，痰气相交下流宗筋所致。症状表现为阴茎上出现硬结，单发或多发，可触及小硬块，或伴有疼痛感。中医治疗阴茎痰核以疏肝理气、化痰散结为法，同时强调患者日常生活中的情志调节、规律起居及改变不良生活习惯，多法并行方能见奇效。根据中医理论，肝主藏血，主气机疏泄，调畅情志，疏泄肝气，故可促进气血畅通。而思虑重则易导致肝气郁结，肝木旺，则横犯脾土，脾气失运则水液运行不畅，水湿停聚而凝聚成痰，最终出现阴茎痰核。因此阴茎痰核属宗筋痰凝者，必先调畅情志，以助疏肝理气、化痰散结之效。

"疏肝化结汤"是郭军教授临证治疗阴茎痰核经典方剂。其来源于神效瓜蒌散和开郁散的加减化裁，主要作用是疏解肝郁，化痰散结。方中诸药如北柴胡、白芍、当归、香附等具有疏肝养血的功效，能柔肝解郁、调达气机、健脾气、化痰软坚，从而达到治疗阴茎痰核的目的。同时，针对患者的心理问题，治疗中也要重视调节情绪，缓解患者焦虑情绪。阴茎痰核者常常因为私处异常，感到害羞和恐惧，更加重肝气郁结。因此，治疗阴茎痰核，不仅需要药物治疗，还要注重心理治疗，缓解患者的心理压力和焦虑情绪，帮助其恢复自信和积极的生活态度。因此建议患者在中医治疗之外，应改变不良的生活习惯，保持健康的生活方式，使身体达到平衡。

除了药物治疗和调节生活习惯外，心理疏导也是治疗阴茎痰核的重要手段。情志致病为当今男科临床常见病因，郭军教授所创"脑-心-肾-精室"轴理论，重视心身同调，强调医治所病之人，非人之所病。因此，主张医师在治疗期间，需要关注患者的情绪变化，及时与患者沟通，帮助患者排解内心的压力和焦虑。同时，对于疑难病例，医师也需要耐心解释，让患者了解治疗的过程和原理，提高治疗的依从性，加速康复。需要注意的是，阴茎痰核不是由单纯的外伤或感染导致的疾病，而是由多种因素综合作用而成的。因此，在治疗的时候，不能只针对患者的具体病情，而应该重视整体的重要性，即郭军教授所强调的整体与局部同治。中医认为"下医治标，上医治本"，即治疗的目的虽在解除病患，但更重要的是找到疾病的根源，以便从根本上预防疾病的复发。

阴茎痰核的治疗需要综合考虑患者的具体情况，从调节情绪、改变不良生活习惯、药物治疗等多个方面入手，才能达到较好的治疗效果。同时，在治疗过程中，医师需要与患者进行充分的沟通和交流，帮助患者调整心态，缓解情绪，增强治疗的信心和依从性。

2. 宗筋瘀滞证

【初诊】 患者李某，男，42岁，于2017年9月14日初诊。

[主诉] 发现阴茎背侧结节2周。

[现病史] 患者诉2周前因性生活姿势不当导致阴茎挫伤，后自觉阴茎微痛，无皮下瘀血，至今仍无明显痛感，皮肤无红肿破溃，后逐渐发现阴茎背侧结节，曾到当地医院泌尿外科及中医科求诊，给予口服维生素E对症治疗，效果不佳，建议其手术治疗，患者要求非手术治疗为主，遂于我科门诊就诊。刻下症见：勃起时刺痛明显，性生活后阴茎结节疼痛，阴茎轻度弯曲，影响夫妻正常性生活，局部无皮肤红肿破溃、无尿频尿急及排尿困难、偶有胸闷、无口黏口苦。舌暗红，苔腻，脉弦涩。

[既往史] 否认慢性病史，无传染性疾病史，无手术外伤史、输血史。无疫区接触史及冶游史。

[辅助检查] 血常规(－)；尿常规隐血(1＋)；局部彩色超声检查可见阴茎白膜斑块约0.3cm×0.5cm；局部X线检查未见钙化灶；心电图未见异常；凝血功能未见异常。

[专科查体] 外生殖器发育正常，睾丸、附睾、精索未触及明显异常，阴毛呈男性分布。阴茎背侧可扪及约1cm×0.5cm结节，质硬，背侧微曲，活动度差，皮色正常，压痛(＋)。

[诊断] ①中医诊断：阴茎痰核(宗筋瘀滞证)。②西医诊断：阴茎硬结症。

[治法] 活血化瘀、化痰散结。

[方名] 通散瘀结汤加减(自拟方)。处方：桂枝9g，云茯苓15g，法半夏9g，广陈皮15g，甘草6g，三棱10g，牡丹皮10g，桃仁10g，赤芍20g，莪术10g。7剂，水煎服，一日1剂，早晚各1次。嘱其忌辛辣、生冷刺激之品，保持心情舒畅，近期避免性生活。

【二诊】 患者于2017年9月21日二诊，诉胸闷减轻，阴茎结节刺痛减轻，神志清，大便不畅。舌暗红，苔腻，脉弦稍涩。患者局部刺痛有缓解但未消失，酌加瓜蒌、薤白通阳散结，以化痰祛瘀。处方如下：桂枝9g，云茯苓15g，法半夏9g，广陈皮15g，甘草6g，三棱10g，牡丹皮10g，桃仁10g，赤芍20g，莪术10g，瓜蒌6g，薤白10g。14剂，煎服法同前。

【三诊】 患者于2017年10月5日三诊，诉阴茎结节刺痛感基本消失，硬结较前柔软，曲度较前改善，纳可，大便调。舌暗红，苔白，脉弦。效不更方，继服14剂后复诊。嘱其可适当性生活。患者因出差未及时复诊，上方继续服用1个月，疼痛未反复，心胸舒畅，偶有性生活无不适。

【四诊】 患者于2017年11月6日四诊，诉局部疼痛感无反复，性生活尚如意。心胸舒畅，食欲正常，二便调，阴茎结节大小质地无明显变化，无压痛感，角度较前有减小约 15°。舌红，苔薄白，脉缓。酌加白芥子 10g，夏枯草 10g，半夏加至12g，以增豁痰软坚之功，桂枝、三棱、莪术减为 6g。处方如下：桂枝 6g，云茯苓 15g，法半夏 12g，广陈皮 15g，甘草 6g，三棱 6g，牡丹皮 10g，桃仁 10g，赤芍 20g，莪术6g，瓜蒌 6g，薤白 10g，白芥子 10g，夏枯草 10g。14 剂，煎服法同前。

【五诊】 患者于 2017 年 11 月 20 日五诊，诉阴茎无局部疼痛不适，结节质地较前偏软，无压痛；舌红，苔薄白，脉弦。原方基础上加荔枝核 10g，橘核 10g，消肿止痛。处方如下：桂枝 6g，云茯苓 15g，法半夏 12g，广陈皮 15g，甘草 6g，三棱 6g，牡丹皮 10g，桃仁 10g，赤芍 20g，莪术 6g，瓜蒌 6g，薤白 10g，白芥子 10g，夏枯草10g，荔枝核 10g，橘核 10g。30 剂，煎服同前。患者服药后，症状较前明显好转，疗效满意未再复诊。

【按语】 本案患者因性生活中阴茎挫伤，而导致阴茎痰核。西医认为，此病情表现符合阴茎白膜受损，炎性反应导致瘢痕形成，产生硬结的特点。中医认为，此类瘢痕属痰瘀，会影响血脉通畅和气血的运行，历代医家多认为该有形实邪为血瘀痰凝之象，其核心病机为血瘀，首当活血化瘀以消实邪。中医理论认为，肝主藏血，主疏泄，宗筋从属肝经，经筋受损，气机不畅，更易生湿生痰，形成斑块、结节等实邪。故当选用温通之品以资血液畅通，以达到化瘀消痰散结的目的。通散瘀结汤中桂枝温通血脉，半夏化痰散结，茯苓补益脾气，利水以助散瘀，广陈皮辛散理气兼化痰除湿。诸药配伍，可共奏化瘀滞、消痰湿、散实结之功。

此案患者属宗筋血瘀证，血瘀不行，导致气血运行阻滞。继而影响津液输布，导致津液凝聚成痰，痰瘀气血交阻于宗筋而出现痰核实邪。因此，在破血通瘀的药物中，佐以温通行气之药助血行，此合气为血之帅，气行血自通之意。此外，茯苓、广陈皮等药物有化痰除湿的功效，助君药破散瘀血、消痰散结外，顾护正气，兼化痰湿，共奏臣药之功。同时，佐以三棱，能够破血行气，加赤芍、牡丹皮药性微寒之品，既可活血生血，亦可凉血，防止破血散瘀诸药燥烈耗伤血分，损伤正气。诸药合奏，则可祛邪不伤正。由此可以看出，此方以破血通瘀为要，辅以温通之品，化痰除湿，生血凉血，调和诸药。然需明辨用药时机，此方峻烈之性不可久服，中病即止。郭军教授认为，此证虽属宗筋血瘀之证，但阴茎痰核，总则不离痰湿阻滞，因此在活血化瘀的基础上，仍应佐以祛痰除湿之药，单纯活血化瘀临证多难见效，活血化瘀之品多辛散伤血，故需辨明病程，凡硬结质软即止，久用则阴血耗伤，又生他症。

3. 宗筋湿热证

【初诊】 患者郑某，男，37 岁，于 2021 年 3 月 12 日初诊。

［主诉］ 发现阴茎背侧团块样结节 1 个月伴刺痛 3 天。

［现病史］ 患者1个月前因吃辛辣刺激之品，出现胸闷气短，两胁不适，后发现阴茎背侧2处硬结，直径约0.4cm，质地较硬，勃起后明显。近3日因工作琐事情绪不佳，勃起后引起刺痛。行局部彩超检查提示阴茎白膜斑块多发，拟诊断为阴茎硬结症。为寻求中医治疗，特到我科门诊诊治。刻下症见：阴茎背侧可扪及两个结节，质地稍硬，无皮肤红肿破溃，无明显阴茎弯曲，性交时自觉阴茎背侧不适，无尿频尿急及排尿困难，纳差，无口苦，善太息，性情急躁。舌质暗红，有瘀点，苔薄黄微腻，脉滑。

［既往史］ 否认慢性病史，无传染性疾病史，无手术外伤史、输血史。无疫区接触史及冶游史。

［辅助检查］ 血常规（－）；尿常规（－）；局部彩色超声检查可见阴茎白膜斑块，一个约0.3cm×0.4cm；另一斑块为0.5cm×0.4cm。

［专科查体］ 睾丸、附睾、精索均未触及明显异常，阴毛呈男性分布，外生殖器发育正常。阴茎背侧可扪及直径约0.4cm结节2个，质硬，活动度差，皮色皮温正常，阴茎勃起时疼痛（±）。

［诊断］ ①中医诊断：阴茎痰核（宗筋湿热证）。②西医诊断：阴茎硬结症。

［治法］ 清利湿热、化痰散结。

［方名］ 疏肝化结汤（自拟方）合二妙丸（《医学纲目》引朱震亨方）加减。方药：柴胡10g，香附12g，白芍15g，炒白术15g，炙甘草6g，乌药6g，车前草15g，郁金10g，当归10g，醋乳香6g，关黄柏6g，苍术15g。7剂，水煎服，一日1剂，早晚各1次。嘱其忌辛辣、生冷、刺激之品，保持情志舒畅。

【二诊】 患者于2021年3月19日二诊，诉服药情绪较前改善，无排尿异常，阴茎结节质地仍偏硬，压痛不明显，局部偶有刺痛。近期易感乏力，纳差。舌质暗红，有瘀斑，苔薄黄，脉仍滑。脾为气血生化之源，脾虚则气血乏源，则见虚劳无力；患者肝气郁结，肝郁伤脾，故加党参、云茯苓、柴胡各10g，健脾补气，兼以疏肝，连服14剂。

【三诊】 患者于2021年4月2日三诊，诉服药2周后，自觉阴茎背侧团块质地较前变软，情绪较前改善，纳可，食欲正常，乏力改善。患者情绪波动后刺痛感明显，加荔枝核15g，香附增至20g，以增强疏肝理气止痛之效，继服14剂。

【四诊】 患者于2021年4月16日四诊，诉阴茎局部疼痛不适，阴茎结节质地较前偏软，刺痛感偶发，较前改善明显。患者出现左侧睾丸偏坠感，无红肿疼痛，经彩色超声检查排除精索静脉曲张。舌红，瘀点消失，苔薄白，脉弦。故加橘核10g，青皮10g，升麻6g以理气止痛（升麻之性提升中气）。共服14剂。建议患者遵医嘱规律服药，清淡饮食，保持心情舒畅。

【五诊】 患者于2021年4月30日五诊，诉服药后局部刺痛感基本消失，团块缩小质地软，性生活如常。食欲正常，左侧睾丸坠胀感明显减轻，大便清稀，舌质红润，苔薄白，脉缓。原方去升麻、橘核，继服 14 剂。嘱患者起居规律，饮食宜清淡，心情舒畅。患者服药后明显改善，效果满意，未继续复诊。

【按语】 阴茎痰核，以消有形实痰为首要治则，实邪为痰，而临证可见诸多变证，其中最为常见即湿热之邪搏结，痰湿之邪久郁化热或外感热邪，并可见湿热之象。湿热之邪较单纯痰湿病机更加繁复，临证凡痰湿多以温药和之，而兼湿热则不可妄用温热之药，恐助湿热更甚。故治疗中应当清热利湿并行。本案患者因平素情绪急躁，加上因琐事争吵导致肝气不舒，进而出现肝气郁结，肝郁脾虚，终而痰湿内生，气郁化火，湿性重着，其性趋下，湿邪裹热下行，流注宗筋，故最终形成阴茎痰核。中医认为，此类阴茎痰核，核心病机为湿热积聚、气血不畅，聚于宗筋，进而形成阴茎上的痰核。此种病症临证虽较为常见，但是对于患者来说，不仅疼痛难忍，也会对生活造成很大影响。

凡属宗筋湿热者，应当治以清利湿热，兼以疏解肝郁，可以达到化痰散结的目的。因此，郭军教授采用疏肝化结汤合二妙丸之意，以清利湿热兼调和肝气，缓解郁结，进而化痰散结。方中诸药如黄柏、苍术、车前草，取其可清利下焦湿热之邪，引邪入小便而去之意，给邪以出路；同时方用香附、郁金、柴胡等，以助疏肝解郁、开郁散结之效。方中辅以白芍、当归、醋乳香、白术、炙甘草等，以达到疏肝养血、柔肝行气、缓急止痛、健脾利湿，以及调和诸药的作用。乌药温通经脉，于大队滋阴降火药中，佐以乌药以防苦寒太过。荔枝核、青皮可入肝经，两药行气之效更强，可助肝经之气畅达，患者睾丸坠胀不舒，为肝气郁结之象，医家言不通则痛，两药合用则可奏行气疏肝止痛之效。

除中药治疗外，改变不良生活习惯也是治疗阴茎痰核的关键。首先要调整工作和生活节奏，同时避免过食辛辣刺激之品，更酿生湿热助邪。应当适当休息，以缓解焦虑。此案患者凡情绪急躁可诱发疼痛，故引导其重视心理健康，减少情绪波动，保持心情舒畅，有益于病情的恢复和预防。

4. 肝肾两虚证

【初诊】 患者孙某，男，69 岁，于 2019 年 4 月 22 日初诊。

［主诉］ 发现阴茎背侧硬结 1 年。

［现病史］ 患者 1 年前发现阴茎背侧硬结，勃起后明显，轻压痛，活动度不大，无皮肤红肿及破溃，伴尿急、尿痛及排尿困难。1 年前就诊于社区医院，考虑为淋巴炎，予抗生素抗感染治疗 1 周，效果不佳，遂就诊于某中医院，给予中药治疗 2 个月，期间症状反复，硬结未见明显改变，因而自行停药。现为求系统诊治来我科门诊。刻下症见：可扪及阴茎背侧结节，质硬，伴灼痛，近 3 年无性生活，无皮肤红肿破溃，阴茎未见明显弯曲，偶见尿急、尿痛等症状，自诉口干舌燥，夜间盗汗，手足心热，腰膝酸软。舌红，苔干黄、脉沉细。

[既往史] 有甲状腺功能减退症病史40余年，规律口服左甲状腺素钠片。否认其他慢性病史；否认肝炎、肺结核等传染病史，否认手术外伤史、输血史及冶游史。

[辅助检查] 血常规(一)；尿常规 BLD (3+)，WBC (2+)。局部X线检查未见钙化灶；泌尿系彩色超声检查，前列腺稍大；前列腺液未见指标异常；阴茎超声可见白膜斑块约 0.3cm×0.5cm。

[专科查体] 睾丸、附睾、精索均未触及明显异常，阴毛呈男性分布，外生殖器发育正常。阴茎背侧可扪及约 0.2cm×0.4cm 条状结节，质硬，活动度差，皮色正常，有压痛。

[诊断] ①中医诊断：阴茎痰核(肝肾两虚证)。②西医诊断：阴茎硬结症。

[治法] 滋补肝肾，软坚散结。

[方名] 滋水消结方(自拟方)加减。处方：熟地黄 20g，生地黄 20g，怀山药 20g，知母 10g，云茯苓 20g，麦门冬 20g，玄参 10g，泽泻 10g，广陈皮 15g，关黄柏 10g，牡丹皮 10g，昆布 10g，黄药子 3g，海藻 10g，车前草 15g。7 剂，水煎服，一日 1 剂，早晚各 1 次。

【二诊】 患者于 2019 年 4 月 27 日二诊，诉服药后口干口渴、手足心热、尿急、尿痛稍有缓解，局部硬结压痛减轻，大便稍干，近日感觉腰酸加重。舌质红，苔干黄，脉细。郭军教授示患者年老肝肾不足，阴液耗损，阴不敛阳，虚火灼津，凝化为痰，聚于宗筋，当前仍以阴虚为主，患者腰部酸痛较甚，原方加杜仲 10g，牛膝 10g。继服 14 剂。

【三诊】 患者于 2019 年 5 月 11 日三诊，诉服药 2 周后，阴茎背侧团块大小质地无明显变化，但口干口渴、手足心热等症状不明显。原方加白芥子 10g 以增豁痰之效，调整玄参为 15g，麦门冬 15g，知母 12g，继服 14 剂。

【四诊】 患者于 2019 年 5 月 25 日四诊，诉上方服用 2 周后，硬结质地较前变软，结节较前可见缩小，局部疼痛未见反复，食欲正常，二便调。效不更方，上方继服 1 个月后，患者硬结明显缩小，质地变软，疗效满意。

【按语】 阴茎痰核迁延不愈，或患者体虚年老，临证可见虚实夹杂之证。实邪日久，正气虚耗，则转为虚证。本案中患者为老年男性，肝肾不足、阴虚之象十分明显，病程迁延，阴液损耗太过则虚火自生。此时虚火灼津，凝液为痰，聚集宗筋，终致阴茎痰核。因此，治疗本证的方法应当是扶正祛邪，以滋阴为要，兼以祛虚火和化痰结。根据郭军教授的指导，本证属于虚火旺盛，导致灼津成痰，阻滞经脉终而结块硬化。因此，治疗本证时应该首先以滋养肝肾，以生熟地黄、麦门冬、玄参之属，填补肝肾之阴，以求滋阴降火之效。白芥子、黄药子辛凉，能够清热化痰，散结祛瘀，二者共用豁痰之功更强。此外，知母和关黄柏可以清泻虚火，而海藻、昆布为清热化痰，软坚散结之要药，凡属痰结之症均可配伍，二者合用治疗本证的效果更佳。陈皮、茯苓具有利水渗湿的功效，能够健脾化痰，又可助脾气，以防熟地黄等滋阴诸药滋腻碍胃，助君臣之药滋阴降火，软坚散结。

《素问》中言："壮水之主，以制阳光。"凡属阴虚火旺之象，必当以滋阴为主，这正为本证的核心治则。随着年龄的增长，肾中真阴逐渐耗损，阴虚内热的症状日益明显。因此，滋补肝肾之阴是治疗本证的关键，需要选用熟地黄等纯阴滋润的药物，润肾养阴。同时，还需引火下行，清下焦虚火方能使水液得以存留，以防更加损耗真阴。而关黄柏和知母苦寒存阴之功是必不可少的，同时牡丹皮则可清肾中相火。如患者肝肾阴虚的情况较为轻微，可以在滋阴的同时加入一些化痰的药物，如桔梗、半夏等，更奏化痰散结之功。如果患者有明显的热症表现，如口干舌燥、小便黄赤等，可佐以清热解毒的药物，如黄连、黄芩等。

总之，针对阴茎痰核属肝肾两虚者，中医强调以治病求本、扶正祛邪，以滋阴为主，佐以降虚火、化痰结的治疗方法。针对具体病情，可以调整具体的治疗方案。同时，平时注意饮食起居，有助于缓解病情，防止疾病的发生。

四、包皮龟头炎

包皮龟头炎是由于阴茎龟头或阴茎包皮部由于各种因素（包括外伤、感染等）的刺激引起的炎症。由于炎症常常于龟头和包皮内侧同时发作，故称包皮龟头炎。本病全年均可发病，但好发于夏季和秋季，好发于包皮过长、包茎的中青年男性。典型的症状有患处局部疼痛、瘙痒，或有压痛，局部皮肤黏膜红斑、水肿，严重者甚至出现糜烂、溃疡、渗液、出血等，亦可见尿道疼痛、瘙痒，或乏力、低热等全身症状。本病为现代中医外科学"阴头疮"范畴。本病多由湿热之毒侵袭下焦，亦有体质亏虚、正不胜邪所致。

1. 毒火蕴结证

【初诊】　患者翟某，男，45岁，于2021年12月16日初诊。

［主诉］　包皮龟头红肿疼痛反复发作2个月，加重3天。

［现病史］　患者2个月前自觉包皮龟头红肿疼痛，自行外涂百多邦，症状消退，后症状多次复发，仍用前药。3天前再次发作，外涂百多邦后效果不明显，因瘙痒抓挠后出现溃烂，流出黄色脓液，气味腥臭，伴尿频、尿急、尿道口灼热疼痛，身热，口渴，大便秘结。舌红，苔厚腻，脉滑数。

［既往史］　否认高血压、糖尿病、冠心病病史。否认不洁性交史、外伤史、冶游史等。

［辅助检查］　尿常规白细胞（＋＋）；前列腺液常规白细胞10～15个/HP；血常规白细胞11×10^9/L；感染疾病筛查四项（－）。

［专科查体］ 包皮过长，包皮内板及龟头黏膜红肿溃烂，包皮内面及包皮覆盖处充血，浅表溃疡，有脓性渗液，味腥臭，腹股沟压痛。睾丸、附睾、精索未触及明显肿胀。

［诊断］ ①中医诊断：阴疮病（毒火蕴结证）。②西医诊断：包皮龟头炎。

［治法］ 清热解毒，排脓消瘀。

［方名］ 祛脓消瘀方加减［龙胆泻肝汤（《医方集解》）合五味消毒饮（《医宗金鉴》）加减］。处方：龙胆草 9g，栀子 10g，黄芩 10g，柴胡 12g，泽泻 12g，通草 6g，生地黄 10g，金银花 20g，野菊花 20g，蒲公英 15g，紫花地丁 10g，生薏苡仁 30g，败酱草 20g，牡丹皮 15g，苍术 10g。7 剂，水煎服，日 1 剂。嘱暂停性生活，忌辛辣、鱼蟹等。并予苦参 10g，地肤子 15g，白鲜皮 10g，蛇床子 6g，紫草 6g，关黄柏 6g，马齿苋 15g。煎煮外洗，一日 1 次。

【二诊】 患者于 2021 年 12 月 23 日二诊，诉治疗期间未行性生活，包皮龟头红肿减轻，瘙痒减轻，溃烂处流脓液变稀薄，阴囊潮湿及异味减轻，尿频、尿急、尿道口灼热疼痛等消退，大便通畅，日行 1～2 次，仍有口渴。舌红，苔腻，脉滑数。前方有效，仍口渴、黄水渗出，说明湿热之象仍未消退，且湿邪遍及全身，继服前方，加云茯苓 12g，法半夏 12g，枳壳 6g 以理气化痰祛湿。7 剂，服法、注意事项、洗方同前。

【三诊】 患者于 2021 年 12 月 30 日三诊，诉包皮龟头肿痛及渗液消失，内板覆盖处溃疡充血及溃疡基本消退，但仍未收口，阴囊异味消退。口渴缓解，小便可，大便较前成形。舌淡红，苔白略腻，脉滑略沉。前方效可，湿毒渐除，溃疡未收口说明正气仍有不足，酌减苦寒，加扶正之品，继服收功。处方如下：党参 10g，龙胆草 9g，黄芩 10g，柴胡 12g，金银花 15g，野菊花 15g，生薏苡仁 30g，败酱草 20g，牡丹皮 15g，苍术 12g，云茯苓 12g，法半夏 12g，枳壳 6g，当归 10g。服法、饮食如前。忌辛辣、房事。嘱回家自养，注意个人卫生。

【按语】 本案患者包皮龟头红肿溃烂，中医属阴疮病。西医检查显示泌尿系感染。《医学心悟》云："下疳生疮湿痒，或阴茎肿烂，或如菌如蛇，此湿热之甚也。"湿热交织，下注玉茎，损伤肌腠及血络，加之久病失于调理，湿热郁阻，热盛肉腐，气血闭塞，酿而成脓。故包皮龟头肿胀溃烂，脓液渗出，甚则溃疡。湿热阻滞气机，津不上承，故口渴；湿热毒邪，蕴蒸下焦，故阴囊气味腥臭。舌红苔厚腻，脉滑数具为毒热蕴结之象。证属毒热蕴结，酿脓破溃，故治疗当以清热解毒，排脓消瘀为主。此病例治疗选用龙胆泻肝汤清热利湿；五味消毒饮中金银花、野菊花、蒲公英、紫花地丁、紫背天葵子则清热解毒。若尿赤涩痛者加滑石、通草以清热利尿；酌加薏苡仁、败酱草等祛湿排脓之品，促毒邪外出。后期脓液既尽，稍加党参、当归以滋补气血，助诸药收工。

郭军教授认为，包皮龟头炎的发病常常因外界刺激而引起，在此基础上，有两大因素与包皮龟头炎的发病休戚相关：一方面，正气为本，倘若正气充足，邪不胜正，常能避免包皮龟头炎的发生，即便发病，也易于恢复；但若正气不足，也容易导致外邪入侵，发为本病，正不胜邪，则炎症迁延难愈。另一方面，本病最易在中老年患者群体中见到，剖析原因，概为平素喜食辛辣、油腻之品，致阳热过盛，同气相求，易受热邪类相侵，同因卫气渐衰，邪不胜正则发为包皮龟头炎。此外，若发炎后肆意抓挠，皮肤破损，腠理不固，则外邪易于深入腠理，使毒热蕴结，火上浇油，治疗上当以清热解毒为要；如若热毒壅盛，毒热酿脓，应主以排脓解毒，辅以消瘀。然治疗上不可为排脓消瘀而大用苦寒之品，易致火热邪毒郁闭，排脓不畅，影响预后，当根据皮损程度、脓液性质，适当调药。红肿溃烂严重，脓液黄稠，则加大清热解毒之力，兼用活血，促使毒邪尽快排出；若脓出不多，红肿不甚，则应稍加健脾益气之品。

2. 湿热下注证

【初诊】 患者田某，男，35岁，2021年5月22日初诊。

［主诉］ 发现包皮龟头红肿痒痛1周。

［现病史］ 患者于1周前出现包皮龟头瘙痒，未予理睬，近期包皮龟头渐红肿疼痛，搔抓后有少量黄色渗液，阴囊潮湿，有异味，身热，偶有心烦，小便黄赤，尿道口灼热，大便黏腻。舌红，苔黄厚腻，脉弦滑数。

［既往史］ 高血压病史2年，既往最高血压为145/85mmHg，现规律服用氨氯地平片，血压控制平稳。糖尿病病史4年，血糖控制不佳。否认冠心病病史，否认不洁性交史、外伤史、冶游史等。

［辅助检查］ 尿常规白细胞0～5个/HP；前列腺液常规白细胞3～5个/HP。

［专科查体］ 外生殖器发育正常，包皮过长，包皮内板及龟头黏膜潮红、肿胀，包皮翻开后可见龟头和包皮内面充血和轻度糜烂，少量渗液。睾丸、附睾、精索未触及明显异常，尿道口未见异常分泌物。

［诊断］ ①中医诊断：阴头疮（湿热下注证）。②西医诊断：包皮龟头炎。高血压1级（轻度）。

［治法］ 清热利湿，解毒消肿。

［方名］ 龙栀清利方加减［龙胆泻肝汤（《医方集解》）合导赤散（《小儿药证直诀》）加减］。处方：龙胆草6g，栀子9g，淡竹叶6g，生地黄15g，通草6g，地肤子15g，生甘草6g，黄芩9g，当归6g，白芷15g，赤芍15g，金银花20g，连翘15g。7剂，水煎服，日1剂。

【二诊】 患者于2021年6月5日二诊，诉遵医嘱未行性生活，规律服药。包皮龟头红肿疼痛减轻，无明显渗液，阴囊潮湿、尿道口灼热减轻，食欲可，排尿次数及尿量增加，小便淡黄，大便由黏腻渐转稀溏。舌红，苔黄略腻，脉弦略数。

前方有效，然患者久因消渴病损伤脾胃，虽湿热清，脾胃无力承化诸多苦寒药物，故前方基础上酌减苦寒之品，增固护脾胃之药。处方如下：龙胆草 6g，栀子 9g，生地黄 15g，地肤子 15g，蛇床子 10g，生甘草 6g，黄芩 9g，当归 6g，白芷 15g，赤芍 15g，金银花 20g，紫花地丁 15g，连翘 15g，白术 15g，云茯苓 15g。14 剂，服法同前。

【三诊】 患者于 2021 年 6 月 19 日三诊，诉包皮龟头红肿痒痛及渗液基本消退，尿道口灼热、阴囊潮湿基本消退，大便便质可。舌红，苔黄，脉数。患者包皮龟头炎症状已基本消退，遂停用中药及外用药，嘱患者注意清洁包皮及龟头。

【按语】 患者龟头红肿痒痛，病于外阴，属阴疮病。患者包皮过长，疏于清洁，污垢积聚，秽浊之邪蕴结，伺机而发。又逢肝经火盛，湿热浊邪下注于阴器，湿热壅滞，损伤肌肤血络，内有肝经下注之热，外有久积秽浊之邪，内外之邪相合，则发为包皮龟头炎。故阴茎红、肿、痒、痛，黄液渗出，湿无去处，故阴囊潮湿。舌红苔黄腻，脉弦数更能反映出湿热之象，证属肝经湿热下注。治疗上，当清利之法治肝经火盛，此为治病基调；患者患处渗液且发紫，痈肿明显，说明肝经下注之湿热已有化毒迹象，因此除了清利外，当以解毒之法治湿热所化之毒。湿、热、毒从肝经来，当龙胆泻肝汤最宜，然何处去？当合用导赤散以通利。

郭军教授认为，本病急性期当以阳疮论治，急则治其标，因此选用导赤散配合龙胆泻肝汤，方中龙胆草、栀子专清肝经湿热；通草、地肤子通利下焦，导湿热从小便去；金银花清热解毒疗疮；当归、赤芍行气活血通络，消肿止痛，疮疡初起，其邪多羁留于肌肤腠理之间，白芷、连翘相配，通滞散结，热毒外透，血中又热，耗伤阴血，故用生地黄养阴清热；甘草清热解毒，同时配以茯苓等药，专以祛湿，并调和诸药，诸药合用清利湿热，解毒杀菌作用较强，如此搭配，往往显效。后期根据患者气血盛衰加减，既要解决已患之邪，又要叮嘱患者防未然之患，同时在用药之时也要多层次解决，不能专为清热解毒，而过用苦寒，大损其胃气；且本病病程短，用药每次 3～7 剂即可，随时调整。

郭军教授指出，现代环境中，本病常因不注意个人卫生、清洁不及时导致，在包皮过长的人群中尤其容易发作；致病因素多为湿、热，治疗上当以清热利湿为第一要义，效果也较为明显，预后良好。平素应嘱托患者注意个人卫生，若包皮过长，可考虑包皮环切。

3. 肝肾亏虚证

【初诊】 患者姜某，男，52 岁，于 2019 年 10 月 6 日初诊。

［主诉］ 包皮龟头瘙痒疼痛间断发作 3 年，加重 5 天。

［现病史］ 患者 3 年前出现龟头痒痛，翻开包皮后见龟头发红，使用百多邦后缓解，3 年来症状反复发作，均使用百多邦等外用药，效果时而明显时而一般，平素

不常清洗包皮及龟头。5天前包皮龟头痒痛加重，伴红色皮损，平素口渴、尿频。乏力，手足心热，时有盗汗、口干，纳差，小便短少，大便干燥，寐可。舌红少苔，脉弦细数。

［既往史］　糖尿病病史6年，平素空腹血糖约8mmol/L，现规律服用二甲双胍片，血糖控制不佳。否认高血压、冠心病病史、不洁性交史、外伤史等。

［辅助检查］　糖化血红蛋白8.5％；空腹血糖(快速法)7.9mmol/L；尿常规葡萄糖(＋＋＋)；前列腺液常规白细胞3～5个/HP；余未见明显异常。分泌物镜检见假菌丝或菌丝与孢子并存，提示念珠菌感染。

［专科查体］　包皮过长，包皮内板及龟头暗红、部分有溃烂，睾丸、附睾、精索未触及明显异常。

［诊断］　①中医诊断：阴疮病(肝肾亏虚证)。②西医诊断：包皮龟头炎。

［治法］　补益肝肾，扶正祛邪。

［方名］　四物消风饮加减［本方由四物汤(《太平惠民和剂局方》)合知柏地黄丸(《医宗金鉴》)加减化裁而来］。处方：生地黄15g，当归10g，赤芍10g，川芎10g，防风6g，白鲜皮15g，知母12g，关黄柏6g，土茯苓10g，怀山药30g，山茱萸15g，牡丹皮15g，泽泻12g，熟地黄12g。7剂，水煎服。嘱暂停性生活，到内分泌科就诊，进一步控制血糖。并予咪康唑软膏局部外涂，嘱忌辛辣，多饮水。

【二诊】　患者于2019年10月13日二诊，诉遵医嘱未行性生活，规律服药。服药后包皮及龟头红肿疼痛及瘙痒减轻，盗汗减轻，仍口干、乏力，偶有便溏。舌嫩，苔腻，脉细。前方加苍术9g，麦门冬12g，黄芪15g，14剂。嘱忌辛辣，暂停性生活。继续咪康唑软膏局部涂敷1周。

【三诊】　患者于2019年10月27日三诊，诉包皮龟头痒肿基本消退，乏力、口渴、尿频减轻，大便可。舌嫩，苔腻，脉细。患者包皮龟头炎症状已基本消退，遂停用中药及外用药，嘱患者继续于内分泌科严格规律降糖治疗，注意清洁包皮及龟头。

【按语】　本例包皮龟头炎为特殊类型，乃典型糖尿病皮肤病变。中医古籍中并无“糖尿病皮肤病变”的病名，当根据皮肤发病的表现和机制将其归纳到中医“消渴”并发瘙痒、疮疡、痤疮、痈疽等病症范畴。如此一来，便能发现古籍中有较多相关论述。金代刘完素在《三消论》中所言：“夫消渴者，多变聋盲、疮癣、痤痱之类”，可大抵概括古人对于本病的认识。本案包皮龟头炎症状为肝肾亏损，虚热内生，虚实夹杂，热邪损伤皮肤肌表导致。该证型常见于患有消渴症的中老年男性，本正气匮乏，肝肾不足。消渴症患者，饮食不节，血糖难以得到较好的控制，酿生湿邪，湿性趋下，重浊黏滞，作用于阴器，留恋不散；使气血消耗，不能濡养肌肤，阴血稠滞血行不畅而成瘀，又加重湿毒淤积，如此形成恶性循环。长此以往，手、足、阴茎等末梢之血络、肌腠难有气血濡养，又加湿毒侵袭，诸多病机相互夹杂，作用于肌肤，故产生包皮龟头炎，红肿破溃，且迁延难愈。故治疗上，当补益肝肾，使正气充足，则“邪气难凑”，辅以清利湿毒，即扶正祛邪，为本病、本证治疗之基本法则。

郭军教授指出，一般情况下，包皮龟头炎经中、西医方法治疗后，大都会逐渐好转，预后良好。除常规治疗，还应注意以下3点。①对于有糖尿病等基础病的患者，尤应重视对基础病的管理，同时多学科协同治疗，将致病因素尽可能控制在合理范围内，否则易反复发作。如病程长，久治不愈，还应注意有无阴茎癌的可能。②有些包皮过长及包茎者，包皮内残留含糖的尿液，有利于念珠菌的生长繁殖，故病情重，对抗治疗，因此在内治法同时，还应外用抗真菌药治疗，同时对性伴侣进行针对性检查及治疗。③对于包皮过长患者，常易反复发作，且常易发生念珠菌感染，建议早期手术。

五、遗　精

遗精是一种以无性生活时精液自行溢出为主要症状的状态。其中，于睡梦中发生的遗精为“梦遗”，于清醒状态下精液自流为“滑精”。遗精分为生理性和病理性两种。生理性遗精常见于青春期男性，中医认为此乃正常生理现象，是“精满自溢”的表现。而病理性遗精则多见于先天不足者、中老年肾气不固者以及性生活无度导致肾精亏耗者。郭军教授认为，病理性遗精的主要病位在肾与精室，与心肾的功能是否正常发挥密切相关。心肾同属少阴经，其中心属火，位于上焦，主藏神，为君主之官，广义上统领一切人体生理活动；狭义上的心主神明意味着心神可影响人的精神、意识、情绪等；肾为水脏，居于下焦，主藏精，先后天之精二者之间可相互为用。心肾失职、精室受扰，精窍开阖失司，即发为本病。

1. 湿热扰精室证

【初诊】 患者吕某，男，36岁，于2017年6月9日初诊。

［主诉］ 遗精2个月，加重8天。

［现病史］ 患者自2017年4月起，无明显诱因出现频繁遗精，频率约1周3次，一直未予重视及治疗。8天前同学聚会中大量饮酒，此后遗精之症加重，频率每周增加至4次，甚至一夜两次遗精。因遗精后次日伴倦怠乏力、勃起不坚等，故来我科寻求中医药诊疗。刻下症见：勃起困难，夜遗精每周3～4次，兼见头身困重，疲惫乏力，午休后加重；阴囊潮湿、食欲减退、腹胀满闷、入睡困难，大便质稀且粘马桶。舌质红苔黄腻，脉滑数。

［既往史］ 否认尿道炎、慢性前列腺炎等病史。否认焦虑、抑郁等不良心理因素。

［辅助检查］　尿常规(－)；前列腺液常规白细胞 4～5 个/HP；卵磷脂小体(＋＋＋)；生殖系统超声检查前列腺、精囊等未见明显异常。

［专科查体］　外生殖器发育正常，阴毛呈男性正常生理分布。

［诊断］　①中医诊断：遗精(湿热扰精室证)。②西医诊断：遗精。

［治法］　清热利湿。

［方名］　加味四妙饮(自拟方)加减。处方：生薏苡仁 30g，苍术 10g，川牛膝 15g，黄芪 30g，升麻 10g，白术 15g，黄芩 10g，关黄柏 10g，云茯苓 10g，车前子 10g，泽泻 10g，生甘草 3g。7 剂，水煎服，日一剂，早晚各 1 次温服。

【二诊】　患者于 2017 年 6 月 16 日二诊，诉用药后出现遗精 2 次，倦怠乏力、阴囊潮湿之症较前有显著改善。整体精神状况良好，午后疲劳感明显减轻，睡眠改善。但仍存在食欲缺乏、腹胀症状，大便仍粘马桶。由于已至暑月，故在原有处方之上加藿香 6g，佩兰 6g，以增强芳香化湿之效。继服 7 剂，煎服法同前。

【三诊】　患者于 2017 年 6 月 23 日三诊，诉上周未遗精，精神可，头身困重之感明显改善。性生活可迅速勃起，硬度可。然大便黏腻且不成形。舌质红，苔黄腻，脉滑数。考虑原方有效，故守方不变，嘱患者续服 7 剂。

【按语】　该患者阴囊潮湿、大便粘马桶、苔黄腻、脉滑数，系湿热之症。在参加同学聚会饮酒后，病情进一步加重。郭军教授指出，在现代社会中，湿热体质常见于过食肥甘厚味及饮酒的人群之中。在临床中，亦发现湿热下注型遗精患者较为常见。湿邪趋下流注于下焦，易扰动精室，引发遗精。湿热内生，饮酒会促生湿热邪气。故体形及饮食习惯符合以上情况的患者，郭军教授往往建议患者控制热量摄入，减少肥甘厚腻之品，多食新鲜蔬菜，且每日规律运动不少于 30 分钟。

郭军教授认为，湿热下扰精室型遗精主要病机为湿性趋下，热扰精室，迫精外泄。治疗上以清热利湿为主要法则，川牛膝本有利水通淋之效，可引药下行于精室，使药性直达病所，兼有补肾之用，有助于固护肾精；薏苡仁淡渗利湿，云茯苓健脾利湿，泽泻利水渗湿，三者均为利湿之品，三者相伍共同利下促湿邪排出；黄芪补中益气，升麻可升提阳气、散下焦阴火，二者搭配取李东垣补中益气之义，亦是郭军教授祛除顽固湿邪的常用之法。由于患者长期湿气困阻，且伴有疲劳乏力之症，故补气之品既能祛湿，亦能补气；黄芪与白术相伍可健脾利湿，促进脾胃运化，自中焦助运痰湿，使得中焦痰湿得化，下焦湿邪可除。暑月湿热邪气较重，藿香、佩兰可芳香化湿，从上焦宣化湿热，除精室之湿热。其中，藿香、佩兰为暑月的常用之品，由于暑月之性属湿，故暑月就诊的患者若见湿邪，必予藿香、佩兰。郭军教授治疗湿热下扰精室型遗精，强调湿热当三焦分消和以风胜湿。湿热可外感，可内生，因此，治疗时需要分别处理外感湿热及内生湿热。健脾可使中焦湿邪得以运化，化中焦湿热防其下扰，可使川厚朴、豆蔻、砂仁、党参、黄芪、白术、藿香、佩兰。同时，祛风胜湿亦为治疗关键，选择羌活、防风、白芷、川芎等以达助风胜湿之效。

2. 心肾不交证

【初诊】 患者李某，男，18岁，于2018年5月8日初诊。

[主诉] 发现连续遗精5天。

[现病史] 患者以发现连续遗精5天为主诉就诊。该患者为即将参加高考的学生，面对高考压力，心理负担较大。患者无性伴侣，平时手淫频率为每周2次，近1周未进行手淫。为求进一步中医药诊治来我科门诊，刻下症见：患者精神恍惚，神疲乏力，记忆力减退，常熬夜，心烦不寐，难以入眠，多梦易惊醒。食欲减退，晨起口干，大便干结难出，两日一行。舌质红，苔黄腻，脉细数。

[既往史] 患者否认高血压和糖尿病等慢性疾病史；否认尿道炎、慢性前列腺炎等其他病史。否认焦虑、抑郁等不良心理因素。

[辅助检查] 尿常规(－)；前列腺液常规白细胞4～6个/HP，卵磷脂小体(＋＋＋)；泌尿生殖系统超声检查前列腺、精囊未见明显异常。

[专科查体] 外生殖器发育正常，阴毛呈男性分布，包皮过长。

[诊断] ①中医诊断：遗精(心肾不交证)。②西医诊断：遗精。

[治法] 交通心肾，涩精止遗。

[方名] 水火止遗汤(自拟方)加减。处方：桑螵蛸15g，生地黄20g，熟地黄20g，远志15g，人参6g，天门冬15g，川黄连9g，玄参15g，龟甲(先煎)15g，生甘草6g。共7剂，水煎服，每日1剂，分早晚各1次温服。

【二诊】 患者于2018年5月15日二诊，诉服药后遗精2次，紧张不适感较前明显减轻，记忆力明显改善，学习时专注力提升。入睡快，多梦易醒的症状减轻，说明心火与肾水相交，阴阳日渐调和。患者诉仍食欲缺乏，故上方加升麻6g，桔梗6g，陈皮15g，以宣畅脾胃气机；加山楂15g，以促进健胃和消食之能。7剂，煎服方法同前。并嘱患者调畅情志，忌食辛辣刺激，加强运动。

【三诊】 患者于2018年5月22日三诊，诉服药期间暂未出现遗精之症。记忆力有所改善，饮食与睡眠状况良好。考虑患者不再遗精，故建议停止治疗，忌辛辣食物，保持心情愉悦，在备考期间尽量早点休息。

【按语】 本例患者的遗精属于心肾不交之证。患者近日备战高考，学习压力大。白天于学校学习考试，思虑过重，心神暗耗。说明心血内耗尤甚，熬夜导致心肾不交，肾失封藏，久而发为遗精。郭军教授指出，心肾不交型遗精的发病不是一朝一夕之因，而是久积形成。患者体形瘦弱，食欲缺乏，由此可知患者体质虚弱，先天瘦弱，后天脾胃运化不足。近期，由于白天高强度的学业安排和夜间熬夜导致阳气耗散，心神难守；入夜后由于高强度脑力活动，导致肾水逐渐耗散；最终导致心火与肾水无法相交以水火相济，阴阳相调，因此发生遗精。

肾虚是遗精的根本病机，肾主藏精，若肾气不固，则肾精不藏发为遗精。肾虚会导致精室开阖失司，闭藏失职，故而遗精。若心神不宁，则精室闭藏之能失用。患者临近高考，学业压力较大，易导致心火亢盛，心神不宁，心神不守，久而久之导致心肾不交，肾水不藏，因此近期频繁遗精。全方取桑螵蛸收敛之用为君，收敛肾气，使精气得固；生地黄、熟地黄、龟甲相伍，可补肾填精，滋阴潜阳，以补先天亏损；人参、远志益心气，养心神；黄连、天门冬、玄参，清心火，滋肾水。

郭军教授认为，心肾不交型遗精主要病机变化是心神不守、肾水乏源，二者共同导致精室开阖失度。治疗上要清心火、滋肾阴，选择具有收敛性质的药物，使精室得以闭藏。治疗要整体与局部同调，身心同治，强调“心、肾、精室”在发病中的相互影响，相互制化的关系。同时，重视补肾滋阴。在治疗心肾不交型遗精时，治疗目的为交通心肾。常用的药物包括清心安神药如黄连、莲子心等，以及补肾益精药如枸杞子、菟丝子等。同时，还可配合针灸、推拿等治疗方法，以调节全身气血运行。由于心肾不交乃患者长期处于该状态下逐渐形成的，遗精的治疗难以速效。故在治疗中当同时对患者进行健康宣教，早睡早起，适当运动，积极调整生活方式和心理状态，以促进康复。

3. 肾虚不固证

【初诊】 患者王某，男，38 岁，于 2019 年 7 月 8 日初诊。

［主诉］ 遗精 2 年，加重 2 天。

［现病史］ 患者是一位大学讲师，2 年前因工作压力巨大，感觉身体状况与日俱下、免疫力减退，反复感冒，倦怠乏力、自汗，活动后明显，并开始每周遗精 3～4 次。患者自行调整生活方式 3 个月，症状并未缓解，严重影响患者身心状态。此后，患者于外院治疗，连续服用中药 1 年，但症状仍未明显改善。患者 4 天前连续高强度授课后连续遗精 4 天。为求进一步中医药诊疗来我科诊治。刻下症见：倦怠无力、少气懒言；白天自觉寒冷，夜间却觉潮热，汗出频繁；食欲差，睡眠不佳；小便清长，大便不畅，每日 1 次，有不尽之感。舌红，苔白腻，脉缓弱。

［既往史］ 患者高血压病史 3 年，血压最高达 160/100mmHg；外痔病史，否认糖尿病、冠心病等其他慢性病史。

［辅助检查］ 尿常规(－)；前列腺液常规白细胞 4～6 个/HP，卵磷脂小体(＋＋＋＋)；泌尿生殖系统超声检查前列腺、精囊等未见明显异常。

［专科查体］ 外生殖器发育正常，睾丸、附睾、精索未见明显异常。

［诊断］ ①中医诊断：遗精(肾虚不固证)。②西医诊断：遗精。

［治法］ 固肾止遗，益气填精。

［方名］ 固肾益气汤(自拟方)加减。处方：黄精 15g，山茱萸 10g，枸杞子 10g，

肉桂 3g，五味子 3g，酸枣仁 10g，当归 10g，黄芪 30g，熟地黄 10g，盐杜仲 10g，人参 6g，怀山药 15g，炙甘草 3g，7 剂，水煎服，早晚分两次温服。

【二诊】 患者于 2019 年 7 月 15 日二诊，诉服药后遗精 2 次，症状缓解，倦怠乏力等症状较之前有显著改善。白天在空调环境中仍畏寒发凉，入睡困难的情况有所改善，但大便不尽感仍在。遂于上方加入防风 15g，以御风邪以固表，续服 7 剂。

【三诊】 患者于 2019 年 7 月 22 日三诊，诉服药后未再遗精，肛门不适之症也明显改善，夜间潮热及入睡困难的问题明显减轻。但在空调环境下仍感寒凉。精神倦怠与疲乏无力感仍然存在。患者希望持续中医治疗，改汤剂为丸剂。遂予患者补中益气丸口服。嘱咐患者畅情志，每日运动 30 分钟，适当减轻工作压力。

【按语】 肾虚不固证是遗精的常见证型，主要表现为频繁遗精，伴有腰膝酸软、头晕耳鸣、神疲乏力等症状。“肾主藏精，主水”，肾虚则对精气失于固摄，导致精气不固，引发遗精。同时，肾虚会影响全身气血的运行。肾虚不固型遗精的发病机制主要包括以下几个方面。①肾气不足：肾气是肾功能活动的基本物质，肾气不足时，肾的固摄作用减弱，导致遗精的发生。同时，肾气不足还可能影响其他脏腑的功能，如脾气虚弱、心神不宁等。②肾阴亏虚：肾阴亏虚时，肾脏的滋润作用减弱，使得虚火内生，扰动精室，引发遗精。同时，肾阴亏虚还可能影响肝的疏泄功能，导致肝气郁结，加重遗精症状。③情志因素：长期的精神压力、焦虑、抑郁等情志因素可能影响肾功能，导致肾虚不固。同时，情志因素还可能影响其他脏腑的功能，如心、脾等。④生活习惯：过度劳累、房事过度等不良生活习惯可能损伤肾，导致肾虚不固。

该患者长期授课，过度说话导致宗气外耗，故而卫气不固。于夏季开空调较凉的环境下，闭阻气机，耗伤阳气，以致少阴肾虚。肾精不藏，精液不养，精能化气，故肾精亏虚会进一步加重气虚之证。由于患者工作耗气，故遗精持续加重，气虚不固使得肾失封藏，精液不固。患者先天气虚体质，再加上工作引发了肺气耗损，肾精亏耗，进而遗精。肾虚不固是遗精的重要病机，肾精亏虚，肾气不固会影响精室开阖。长期的肺气亏损亦会导致肾精亏虚，气虚不固而出现遗精。该患者既存在先天肾虚，加上后天频繁说话耗气加重气虚之证，故发而为病。

因此，治疗该型遗精的治疗既要固肾摄精，亦要补中益气，兼顾太阴与少阴的特点。同时，根据患者的表现进行辨证论治。若患者肾阴不足，当滋肾水，可使用生地黄、熟地黄、怀山药、山茱萸、枸杞子、黄精等；若肾阳不足，可少量使用温阳之品，以达少火生气之效，如肉桂、巴戟天、淫羊藿、肉苁蓉等。用药时当考虑兼顾阴阳平衡，滋补肾阴之品应搭配温补肾阳之品，使阳得阴助而化生有源，阴得阳助而运化无穷。太阴气虚之证当补气与升提同用，如人参、党参、黄芪、白术、刺五加、绞股蓝等补气之品，升提之品可以选用升麻、北柴胡、葛根等。在治疗中，需注意少佐温阳之品，以温肾阳而阴不伤。另外，嘱患者合理安排生活与工作，劳逸结合，避免过度耗气，适当锻炼增强体质。

4. 心脾两虚证

【初诊】 患者陶某，男，33 岁，2016 年 8 月 8 日初诊。

[主诉] 遗精 1 年，加重 7 天。

[现病史] 患者因工作压力过大于去年发现遗精，每周 3～4 次。近 1 周因失业导致情志不畅，连续遗精。刻下症见：倦怠乏力，精神萎靡，晨勃无力，心悸胸闷，少气懒言，纳呆，便溏。舌淡苔白腻，脉沉。

[既往史] 患者否认慢性疾病史。

[辅助检查] 尿常规（－）；前列腺液常规白细胞 4～6 个/HP，卵磷脂小体（＋＋＋）；泌尿生殖系统超声检查前列腺、精囊未见明显异常。

[专科查体] 外生殖器发育正常，尿道口未见异常分泌物，阴毛呈男性正常生理分布，包皮过长，睾丸、附睾、精索未见明显异常。

[诊断] ①中医诊断：遗精（心脾两虚证）。②西医诊断：遗精。

[治法] 健脾养心，固精止遗。

[方名] 心脾止遗汤加减。处方：白术 15g，党参 15g，远志 10g，木香 6g，黄芪 15g，川芎 10g，生姜 6g，当归 15g，山药 15g，陈皮 10g，茯苓 15g，甘草 3g，大枣 5 枚。7 剂。

【二诊】 患者于 2016 年 8 月 15 日二诊，诉服药后遗精 4 次，倦怠乏力之症有所减轻，睡眠质量明显改善。然而，仍时常感到胸胁胀闷，气短气促，腰酸乏力，且大便仍然质稀。舌苔白腻，脉细数。患者服药后，症状在一定程度上有所缓解。鉴于当前季节暑湿邪气突出，故于原方的基础上加藿香 15g，佩兰 15g，以达到芳香化湿之效续服 7 剂。

【三诊】 患者于 2016 年 8 月 22 日三诊，诉精力充沛，睡眠质量提升。大便每日 1 次，存在粘马桶的表现。患者时感心悸，自觉整体病情已好转。舌淡苔白，脉缓。考虑患者遗精症状明显改善，但心脾两虚的症状突出，需要认真休息，长期调理，故续服原方 14 剂巩固疗效。

【按语】 心脾两虚证是遗精的重要证型，主要表现为频繁遗精，伴有心悸、失眠、健忘、食欲缺乏等症状。其主要与心和脾两个脏腑的功能失调有关。中医认为，“心主血脉，主神明”，而“脾主运化，主统血”。心脾两虚时，心主血脉和神明功能受到影响，导致心悸、失眠等症状的出现。同时，脾的运化功能减弱，使得气血生化不足，进一步加重心神不宁的状况。具体来说，心脾两虚型遗精的发病主要包括以下几个方面。①心血不足：心血不足导致心神失养，使得心悸、失眠等症状出现。同时，心血不足还可能导致脑神不清，导致性中枢的控制能力减弱。②脾气虚弱：

脾虚导致气血生化不足，使得身体各部位得不到充分的营养和滋润。同时，脾虚还可能影响肾主封藏之用，导致肾虚不固，引发遗精。③情志因素：长期的精神压力、焦虑、抑郁等情志因素可能影响心脾功能，导致心脾两虚。④生活习惯：饮食不节、过度劳累等不良生活习惯也可能损伤心脾，引发本病证。

患者在面临巨大工作压力和中年失业的双重打击下，过度忧虑，导致出现遗精的表现，结合患者的症状，诊断为心脾两虚证。心主神明，为五脏六腑之大主，若内有忧虑则心血内耗；脾主忧思，思虑导致气结，气结不解则脾气亦伤。心血亏虚会导致心神不养，肾失封藏。脾气亏虚则脾胃运化不利，后天运化的水谷精微难以吸收滋养人体，故导致心血不得充养。心血不荣是导致心神失养，病发遗精的关键所在。心主血脉，为五脏六腑之大主。若心血不充而内耗，血脉亏虚，心神失养，宗筋不濡，精室不养，故而出现遗精之症。

郭军教授认为，心脾两虚型遗精的主要病机变化在于心血不荣与脾气亏虚，导致心神失养、脾气不固、肾失封藏。治疗的方法是益心血，健脾气。在用药方面，强调补气的同时注重补血，方中选用大队甘温之品以补脾益气，气旺而血生故气血得充。同时，配以补养心血之品，共同达到补血养心、安神的效果。治疗中当注意：①选用养心安神之品，如龙骨、牡蛎，酸枣仁、柏子仁、远志、茯神等，有助于缓解患者焦虑与紧张，改善睡眠。②重视患者情志变化，因为工作压力大、思虑过度易导致心血耗伤，应在问诊中关注患者的语言与神情，给予适当的安慰和支持。

5. 脑心失调证

【初诊】 患者郭某，男，23 岁，于 2019 年 7 月 4 日初诊。

［主诉］ 遗精 14 天，加重 3 天。

［现病史］ 患者以遗精 14 天、加重 3 天为主诉就诊。自诉近期考研复习强度较大，14 天前始觉遗精，每周 3～5 次，3 天前开始出现夜夜遗精，自觉精神疲惫，倦怠乏力，记忆力减退，时感恍惚，心悸不安，腰酸痛，食欲减退，睡眠质量较差且多梦易醒，排尿不畅，大便质稀。舌淡苔白腻，脉沉。

［既往史］ 患者否认糖尿病、高血压等慢性病史。

［辅助检查］ 尿常规（－）；前列腺液常规白细胞 4～6 个/HP，卵磷脂小体（＋＋＋）；泌尿生殖系统超声显示前列腺、精囊未见明显异常。

［专科查体］ 患者外生殖器发育正常，阴毛呈正常男性生理分布，包皮过长。

［诊断］ ①中医诊断：遗精（脑心失调证）。②西医诊断：遗精。

［治法］ 补益脑肾。

［方名］ 安神止遗汤（自拟方）加减。处方：柏子仁 10g，丹参 15g，当归 15g，玄参 15g，五味子 3g，麦门冬 15g，天门冬 15g，酸枣仁 15g，党参 15g，生地黄 15g，远志 10g，刺五加 10g，生甘草 6g。7 剂，水煎服。

【二诊】 患者于2019年7月11日二诊，诉服药后遗精次数明显减少，仅2次，精力好转，记忆力明显改善，仍觉心悸，腰酸痛，小便调，大便次数增多，每日2次，便质稀。舌淡苔白，脉沉。继用原方14剂。鉴于患者久坐，故叮嘱患者每日平板支撑4组，每组1分钟以增加腰肌力量，改善腰酸腰痛。

【三诊】 患者于2019年7月25日三诊，诉近2周遗精1次，出现在第1周，自觉初期症状大减，心悸亦明显改善，二便调，纳寐安。舌淡苔白，脉沉。嘱患者停药，勿久坐。

【按语】 脑心失调证是遗精的重要证型，主要表现为频繁遗精，伴有记忆力下降、心悸、失眠等症状。这一病症的产生主要与心、脑功能的失调有关。“心主神明，主血脉”，心功能的正常与否直接影响着人的精神状态和生理功能。当心气不足或心血不足时，心主神明的功能受到影响，导致心神不宁，从而引发遗精。脑为“元神之府”，是精神活动的中心。脑功能的正常运作需要心血的支持和供应。当心血不足时，脑部供血也会受到影响，导致脑功能减退。脑功能减退可能导致对性冲动的控制能力减弱，从而引发遗精。此外，长期的心理压力、情绪波动等也可能导致脑心失调，进而引发遗精。一些研究表明，脑内5-羟色胺等神经递质的异常可能导致性冲动的增强和遗精的发生。

郭军教授认为，脑主司神明，为元神之府，亦可调控精室之开阖。在现代社会中，脑心失调为遗精的重要证型之一，往往由于患者工作学习生活压力过大，睡眠严重不足，饮食营养不均，不得充养脑心所导致的。脑神失养与心神不固互为因果，两者相互影响，共同导致患者出现遗精之症。

郭军教授指出，脑心失调导致神志不守，精室失固。治疗该证型遗精的主要应以益脑调神、补肾填精为主。在用药方面，鉴于治疗的最终目的是固精，因此首当补肾填精，以充实肾精，既可使精室得以闭藏，又可促进脑神得到滋养。同时，考虑“精血同源”，当补益心血，使神明得养，则脑神不乱。同时，选择直接入脑之品，使脑神得充，药效直达病所。郭军教授认为，在脑心失调证遗精的诊治中，当重视患者的工作学习压力、情绪与睡眠情况。建议患者平衡好工作学习与生活之间的关系，自主调节情绪，早睡早起，适当静心冥想，以使脑神与心神得安。

六、附睾炎

附睾炎属男性生殖系统中病位在附睾或睾丸的一种炎性疾病，通常表现为单侧或双侧附睾或睾丸的肿胀、疼痛和发热等症状。中医称为“子痈”。郭军教授指出，附睾炎的治疗首分病势缓急。急性附睾炎多表现为红、肿、热、痛等表现，中医认为多由湿热下注精室、气滞血凝引起。临证多以泻热、利湿、行气、散瘀为法；而慢性附睾炎病症多迁延不愈，阴液耗伤，肝肾阴亏，兼痰湿之邪凝聚难消。发病特点为发病缓慢，红肿热痛均不甚，病程或可数月乃至数年，治疗多以化痰利湿兼以滋补，不伤其正。临证中当首辨急缓，分而治之。

1. 热毒下注精室证

【初诊】 患者张某，男，31 岁，于 2021 年 12 月 1 日初诊。

［主诉］ 左侧阴囊肿胀疼痛 1 天。

［现病史］ 患者诉昨日晚睡后突然出现左侧阴囊胀痛，小便灼痛，伴发热，体温 37.9℃。因疼痛较甚，遂到我科门诊就诊，给予血尿常规、阴囊超声检查，初步明确病因，刻下症见：左侧阴囊胀痛，小便灼痛，神志清楚，饮食、夜寐不眠，口干舌燥，大便偏干，小便色黄。舌红苔薄黄，脉数。

［既往史］ 否认慢性病史，无传染性疾病史，无手术、输血史。无疫区接触史及冶游史。

［辅助检查］ 阴囊超声检查考虑左侧附睾炎，左侧睾丸鞘膜积液；右侧睾丸无明显异常。血常规白细胞 17.34×10^9/L，中性粒细胞 71.1%。尿常规 BLD（3+），WBC（3+）。

［专科查体］ 体温 37.9℃，左侧阴囊肿大，皱纹尚存，皮温较高，触压痛明显，左侧附睾大伴疼痛，触摸无明显波动感。双侧睾丸大小正常，双侧精索触诊未见异常，右侧附睾未见异常，阴毛分布正常，尿道口未见异常分泌物。

［诊断］ ①中医诊断：子痈（热毒下注精室证）。②西医诊断：急性附睾炎。

［治法］ 清热解毒，消肿排脓。

［方名］ 仙方消毒饮加减（《校注妇人良方》）。处方：金银藤 30g，蒲公英 15g，皂角刺 15g，天花粉 15g，紫花地丁 15g，紫背天葵 12g，白芷 10g，当归 10g，赤芍 10g，广陈皮 10g，川贝母 10g，生甘草 10g。共 7 剂，水煎服，每日 1 剂，分早晚各 1 次温服。给予左氧氟沙星片 500mg，每日 1 次，服用 10 天。

【二诊】 患者于 2021 年 12 月 8 日二诊，诉服药后，左侧阴囊疼痛明显减轻，十去其七，且无发热，现仅有坠胀不适，伴有阴囊皮肤瘙痒，排尿通畅，尿频、尿道灼热症状减轻，小便色清，饮食尚可。舌质淡红，苔薄黄，脉弦细。患者阴囊皮肤瘙痒，为邪热进展与湿搏结，蕴于阴囊肌肤，气血不畅，故肌肤瘙痒，故停用左氧氟沙星片，上方加白鲜皮 12g，地肤子 15g，清热燥湿，解毒消肿，以利阴囊湿热之邪。继服 7 剂。

【三诊】 患者于 2021 年 12 月 15 日三诊，诉服药 7 剂后阴囊疼痛较前改善明显，仍感坠胀，阴囊皮肤瘙痒减轻，为下焦湿热之邪得以清泻之故。患者近日小便偏黄，此为湿热之邪从小便而去之象，患者睾丸仍感坠胀，故原方基础上加升麻、柴胡各 6g，增加升提之效。继服 7 剂。

【四诊】 患者于 2021 年 12 月 23 日四诊，诉继服 7 天后，局部已无疼痛，阴囊体积较健侧稍大，坠胀感较前改善明显。查体未见特殊，嘱其继服汤药1周后停药，3个月后再复查。患者后未复诊，电话随访，患者症状十去其九，复查血、尿常规及阴囊超声未见明显异常。

【按语】 子痈致病因素复杂，中医认为可因湿热下注、外感六淫等多种原因引起；或因房事不洁，染上湿热秽毒，亦可使热毒郁滞，浊毒相结，化火成脓，最终脓腐肉溃，逆传精道至肾子。跌仆挫打等外伤亦能导致肾子受损、络伤瘀血、瘀久化热、腐化血肉，最终酿成子痈之疾。过食辛辣亦会使湿热内生。湿性重着，其性趋下，下注湿热于肝、肾之经，进而阻滞精室，使经脉不通，气血凝滞，日久则郁而化热，出现热胜肉腐之象。热毒郁结，正邪相争，营卫不和，则可兼见恶寒发热。郭军教授认为，在治疗附睾炎时，应采用中西医结合的思路，注重分清缓急和把握整体，同时也要兼顾局部治疗。

针对该病症，清肝经、泻实热、调气血为总则。此例医案患者因熬夜劳累而出现气结郁热，热邪集中于下焦精室，蕴结于附睾，热邪郁结，正邪交争，则见发热。使局部气血运行受阻，从而出现附睾肿大疼痛，阴囊皮肤红肿热痛、少腹牵涉痛等症状，《内经》云："夫百病者，多以旦慧，昼安，夕加，夜甚。"故夜间更甚。

子痈的病因复杂，因此临证当辨明其病机，同时针对具体情况进行调整，中西医并用，如现代医学诊断为急性附睾炎的，应当规范及时使用西医治疗，必要时可使用抗生素及早抗感染治疗。郭军教授认为，在子痈的临床实践中，应当遵循中西医结合思路的应用，更加强调整体治疗，既要治疗病因，又要改善整体的健康状况，同时防病于未然，提高身体免疫力，可更好地防治疾病反复。在附睾炎的治疗上，分清缓急，把握整体，兼顾局部，是非常重要的。治疗时要告知患者注重局部清洁，以防外感邪毒，同时使用中西医结合的治疗方法。在方剂的选择方面，应以清肝经、祛湿热、调气血为总则，配合使用其他药物，从而达到清热解毒、消肿止痛的效果。

郭军教授认为，此案子痈属热毒郁结，故以清热解毒、通利精室为基本法则，以仙方活命饮、五味消毒饮之外科清热解毒药为纲。诸药调和能清热解毒，消散痈肿，配合活血通络，消肿止痛的功效，全方诸药配合使用，共奏清热解毒，消肿止痛之功。

2. 精室湿热证

【初诊】 患者王某，男，19岁，于2019年3月16日初诊。

[主诉] 发热3天，右侧阴囊疼痛不适5小时。

[现病史] 患者3天前饮酒后发热，体温38.6℃，无咳嗽、咳痰，皮肤无红疹，社区门诊就诊，查血常规白细胞 12.34×10^9/L，中性粒细胞78.1%，淋巴细胞21.8%；C反应蛋白7.5mg/L，自行服用阿莫西林、抗感颗粒、布洛芬等感冒退热

药，体温一直于 37.5～38.7℃浮动。5 小时前，患者突然出现右侧阴囊疼痛不适，遂到我院门诊就诊。刻下症见：阴囊疼痛，神志清醒，精神一般，饮食、夜寐可，大便调，可见面赤口干，小便色黄。舌红苔黄腻，脉滑数。

［既往史］ 否认慢性病史，无传染性疾病史，无手术、输血史。无与疫区接触史及冶游史。

［辅助检查］ 阴囊超声检查提示，①右侧附睾炎症可能。②右侧睾丸回音降低，血流信号丰富，右侧精索区回音增强。③右侧阴囊出现轻度水肿；附睾尾可见约 1.1cm×1.4cm 硬结，无波动。④血常规白细胞 9.53×10^9/L，中性粒细胞 53.65%，淋巴细胞 36.2%；C 反应蛋白 5.7mg/L。

［专科查体］ 右侧阴囊增大，触之皮温较高，皮色微红，触痛明显，右侧附睾头增粗，触痛。两侧睾丸及其他附件均未触及明显异常。阴毛呈男性分布，包皮过长。尿道口未见异常分泌物。

［诊断］ ①中医诊断：子痈（精室湿热证）。②西医诊断：急性附睾炎。

［治法］ 清热利湿，通利精室。

［方名］ 龙胆消痈汤（自拟方）加减。处方：龙胆草（酒炒）6g，当归 10g，生地黄 9g，北柴胡 10g，滑石（包煎）15g，炒黄芩 9g，夏枯草 10g，栀子 10g，泽泻 12g，车前子（包煎）15g，知母 10g，白茅根 30g，生甘草 6g。7 剂，水煎服，每日 1 剂，早晚餐后温服。

【二诊】 患者于 2019 年 3 月 23 日二诊，诉服药 3 天后，体温恢复正常。继服 4 剂，右侧阴囊肿胀症状好转，面赤、口干明显减轻。原方去知母、白茅根，继服 7 剂，继续足疗程口服阿莫西林胶囊，每次 0.5g，1 日 2 次，中西医并用配合抗感染治疗。

【三诊】 患者于 2019 年 3 月 30 日三诊，诉继服 7 天后，右侧阴囊肿胀明显减轻，十去其九，皮肤红热不明显，疼痛消失，复查阴囊超声提示未见明显异常。患者病情基本痊愈，恐留余邪，继予原方 7 剂。不适随诊。

【四诊】 患者于 2019 年 4 月 7 日四诊，诉服药 7 天，现右侧阴囊如常，口干、面赤改善，纳眠均安。去夏枯草、栀子、泽泻以防苦寒伤正。续服 7 剂后复查血、尿常规及阴囊超声。

【按语】 附睾炎通常表现为睾丸单侧或双侧肿胀、疼痛、发热等症状。对男性的生育能力和生活质量都有严重的影响，因此及时治疗附睾炎非常关键。郭军教授提出了治疗附睾炎的“分清缓急、把握整体、注重局部”的中西医结合思路，使临床治疗效果更佳。

郭军教授认为，治疗附睾炎需要对病势的缓急进行区分。此案患者所属急性附睾炎，一般是由于湿热下注精室，气滞血凝所致。其症状主要为一侧睾丸肿胀坚硬，疼痛剧烈，灼热，同时由于睾丸肿胀，阴囊皮肤常表现为紧张发亮状态。临证治疗方法主要是清利湿热、疏肝理气等。若子痈日久无法消散，可扪及波动感，亦可考虑外科切开排脓，依外痈处理。而慢性附睾炎多是肝肾阴亏、痰湿之邪凝聚所致。其主要症状为睾丸增大，质地较硬，小便时疼痛不甚剧烈，阴囊不红不热，发病缓慢，病程或可数月甚至数年。治疗方法主要为滋补肝肾之阴兼以化痰祛湿等。治疗附睾炎还需要把握整体，注重局部，此案患者的症状可归为西医急性附睾炎，中医辨为子痈（精室湿热证）。郭军教授结合临床经验化裁龙胆泻肝汤及八正散，所拟的龙胆消痈汤临证在治疗精室湿热的子痈中具有良好疗效，为减轻患者痛苦，减少对附睾损害，避免影响患者未来生殖功能，合用西医阿莫西林胶囊口服抗感染治疗。中药方剂中亦含有苦寒降泄之品，以清泻为基本之法，可以有效消除湿热邪毒。另外，还加入疏畅肝胆之品，以适肝体阴用阳之性，并能引药归于肝经，入精室。诸药合用可奏补肾养阴、滋阴清热之功，有效改善慢性附睾炎的症状。另外，治疗附睾炎时还可使用中医特色外治法进行局部治疗。对于急性发作的附睾炎，应及时消散，必要时可考虑西医手术切开排脓。而对于慢性附睾炎，则缓解局部疼痛和肿胀。

总之，治疗附睾炎需要根据病情各异，选取相应的中西医结合治疗方法，及早干预，早期治疗效果更佳，同时可避免造成对生殖功能的损害。生活方式上，嘱咐患者注重平时饮食健康，保持生活卫生，避免长时间久坐、长期穿着紧身裤等不良习惯，以预防附睾炎的复发。

3. 肾虚精亏，精室血瘀证

【初诊】 患者赵某某，男，65 岁，于 2019 年 6 月 20 日初诊。

［主诉］ 左侧阴囊间断刺痛 2 年。

［现病史］ 患者 2 年前因吃辛辣刺激之品后出现阴囊肿痛，皮色偏红，皮温稍高，伴有隐痛，疼痛不甚。患者未予重视，自行口服左氧氟沙星片，症状改善后即未服药。其后患者每当劳累及饮食辛辣之品后即出现阴囊隐痛，休息后可缓解，牵涉少腹，阴囊皮肤色暗。近日饮酒后症状再次出现，现为求诊至我科系统治疗，完善血、尿常规及阴囊超声检查，刻下症见：阴囊间断刺痛，涉及小腹，休息后可缓解，夜间尤甚，阴囊皮肤色暗，口干舌燥，腰膝酸软。舌质暗，苔薄白，脉沉涩。

［既往史］ 高血压病史 20 年，口服硝苯地平控释片 30mg，血压控制佳。

［辅助检查］ 阴囊超声检查示，左侧睾丸鞘膜积液；血常规回报示，白细胞 8.2×10^9/L；尿常规示，BLD (1＋)，WBC (1＋)。

［专科查体］ 左侧阴囊轻微肿胀，附睾增大，质硬，阴囊刺痛明显，触之即痛，皮肤颜色暗，余未及异常。

［诊断］ ①中医诊断：子痈（肾虚精亏，精室血瘀证）。②西医诊断：慢性附睾炎。

［治法］ 补肾填精，活血化瘀。

［方名］ 益肾活血通瘀方（自拟方）。处方：熟地黄 15g，山茱萸 15g，杜仲 10g，川牛膝 15g，红景天 20g，丹参 20g，红花 6g，当归 10g，怀山药 10g，荔枝核 20g，橘核 10g，忍冬藤 24g，炙甘草 6g。7 剂，水煎服，一日 1 剂，早晚分服。

【二诊】 患者于 2019 年 6 月 27 日二诊，诉服 7 剂药后，阴囊刺痛较前减轻，夜间少腹坠痛、睡眠差、口干减轻。舌质淡暗、苔薄白、脉沉涩。原方加夜交藤 15g，酸枣仁 15g，醋柴胡 9g。患者年岁渐老，气血俱衰，肝肾不足，疾病日久迁延，正虚邪恋，不可峻下苦寒，当以扶正祛邪为法，方中熟地、山茱萸、杜仲之品滋养肾精；精虚日久，阴不敛阳，故夜寐差，给予夜交藤、酸枣仁养阴安神；小腹坠痛，予醋柴胡入肝经起升提之功。方见熟地黄 15g，山茱萸 15g，杜仲 10g，川牛膝 15g，红景天 20g，丹参 20g，红花 6g，当归 10g，怀山药 10g，荔枝核 20g，橘核 10g，忍冬藤 24g，夜交藤 15g，酸枣仁 15g，醋柴胡 9g，炙甘草 6g。14 剂，煎服法同前。

【三诊】 患者于 2019 年 7 月 11 日三诊，诉继服 14 天后，患者阴囊偶有隐痛，阴囊复查阴囊超声示左侧附睾未见明显异常。患者症状十去其九，睡眠仍不佳，原方继服 7 剂。同时予中医外治针灸疗法养阴安神、通络止痛。选穴如下：三阴交、中极、曲骨、关元、气海、太溪、血海、膈俞、神门、百会、四神聪穴。平补平泻法，得气后留针 30 分钟，一周治疗 3 次。

【四诊】 患者于 2019 年 7 月 19 日四诊，诉服药后诸症皆轻，睡眠较前稍有改善，仍睡眠多梦、易醒，原方基础上加生龙骨、煅牡蛎各 20g，14 剂。继续行针灸治疗。嘱患者服药期间忌辛辣刺激之品，1 个月后电话随诊患者，患者诉诸症皆轻，阴囊已无疼痛，纳眠皆可。嘱其忌生冷、辛辣刺激之品，注意休息，避免劳累。

【按语】 附睾炎是男性常见的疾病之一，一般表现为局部疼痛、肿胀、发热等症状。且附睾炎迁延日久，则可转为慢性，临床表现出局部疼痛肿胀均不甚的特点，在治疗此类附睾炎时，我们需要采用辨明虚实的思路，扶正与祛邪兼顾。此案中患者年老，肾精不足，日久虚而成瘀，表现出邪恋正虚病机特点，故临证亦见刺痛，伴反复发作。

临床实践中，急性发作的附睾炎，患者睾丸会出现明显的肿胀、疼痛、灼热等症状，同时由于睾丸的肿胀，阴囊皮肤变得紧绷而有光泽，因此附睾炎的诊断十分重视体格检查。临证多以清热、解毒、止痛为主。而对于慢性附睾炎，则多见肾精不足，精室血瘀而引起。症状表现为睾丸刺痛、质地较坚硬，疼痛间断发作，夜间尤甚，阴囊也不会出现明显的红肿热痛等症状。慢性附睾炎的病程较长，可能会持续数月甚至数年，如果不及时治疗，可能会导致肾精血耗伤。如临证已见成脓破溃，则需要考虑采用滋阴兼除湿之法，同时应佐以外治滋阴敛疮生肌。

郭军教授指出，本案患者为老年男性，已至天癸耗竭之年，肾精亏虚，且化源不足，日久导致气血运行困难，不能滋养下焦精室，而成精室血瘀，阴囊刺痛难以消退。这种情况下，治疗应以补肾填精、活血化瘀为主。针对此类虚实夹杂、本虚标实之证，需谨记扶正祛邪之准则，不可一味攻伐。在中药治疗上，方中熟地黄、山茱萸、杜仲填补亏损之肾精，患者腰膝酸软，因腰为肾之府，肾精无法上荣腰府经脉，故用杜仲壮腰强筋，以达到治疗效果。用丹参、红花、红景天等化精室之瘀，当归补血活血，祛瘀而不伤正；更加荔枝核、橘核止痛，合“急则治其标”之意；为防瘀久生热，加忍冬藤清热，其更有通络之力，可直入精室消除病患。诸药合用，共奏补肾填精、活血通瘀之功。中医除了药物治疗外，还佐以针灸，滋水填精，加局部取穴及行气活血配穴，正邪兼顾、标本兼治，患者诊间出现失眠，为肾精亏虚，阴不敛阳之故，针刺百会、四神聪宁心安神，以助睡眠。同时告知患者饮食上应避免辛辣刺激性食物及饮酒，避免饮食耗伤肾精、加重血瘀。最后，嘱咐患者调畅情志，注重运动，附睾炎出现症状时应主动求医，积极配合医师进行治疗，遵守医嘱，按时服药，勿使旧病复发。

4. 精室瘀热证

【初诊】 患者李某，男，59 岁，于 2017 年 3 月 10 日初诊。

[主诉] 右侧阴囊疼痛不适半年余，加重 3 天。

[现病史] 患者半年前因驾车久坐憋尿后出现右侧阴囊疼痛，伴阴囊红肿，自行口服左氧氟沙星片 2 周，红肿明显减退，疼痛有所减轻。后仍偶觉阴囊、会阴刺痛不适，休息后有所减轻，未予重视。3 天前患者因憋尿后再次出现右侧阴囊肿胀疼痛难忍，阴囊轻度红肿，再次口服左氧氟沙星片治疗，未见明显改善。现为求进一步系统诊治就诊我科。现患者阴囊肿胀疼痛难忍，阴囊皮肤暗红微热，牵涉会阴部刺痛，心烦不安。舌质红，苔薄白，舌下络脉瘀紫，脉弦涩。

[既往史] 否认慢性病史，无传染性疾病史，无手术、输血史。无与疫区接触史及冶游史。

[辅助检查] 阴囊超声检查提示：①附睾炎？右侧睾丸血流信号丰富，右侧精索区回音增强。②右侧阴囊轻度水肿；血常规＋CRP 异常指标，白细胞 11.24×10^9/L，中性粒细胞 53.65%，淋巴细胞 36.2%；C 反应蛋白 6.3mg/L。尿液分析红细胞 5 个/HP。

[专科查体] 右侧阴囊增大，触之皮温较高，皮色暗红，触痛明显，右侧附睾头质韧增粗，睾丸及附睾界限不清，触痛阳性。阴毛呈男性分布，尿道口未见异常分泌物，双侧睾丸及其他生殖器附件未见明显异常。

[诊断] ①中医诊断：子痈（精室瘀热证）。②西医诊断：急性附睾炎。

[治法] 泻热逐瘀，通利精室。

[方名] 桃核承气汤加减（《伤寒论》）。处方：桃仁 12g，大黄 12g，桂枝 6g，芒硝（冲服）6g，金银花 30g，熟地黄 12g，荔枝核 10g，橘核 10g，炙甘草 6g。7 剂，水煎

服，一日 1 剂，早晚放温后服。

【二诊】 患者于 2017 年 3 月 18 日二诊，诉服药 7 天后右侧阴囊红肿发热感明显减退、阴囊处疼痛症状稍有好转，会阴刺痛较前稍有缓解，大便不成形，一日 3～4 次。原方大黄减为 6g。嘱患者继服 7 剂，煎服法同前。嘱服药期间避免久坐，忌辛辣刺激饮食。

【三诊】 患者于 2017 年 3 月 27 日三诊，诉继服 7 日后右侧阴囊肿胀疼痛改善，十去其五。查体精索触诊仍有触痛，阴囊触诊仍可扪及轻微肿大附睾。复查阴囊超声提示较前阴囊水肿消失，仍觉心烦、口干不欲饮。原方金银花减为 12g，加栀子、水蛭、蜈蚣各 6g，乃化裁抵当汤之意。患者此症已转为瘀重热轻之象，拟用最善吸血之物合通络止痛之品，取同气相求之义，既能破血又能通络，更助桃仁、大黄逐瘀泻热之功。方取桃仁 12g，大黄 6g，桂枝 6g，芒硝（冲服）6g，金银花 12g，栀子 6g，熟地黄 12g，荔枝核 20g，橘核 10g，水蛭 6g，蜈蚣 6g，炙甘草 6g。7 剂，煎服法同前。

【四诊】 患者于 2017 年 4 月 3 日四诊，诉服药 7 日后右侧阴囊如常，口干不欲饮减轻、心烦改善，会阴刺痛十去其九。原方去水蛭、蜈蚣中病即止，过用恐耗血伤血，嘱患者继服 1 周停药，复查血、尿常规及阴囊超声。

【按语】 瘀热论治下焦病症最早见于仲景《伤寒论》，提出了下焦蓄血的理论，创立了蓄血证三方，即桃核承气汤、抵当汤、抵当丸。男科疾病病所多属下焦，其症状表现多与蓄血证相似，临证中附睾炎、前列腺等男科疾病的病机多见蓄血证之瘀热互结，故郭军教授师尊于古而不拘泥于古，将其下焦瘀热延伸为精室瘀热，并应用于男科疾病的诊治之中，且根据患者罹患疾病瘀、热程度的不同，分而治之。临证中或长期久坐或忍精不泄、血运不畅瘀阻瘀久化热者，病机多瘀重于热，症状多见阴囊红肿疼痛、会阴疼痛不适、排尿不畅、口干不欲饮等瘀阻症状为主，可兼有尿频尿急、心烦等热性症状；因嗜食辛辣刺激之品或因房事不洁感染邪毒导致者，或因湿热迫血妄行，或因邪毒化热伤血，邪热迫血离经，久而成瘀，其病机为热重于瘀的特点，临证多见红、肿、热、痛等特点，兼见会阴刺痛等症状。

因此，临床实践中对精室瘀热的患者，首当辨其瘀、热二者孰轻孰重。经方桃核承气汤为仲景所创治疗热重于瘀的处方，其方中泻热与逐瘀之品并用，方中取调胃承气汤之意，遵《内经》所言，其下者引而竭之，给邪热与瘀血以出路，偏重泻热佐以逐瘀，祛邪不忘扶正，泻热太过恐伤阳气，故佐以甘草、桂枝固护正气。而抵当汤则临证用于瘀重于热者，方中君臣一用水中最善吸血之品，一用陆上最善吸血之品，二者取同气相求之义，破血之功峻猛，又合大黄、桃仁佐助更奏涤荡瘀热之功。

本案患者首发症状热症更重，故用桃核承气汤峻下，以防热邪迫血加重，服药后患者热象大去，瘀象更显，会阴刺痛，口干不欲饮等症更甚，故方中化裁抵当汤之意，更增破血逐瘀之功，而泄热之效稍减。同时郭军教授又指出，临证中子痈属精室瘀热者更易挟湿，血不利则为水，瘀血日久不消，则生变证，多可见湿热瘀互结，临证则当兼顾辨证，清邪热祛瘀血利水湿，临证湿重者可予八正散合桃核承气汤治疗。若瘀血结于下焦难下者，可化裁仲景抵当汤（丸）之意，若湿邪较轻者可配伍猪苓汤，清利水湿即可。

七、血 精

精囊炎临床上分为急性精囊炎和慢性精囊炎两类。其感染途径主要有3种。①上行感染，即细菌经尿道、射精管上行蔓延至精囊所致。②淋巴感染，即泌尿生殖道或肠道的炎症等通过淋巴途径使精囊受感染。③血行感染，即身体其他部位某一感染病灶的病原体通过血液循环至精囊处。精囊炎主要临床表现为血精，或伴有尿频、尿急、尿涩、会阴部不适等症状，常与慢性前列腺炎并存，属于中医学"血精症"范畴。

1. 湿热扰精室证

【初诊】 患者郑某，男，35岁，于2020年7月12日初诊。

［主诉］ 精液带血6天。

［现病史］ 患者自诉6天前参加酒宴，吸烟饮酒较多，后性生活出现精液带血丝，颜色鲜红，同时伴有尿频、尿急，于当地诊所行抗感染治疗未见明显好转，遂来就诊。自诉近期性生活较为频繁，性欲旺盛，但性生活时间较以往缩短。现患者精液中可见血丝，颜色鲜红，大便或小便末尿道口排出白色分泌物，尿色黄，尿频、尿急，无尿痛及肉眼血尿，阴囊潮湿，会阴、睾丸处隐痛不适，大便干。舌质红，苔黄厚腻，脉滑数。

［既往史］ 有慢性前列腺炎病史4年余，否认高血压、糖尿病史。

［辅助检查］ 2020年7月12日在我院查凝血四项（－）；尿常规（－）；前列腺液常规示，卵磷脂小体（＋），白细胞满视野。男性生殖系彩色超声检查未发现明显异常。

［专科查体］ 外生殖器发育正常，睾丸、附睾、精索等未触及异常，尿道口未见异常分泌物，阴毛分布正常。

［诊断］ ①中医诊断：血精（湿热扰精室证）。②西医诊断：精囊炎；慢性前列腺炎。

［治法］ 清热利湿，疏通精室。

［方名］ 小蓟饮子（《济生方》）加减。处方：生地黄15g，小蓟15g，滑石（包煎）

15g，通草 3g，蒲黄（包煎）10g，藕节 9g，淡竹叶 12g，当归 12g，栀子 9g，甘草 6g。7 剂，水煎服，每天 1 剂，分早晚温服。并嘱患者暂停性生活，忌烟酒辛辣，禁止熬夜，适度运动。

【二诊】 患者于 2020 年 7 月 20 日二诊，诉小便基本正常，未见尿末滴白，无阴囊潮湿，会阴、睾丸处隐痛消失，偶有口干口黏，大便干。复查精液常规示红细胞（+），精液颜色淡黄。舌红苔薄黄，脉滑。患者血精减轻，原方基础上加玄参 15g，麦门冬 9g。14 剂，煎服法同前。

【三诊】 患者于 2020 年 8 月 8 日三诊，诉近 2 周性生活 2 次，第一次未见血精，第二次有少量血丝，无其他明显不适症状。追问性生活时得知两次性生活间隔 2 天，可能为精囊过度充血导致复发。建议性生活改为 1 次/周。二诊方不变，续服 7 剂。

【四诊】 患者于 2020 年 8 月 16 日四诊，诉过去 1 周性生活 1 次，未见血精，无其他明显不适症状。复查精液常规无红细胞。

【按语】 湿热扰动是精囊炎发病的常见证型。现代医学的泌尿及生殖系统感染性疾病诸如尿道炎、前列腺炎、附睾炎、睾丸炎、精囊炎等，其中医病机多与湿热相关，常于酗酒、吸烟、纵欲等不良习惯后出现，且常常相互诱发，这些都与湿邪的发病特点有关。湿为阴邪，其性重浊趋下，流动不羁，在男子或热气偏盛之人则易从阳化热，困阻前后二阴。在前阴可见淋浊、带下等；在魄门可见泄痢、痔疮等病。对于湿热病的治疗，一则注意其具体发病部位，男性泌尿系统疾病多为膀胱湿热证，治疗时可选八正散之类，如淡竹叶、泽泻、瞿麦等；生殖系统多为湿热扰精室证，治疗时选方小蓟饮子，用药可考虑龙胆草、黄芩、牡丹皮、赤芍等，同时可加用川牛膝、路路通等药物疏通精室。二则应注意保护阳气，因为湿为阴邪，易困阻阳气、损伤阳气，因此在治疗时需注意既要保护阳气，又需疏通阳气。保护阳气要注意用药不宜过于苦寒，本身湿气盛则阳气微，因此在治疗到六七成，湿热邪气明显减轻时就应减少苦寒药用量；疏通阳气可选用萆薢、瞿麦、车前子等，因阳为湿阻，利湿就是通阳，也可以佐入乌药、桂枝等温阳化气之品。

郭军教授指出，本例患者既往有前列腺炎病史，本次大量饮酒后，湿热扰动精室、壅滞精道、迫血妄行，故出现精囊炎、前列腺炎同时发病。精室为奇恒之腑，藏精不妄泻，通而不能滞，故治疗当以凉血止血、清热利湿、疏通精室为法，方选小蓟饮子加减，加用活血药物，止血不留瘀。因湿热伤阴，故二诊加玄参、麦门冬，既能滋阴润燥，又能凉血清热。同时需注意不可因湿热之证而尽用寒凉之药，一恐冰伏热邪，二恐留湿为患，故方中用乌药以求通阳化气，湿邪尽去。湿热类病机导致的精囊炎因常伴有其他泌尿、生殖系统的感染，所以根据具体疾病可选不同处方，如伴有睾丸、附睾炎，可选枸橘汤加减；伴有前列腺炎，可选龙胆泻肝汤或程氏萆薢分清饮加减；伴有尿道炎可选导赤散或八正散加减。

2. 脾肾两虚证

【初诊】　患者王某，男，55 岁，于 2021 年 10 月 12 日初诊。

［主诉］　精液带血 10 余年。

［现病史］　患者近 10 年来，血精反复发作，初起时精液带有大量鲜血，行抗感染治疗及服用中药(具体处方不详)治疗后症状减轻，后长期出现精液颜色淡红，或带有血块或血丝，时轻时重，2 年前曾于某医院行精囊镜检查并行抗生素冲洗治疗，取出褐色精囊结石，半年后血精复发，症状如前。平素性欲差，性生活每月 2～3 次，患者面色萎黄、神疲乏力、食少纳差、腰酸腰痛、健忘失眠、会阴坠胀不适，小便可，大便溏。舌质淡，苔薄白，脉细弱。

［既往史］　无高血压、糖尿病史，近期无明显身体消瘦。

［辅助检查］　2021 年 10 月 12 日于我院查凝血四项(一)；尿常规(一)；前列腺液常规(一)；男性生殖系彩色超声检查未发现占位性病变。

［专科查体］　外生殖器发育正常，睾丸、附睾、精索等未触及异常，尿道口未见异常分泌物，阴毛分布正常。

［诊断］　①中医诊断：血精(脾肾两虚证)。②西医诊断：慢性精囊炎。

［治法］　补脾益肾，摄气止血。

［方名］　归脾汤《济生方》加减。处方：白术 15g，党参 15g，黄芪 15g，当归 15g，炙甘草 9g，茯神 9g，远志 9g，酸枣仁 20g，木香 6g，龙眼肉 20g，熟地黄 15g，菟丝子 15g，血余炭 9g，三七粉(冲服)3g，地龙 9g。14 剂，水煎 400ml，分早晚温服，每日 1 剂。并嘱患者平素可服用核桃、大枣等食物补益脾肾，规律性生活。

【二诊】　患者于 2021 年 10 月 26 日二诊，诉 3 天前出现遗精，精液中未见血块及血丝，睡眠较前改善，食欲改善，偶有腹胀，仍余腰酸健忘，二便可。原方加芡实 15g，续服 14 剂。

【三诊】　患者于 2021 年 10 月 11 日三诊，诉仍觉腰酸，记忆力较前改善，性欲改善，其余症状基本消失。查精液常规示红细胞(一)。上方不变，续服 7 剂以资巩固。

【四诊】　患者于 2021 年 10 月 16 日四诊，诉偶有腰酸乏力不适，性生活较前改善，其余无明显不适。复查精液常规示红细胞(一)。嘱患者继续服用中成药归脾丸 1 个月以巩固疗效，平素注意食用芡实、莲子、核桃、大枣等。1 年后随访，患者血精未再复发。

【按语】　补益脾肾是治疗慢性精囊炎的常见方法。盖因疾病迁延不愈，持续耗伤气血，日久则损及脾肾，出现诸如神疲乏力、少气懒言、纳差腹胀、大便溏等脾虚症状，以及腰酸腰痛、失眠健忘、遗精滑精、阳痿早泄等肾虚症状。此类患者为本虚标实之证，治疗需扶正祛邪兼顾，根据病机不同选方上有所侧重。如脾虚为主者可选归脾汤，伴有气虚下坠明显者则选补中益气汤、举元煎；肾气虚者可选济生肾气丸加减；肾阳虚、肾阴虚者可选右归丸、左归丸加减。需注意，此类患者出血病机并非热迫血行，而是气血不能固摄，故止血药不必过多，同时注意久病入络，血精日久，患者易留存瘀滞，使血不归经，故可适量选用虫类药入络搜邪。最后，长期迁延不愈的患者，其治疗信心往往较差，如短期内未见疗效极有可能别寻他处，因此在治疗时既需要注意沟通技巧，也需在治疗时增加一些容易短期内见效的药物以增强患者的治疗信心。

郭军教授分析，本例患者血精10余年，疾病反复发作、迁延不愈，现血精颜色淡红，或为血丝、血块，说明其血络长期受损，呈现虚中夹瘀的表现，以及伴有面色萎黄、神疲乏力、食少纳差、腰酸腰痛、健忘失眠、会阴坠胀不适等症状。中医认为，脾为后天之本，主运化、主四肢肌肉，肾为先天之本，主藏精，开窍于前后阴，腰为肾之府，《内经》言“作强之官，伎巧出焉”，因此其症状提示患者脾肾亏虚、气血不足。阴血有形之物难以快速补充，而无形的阳气则产生较快，因此本着后天资先天的原则，选方归脾汤加减，先健脾益气，实后天之本，促进气血产生，白术、木香、党参、黄芪健脾益气，合熟地黄、炙甘草益气生血，远志、酸枣仁、龙眼肉、茯神养血宁心安神，当归、三七补血活血，并以后天之气血濡养先天之肾精，给予菟丝子滋补肾精阴阳双补。患者气血久虚固摄无力，长期出血，多有瘀血滞于体内，当少予活血化瘀、通利脉络之品，因此选血余炭化瘀止血，地龙入络搜邪，防瘀血又生。

3. 虚火灼络证

【初诊】 患者刘某，男，40岁，2020年6月14日初诊。

［主诉］ 血精2年余，加重10天。

［现病史］ 患者精液带血2年余，反复发作，多为血块或血丝，颜色淡红。10天前患者同房后症状加重，精液中遍布鲜血，于当地医院行抗感染、止血治疗，效果不佳，今日来诊。患者平素性生活约1次/周，常熬夜、饮酒较多，其病情也多在天气炎热、饮酒、同房后加重，天冷、注意休息后可减轻。刻下症见：腰酸乏力、口干口苦、手足心热、夜寐盗汗、大便干结，同房后出汗较多，偶有少腹、会阴隐痛不适。舌质红，苔薄黄，脉弦细数。

［既往史］ 否认高血压、糖尿病和甲状腺疾病史，近期无明显体重变化。

［辅助检查］ 于我院查凝血四项(－)；尿常规(－)；前列腺液常规(－)。男性生殖系彩色超声检查未发现占位性病变。精囊磁共振检查精囊壁毛糙，未发现占位性病变。

［专科查体］ 外生殖器发育正常，睾丸、附睾、精索等未触及异常，尿道口未见异常分泌物，阴毛分布正常。

［诊断］ ①中医诊断：血精（虚火灼络证）。②西医诊断：精囊炎。

［治法］ 滋阴降火，凉血止血。

［方名］ 知柏地黄丸（《景岳全书》）加减。处方：知母 10g，关黄柏 10g，生地黄 15g，牡丹皮 12g，怀山药 12g，白芍 15g，云茯苓 9g，女贞子 15g，墨旱莲 15g，泽泻 9g，地榆 12g，小蓟 12g，浮小麦 30g。7 剂，水煎 400ml，分早晚温服，每日一剂。嘱患者暂停性生活，忌烟酒辛辣，禁止熬夜，适度运动。

【二诊】 患者于 2020 年 6 月 22 日二诊，诉近期未行性生活，期间遗精 1 次，精液颜色淡红，有少许血块。口干口苦较前减轻，无盗汗及手足心热，仍觉腰酸乏力，二便正常。舌质红，苔薄黄，脉弦细数。原方加菟丝子 15g，川牛膝 15g，三七粉（冲服）3g。继服 14 剂。

【三诊】 患者于 2020 年 7 月 7 日三诊，诉服药期间同房一次，精液颜色正常，未见鲜血或血块，腰酸乏力较前减轻，无其他不适症状。舌淡红，苔薄黄，脉细数。续服上方 7 剂巩固治疗。嘱下次复诊前 3～7 天勿同房。

【四诊】 患者于 2020 年 7 月 14 日四诊，检查精液常规示红细胞（－）。患者仅偶有腰酸不适，嘱继续服用中成药六味地黄丸 2 个月以巩固疗效。嘱今后忌烟酒辛辣，注意休息。半年后随访患者，未再出现血精。

【按语】 阴虚火旺是慢性精囊炎发病的基础病机。究其原因，首先，现在人们工作繁忙，生活压力大，加班熬夜多是常态。中医认为动则养阳、静则养阴，人体长期得不到足够的休息就会导致阴血亏虚，甚至阴损及阳。其次，当代社交应酬较多，饮酒过度则导致人体湿热蓄积，《本草衍义补遗》中认为酒为湿热之最，长期饮酒之人多可见舌苔黄腻水滑、舌边齿痕，即脾虚湿热重的表现，湿热伤阴、脾虚气血化生乏源，故可见阴气亏虚、湿热内盛之证。第三，有一部分患者在阴虚表现的同时可见到情绪烦躁、暴躁易怒或者焦虑忧愁等表现，这多与患者所处社会环境或疾病迁延不愈有关。此类病症不仅仅需注意其阴虚证，还需注意其是否存在气郁化火的表现，必要时需兼顾行气解郁。人体阴血亏耗，或因生活工作习惯、阴液暗耗，或因情志过极、气郁化火、耗伤阴血，或因喜好烟酒辛辣，其表现常可见手足心热、心烦口渴、腰酸乏力、自汗盗汗等，阴虚火旺、灼伤血络、血不归经则表现为精液带血。

郭军教授指出，在滋阴降火的基础上还应根据具体病机而有所侧重，如伴有阴损及阳者当注意阴阳双补，可选用菟丝子、巴戟天、肉苁蓉等温肾填精之品；伴有湿热伤阴者，因湿热困脾，所以治疗当重视健运脾胃、清热利湿，重视脾胃在中医治疗中的主导地位，可选用藿香、佩兰、白术、苍术、茯苓等，搭配茵陈、瓜蒌、龙胆草等清湿热之品；伴有气郁化火者，用药可参考越鞠丸，选香附、栀子、柴胡、牡丹皮等。本例患者阴虚症状较为明显，结合病史及舌脉不难判断其阴虚火旺之证，故方选六味地黄丸合二至丸加减滋阴降火，更加入地榆、小蓟凉血止血，浮小麦敛阴止汗。二诊时考虑患者阴虚日久、阴阳互损，所谓“善补阴者必于阳中求阴”，故加入药性平和的菟丝子以温肾填精，更加入三七粉、川牛膝以通络散瘀。方中止血药不多然血精却消退迅速，多赖滋阴降火之功。必须注意的是，现代社会患者往往病机复杂，虽阴虚为本，也可兼夹湿热、阴阳两虚之证，同时血精乃是出血性疾病，故而在血精减轻乃至消失的过程中需注意应用活血通络之药以免留瘀为患。